国家卫生健康委员会"十四五"规划教材

全国高等学校教材

供本科护理学类专业用

中医养生与食疗

（中医特色）

第 3 版

主　编　姚　新　宋　阳

副主编　聂　宏　叶　然　黄　沂

编　者　（以姓氏笔画为序）

邓婷婷（成都中医药大学护理学院）　　姚　新（长春中医药大学护理学院）

叶　然（南京中医药大学护理学院）　　聂　宏（黑龙江中医药大学第一临床医学院）

刘向荣（长春中医药大学护理学院）　　钱凤娥（云南中医药大学护理学院）

孙有智（江西中医药大学中医学院）　　黄　沂（广西中医药大学第一附属医院）

宋　阳（广州中医药大学护理学院）　　彭丽丽（湖南中医药大学护理学院）

张　聪（北京中医药大学中医学院）　　熊常初（湖北中医药大学中医临床学院）

林海燕（滨州医学院中西医结合学院）

秘　书　刘向荣

人民卫生出版社

·北　京·

图书在版编目（CIP）数据

中医养生与食疗：中医特色 / 姚新，宋阳主编 . —
3 版 . —北京：人民卫生出版社，2022.6（2023.12 重印）
ISBN 978-7-117-33086-2

I.①中… Ⅱ.①姚…②宋… Ⅲ.①养生（中医）—
中医学院—教材②食物疗法—中医学院—教材 Ⅳ.
①R212②R247.1

中国版本图书馆 CIP 数据核字（2022）第 080471 号

人卫智网	www.ipmph.com	医学教育、学术、考试、健康，购书智慧智能综合服务平台
人卫官网	www.pmph.com	人卫官方资讯发布平台

中医养生与食疗（中医特色）
Zhongyi Yangsheng yu Shiliao（Zhongyi Tese）
第 3 版

主　　编：姚　新　宋　阳
出版发行：人民卫生出版社（中继线 010-59780011）
地　　址：北京市朝阳区潘家园南里 19 号
邮　　编：100021
E - mail：pmph @ pmph.com
购书热线：010-59787592　010-59787584　010-65264830
印　　刷：人卫印务（北京）有限公司
经　　销：新华书店
开　　本：850×1168　1/16　印张：14
字　　数：414 千字
版　　次：2012 年 6 月第 1 版　　2022 年 6 月第 3 版
印　　次：2023 年 12 月第 3 次印刷
标准书号：ISBN 978-7-117-33086-2
定　　价：78.00 元

打击盗版举报电话：010-59787491　E-mail：WQ @ pmph.com
质量问题联系电话：010-59787234　E-mail：zhiliang @ pmph.com
数字融合服务电话：4001118166　E-mail：zengzhi @ pmph.com

第七轮修订说明

2020年9月国务院办公厅印发《关于加快医学教育创新发展的指导意见》(国办发〔2020〕34号),提出以新理念谋划医学发展、以新定位推进医学教育发展、以新内涵强化医学生培养、以新医科统领医学教育创新,并明确提出"加强护理专业人才培养,构建理论、实践教学与临床护理实际有效衔接的课程体系,加快建设高水平'双师型'护理教师队伍,提升学生的评判性思维和临床实践能力。"为更好地适应新时期医学教育改革发展要求,培养能够满足人民健康需求的高素质护理人才,在"十四五"期间做好护理学类专业教材的顶层设计和规划出版工作,人民卫生出版社成立了第五届全国高等学校护理学类专业教材评审委员会。人民卫生出版社在国家卫生健康委员会、教育部等的领导下,在教育部高等学校护理学类专业教学指导委员会的指导和参与下,在第六轮规划教材建设的基础上,经过深入调研和充分论证,全面启动第七轮规划教材的修订工作,并明确了在对原有教材品种优化的基础上,新增《护理临床综合思维训练》《护理信息学》《护理学专业创新创业与就业指导》等教材,在新医科背景下,更好地服务于护理教育事业和护理专业人才培养。

根据教育部《关于加快建设高水平本科教育 全面提高人才培养能力的意见》等文件要求以及人民卫生出版社对本轮教材的规划,第五届全国高等学校护理学类专业教材评审委员会确定本轮教材修订的指导思想为:立足立德树人,渗透课程思政理念;紧扣培养目标,建设护理"干细胞"教材;突出新时代护理教育理念,服务护理人才培养;深化融合理念,打造新时代融合教材。

本轮教材的编写原则如下:

1. **坚持"三基五性"** 教材编写坚持"三基五性"的原则。"三基":基本知识、基本理论、基本技能;"五性":思想性、科学性、先进性、启发性、适用性。

2. **体现专业特色** 护理学类专业特色体现在专业思想、专业知识、专业工作方法和技能上。教材编写体现对"人"的整体护理观,体现"以病人为中心"的优质护理指导思想,并在教材中加强对学生人文素质的培养,引领学生将预防疾病、解除病痛和维护群众健康作为自己的职业责任。

3. **把握传承与创新** 修订教材在对原有教材的体系、编写体裁及优点进行继承的同时,结合上一轮教材调研的反馈意见,进一步修订和完善,并紧随学科发展,及时更新已有定论的新知识及实践发展成果,使教材更加贴近实际教学需求。同时,对于新增教材,能体现教育教学改革的先进理念,满足新时代护理人才培养在知识结构更新和综合能力提升等方面的需求。

4. **强调整体优化** 教材的编写在保证单本教材的系统和全面的同时,更强调全套教材的体系性和整体性。各教材之间有序衔接、有机联系,注重多学科内容的融合,避免遗漏和不必要的重复。

5. 结合理论与实践　针对护理学科实践性强的特点,教材在强调理论知识的同时注重对实践应用的思考,通过引入案例与问题的编写形式,强化理论知识与护理实践的联系,利于培养学生应用知识、分析问题、解决问题的综合能力。

6. 推进融合创新　全套教材均为融合教材,通过扫描二维码形式,获取丰富的数字内容,增强教材的纸数融合性,增强线上与线下学习的联动性,增强教材育人育才的效果,打造具有新时代特色的本科护理学类专业融合教材。

全套教材共 59 种,均为国家卫生健康委员会"十四五"规划教材。

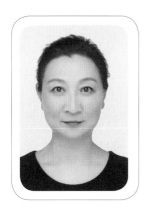

姚新,教授,硕士研究生导师,长春中医药大学中医护理教研室主任。吉林省中医学会药膳食疗专业委员会副主任委员、中医护理专业委员会常务委员。吉林省精品课程中医护理学负责人,国家中医药管理局重点建设学科中医护理学学术带头人,校级一流课程中医养生与食疗负责人,校级课程思政示范课程中医护理学负责人。

主要研究方向为中医康复理论与护理。近年来主持省级教学以及科研课题19项,在国内外期刊发表论文40余篇,主编或副主编高等学校规划教材9部。

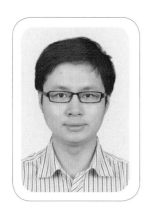

宋阳,博士,教授,博士研究生导师,广州中医药大学护理学院副院长。广东省一流本科专业建设点护理学专业负责人,广东省课程思政示范课程中医饮食调护负责人。

主要研究方向为中医护理基础与临床研究。主持国家自然科学基金项目、广东省自然科学基金项目、广东省社会科学基金及广东省教育教学改革项目等20余项。在国内外期刊发表论文百余篇,主编或副主编高等学校规划教材7部。

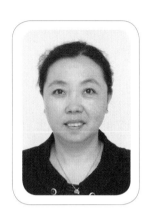

聂宏，教授，硕士研究生导师，黑龙江中医药大学第一临床医学院营养科负责人。世界中医药联合会食疗药膳研究专业委员会副会长，中华中医药学会药膳分会常务理事，中国中西医结合学会营养学专业委员会委员。

主要研究方向为中医药膳食疗、西医营养等。主持完成省市级课题多项。获黑龙江省教学成果奖二等奖3项，发表学术论文10余篇。主编高等学校规划教材2部、专著科普图书3部。

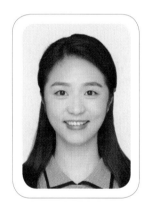

叶然，博士，副教授，硕士研究生导师，南京中医药大学护理学院中医护理教研室副主任，营养与食疗学课程负责人。

主要研究方向为中医食疗和中医护理。主持完成多项省、市级课题，获江苏省教学成果奖一等奖1项，江苏省中医药科学技术奖一等奖1项，第二届全国护理学青年教师教学基本功大赛一等奖，江苏省微课竞赛一等奖。发表学术论文40余篇，担任副主编、编者参加编写高等学校规划教材8部。

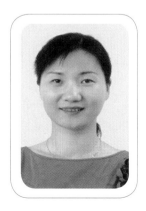

黄沂，教授，主任护师，硕士研究生导师，广西中医药大学第一附属医院护理部主任、护理教研室主任、中医护理学科带头人。广西护理学会监事长，广西中医护理质控中心主任，广西护理学会老年护理专委会主任委员，广西中医药学会护理专委会主任委员。

主要研究方向为中医护理和护理管理。主持国家自然科学基金项目1项，参与省级教改课题2项。发表核心期刊论文8篇，主编或参编高等学校规划教材、专著5部。

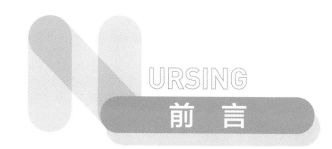

前 言

　　中医养生与食疗是中医药的重要组成部分,是在中医学理论的指导下,运用各种方法增强体质、预防疾病达到维护健康的目的,充分体现了中医的整体观、辩证观、健康观和养护观。

　　中医养生与食疗是中华民族的宝贵文化遗产之一,在人类的繁衍生息的过程中发挥了重要作用。它伴随着中医学的发展,已具备了完善的理论体系,并在实践中不断完善发展,受到人们越来越多的关注。作为高等医药院校中从事养生保健专业的工作者,我们一直致力于完整地继承古今养生与食疗的宝贵经验,在实践中运用现代科学知识,使其不断充实、丰富和发展。

　　本教材立足传承与创新,以够用、好用、实用为原则,内容紧扣专业特点,以中医传统养生与食疗理论为基础,结合中医经典原文介绍中医养生与食疗的方法,培养学生中医思维,达到辨证施养、辨证施食的目的。在教材中引入课程思政的元素,坚持育人为本,重视发挥教材在人才培养中的基础作用和主干作用;在编写中力求定义准确、概念清楚、结构严谨、层次分明、重点突出、适用于临床实践,旨在培养学生的创新思维和实践能力。本教材适用于中医药院校护理专业学生,也适用于其他相关临床专业或有健康长寿追求和愿望的社会读者。

　　本教材的编委来自全国10余所院校,均工作在医、教、研第一线,有着丰富的临床和教学经验,为本教材的编写花费了大量的心血。由于业务水平和编写经验有限,书中难免存在缺点和错误,恳请读者不吝赐教,以便今后予以进一步完善。

姚新　宋阳

2021 年 12 月

目 录

上篇 中 医 养 生

下篇 中医食疗

中医养生

URSING

第一章

中医养生概述

01章　数字内容

───── 学 习 目 标 ─────

知识目标：

1. 掌握：中医养生的特点及具体内容。

2. 熟悉：养生和中医养生学的含义，中医养生学研究的内容以及中医学理论在养生学中的应用。

3. 了解：中医养生的历史变革以及各个时期的文化特点。

能力目标：

能运用中医学理论指导养生实践。

素质目标：

通过了解中医养生的历史发展，树立中医养生思维，自觉运用中医养生方法。

第一节　养生的历史变革

中国医学历史悠久,自从有了人类就有了医疗实践活动,而伴随着医疗实践活动也就开始了养生与康复知识的积累。远古时期是养生文化的萌芽期,从先秦时期开始养生理论逐步系统化,自宋元到明清时期达到了鼎盛,对养生文化有了深远的影响。近年来人们对养生调护的需求逐渐增长,传统的养生保健受到了越来越多的关注。

一、起源——上古时期

养生的起源可追溯到上古时期,自从有了人类就有了医疗活动,人们开始去探求祛病延年的方法,随之就有了养生知识的积累。

人类为求生存必须猎食,催生了食养的萌芽。火的使用产生了灸、熨、焫等简便易行的养生方法。模仿动物的姿态以示祝福,逐渐转化为以舒筋活络为目的的保健活动。劳作后休息时徐徐吐气或伸展肢体,由此萌生出导引、吐纳。为躲避野兽的袭击,人们筑巢穴以改善居住条件,由此产生了环境养生,《礼记·礼运》记载:"冬则居营窟,夏则居橧巢"。

人类最早的养生保健出现在原始社会,那时的人们为了生存和繁衍,采用各种自我保护的方法,但还没有形成独立的养生思想和理论。

知识拓展

中医养生文化的起源

殷商以前,关于养生文化的记载多来源于一些带有神话色彩的历史传说。如我国传说中"阴康氏"部落的先民由于生活环境潮湿加上劳累过度,很多人都得了"关节不利"的毛病。为了摆脱疾病的困扰,他们发明了一种"摔筋骨、动肢节"的养生方法,这种养生方法类似于现代的气功导引。大禹治水的故事家喻户晓,据史料记载,大禹发明了"禹步",即一种以呼吸运气结合脚步移动的导引养生方法。

二、奠基——春秋战国时期

从殷商开始,我国的养生文化有了确切的文字记载。甲骨文上已有一些关于疾病(如龋)以及个人卫生(如沐、浴)等方面记载的文字。西周时期养生思想得到进一步的发展,出现了专门掌管周王和贵族阶层饮食的食医及专门主管环境卫生的官员。

春秋战国时期(自公元前770年至公元前221年)为中医养生的奠基时期,也是中医养生文化史的第一个黄金时期。《左传》指出"近女室,疾如蛊",已经注意到房事起居与养生的关系,并指出四时、五节、六气等与健康的重要关联。春秋战国时期百家争鸣,学术思想非常活跃,对养生学的发展有着积极的促进作用,其中贡献最大的当属儒家和道家。儒家学说主张"知者乐,仁者寿",并提出了"君子三戒"的养生理论,即"君子有三戒:少之时,血气未定,戒之在色;及其壮也,血气方刚,戒之在斗;及其老也,血气既衰,戒之在得",孔子还提出"食不语,寝不言",这样才能保证营养的摄入和睡眠的质量。道家倡导"归真返璞""清净无为"的养生理论,而且编制了导引、吐纳等一整套方法,对后世影响很大。《道德经》谓:"人法地,地法天,天法道,道法自然。"这是悟于宇宙之变化而用于人体养生的原则,提倡人们要顺乎自然之道,适应自然之法,也就是顺应自然的养生观。

三、形成——秦汉时期

秦汉时期的诸多帝王君主都是养生长寿的追求者,在此社会背景下,中医养生学发展较快,涌现出一大批著名的医家和养生家以及养生的专论或专著。

(一)《黄帝内经》奠定了中医养生学理论基础

《黄帝内经》可谓集先秦诸子理论及医药学实践之大成,从医学的角度论述养生问题,构建了中医养生的体系,确立了中医养生理论。

《黄帝内经》阐述了生命的起源和生命的规律。《灵枢·经脉》曰:"人始生,先成精",《灵枢·本神》谓:"生之来谓之精,两精相搏谓之神"。说明构成人体的原始物质是精。在《素问·宝命全形论》中指出"天地合气,命之曰人",认为自然界的阴阳精气是生命之源;《素问·上古天真论》以女七男八为阶段,从发育、壮盛至衰老期的人体状态,指出了肾气在生命活动中的地位。神为人体生命活动的外在表现,是精神、意识、思维活动的集中表现。《素问·移精变气论》所说的"得神者昌,失神者亡",《素问·上古天真论》提到"形体不敝,精神不散",说明形神共存。《黄帝内经》还详细论述了衰老的变化过程及衰老的表现,并指出情志、起居、饮食、纵欲、过劳等方面调节失当是导致早衰的重要原因。由此可见,《黄帝内经》在强调精、气、神的基础上,提出了比较完整的生命学说理论,奠定了中医养生学的理论基础。

《灵枢·本神》云:"顺四时而适寒暑。"指出人的活动要顺应四时的变化,强调人的一切生命活动与自然界息息相关,把人与自然界看成一个整体,自然界的种种变化都会影响人体的生命活动,即天有所变、人有所应。强调要适应自然变化,避免外邪侵袭。

《黄帝内经》明确提出了"治未病"的思想,提倡"不治已病,治未病",对预防病变、保健延年有着重要的意义。

此外,《黄帝内经》还记录了许多有效的养生方法,如调情志、慎起居、节房事、适寒温、和五味等。《素问·上古天真论》载有"法于阴阳,和于术数,食饮有节,起居有常,不妄作劳,故能形与神俱,而尽终其天年,度百岁乃去",可谓比较全面的概括。

(二)养生思想的深化

东汉末年"医圣"张仲景写出了传世巨著《伤寒杂病论》,不但确立了中医的辨证论治原则,也提出了许多宝贵的养生调摄原则和方法。如《金匮要略·脏腑经络先后病脉证第一》中提出:"若人能养慎,不令邪风干忤经络""四肢才觉重滞,即导引、吐纳""房室勿令竭之,服食节其冷热苦酸辛甘,不遗形体有衰",以及"饮食禁忌"等顺天避邪、和合五味、清静调神的养生思想。此外,还有妇人养生的保养调摄方法。张仲景所创的方剂中有很多不但可以治病,还具有养生的功效,如百合地黄汤、当归生姜羊肉汤、猪肤汤等,都贯穿了"内养正气、外慎邪气"的养生思想。

东汉末年著名的医学家华佗结合自身的医疗、养生实践,确立了中医养生学术思想。其继承了先秦《吕氏春秋》中的"动则不衰"之说,从理论上进一步阐述了动形养生的道理,并根据古代导引术创编了五禽戏,即模仿虎、鹿、熊、猿、鸟五种动物动作的导引法,简便易行。华佗还在饮食养生、中药养生和起居生活养生等许多方面均有独到见解,提出"驱虫益寿"的养生思想,创造了"漆叶青黏散"的养生名方。

东汉唯物主义哲学家王充提出了禀气的厚薄决定寿命长短的观点。他在著名的《论衡》一书中提到寿命与先天禀赋有关的观点:"夫禀气渥则其体强,体强则其命长;气薄则其体弱,体弱则命短"。所谓禀气,应与现代医学所说的遗传近似。王充还认为,生育过多往往影响下一代健康,提倡少生少育。王充的这一思想丰富了养生学的内容。

四、充实——两晋至隋唐时期

两晋至隋唐时期,佛、道盛行,此时的佛教、道教的文化与中医养生密切相关,从不同的角度、不同的方面吸收融合,并逐渐成为医学理论的组成部分,同时对中医养生学的发展产生了极为深远的影响,此为中医养生学的完善时期。

（一）道教学说与养生

道教的养生思想直接受到中国传统文化的影响。先秦神仙观、《周易》阴阳五行学说和以老庄为代表的道家哲学对养生理论构建起到了重要作用。

道教学说以生命问题为养生思想的枢纽,主要内容有:导养得理、以尽性命,将修炼从虚无缥缈的得道成仙、长生不死,回归到益寿延年的现实可能;脏腑养生,吸收中医养生学精髓,形成以脏腑为基础、以气血精神为核心的养生理论与方法;环境养生,始终把"道法自然"贯彻到修炼的每一环节,高度强调人与天地的和谐统一;四时养生,特别注意与时令节序的顺应适从,积累了四时养生的丰富经验;饮食养生,融合儒家、医家等饮食养生的经验,重视食物营养的治疗作用,建立起道教的食养食疗学说;起居养生,载有大量关于坐卧行立、沐浴盥洗、衣着器具、语言情绪养生的格言和经验;精神养生,为了实现成仙的目标,除呼吸、形体的修炼使肉身不死,更注重精神淳泊,以清静为精神修炼的核心内容和最高原则;形体养生,通过导引、按摩和武术等形体运动,疏经络、调气血、除疲乏、防疾病,以及健体防卫;呼吸养生,有意识地控制和调节呼吸,改变其节律或气息的大小、长短而养身疗病;服饵养生,服用特定的食物或药物以求长生不老。

道教养生流派纷呈,两晋至隋唐时期产生了大批道教养生家及经籍。晋代葛洪一生主要从事炼丹与医药实践,其养生思想主要见于《抱朴子》,主张养生以虚清为本,辅以吐纳、导引、丹药,注重节欲保命的养生法则,强调精气对养生防衰的作用。《极言》篇云:"是以善摄生者,卧起有四时之早晚,兴居有至和之常制;调利筋骨,有偃仰之方;杜疾闲邪,有吞吐之术;流行荣卫,有补泻之法;节宣劳逸,有与夺之要。忍怒以全阴气,抑喜以养阳气。然后先将服草木以救亏缺,后服金丹以定无穷,长生之理尽于此矣。"包括了静养、导引、吐纳、食养、服丹等修炼方法。他把行气的方法归纳为吐纳、导引、胎息三种,首次提出了"胎息"功法,并详述其要领。南朝著名养生家陶弘景精于医学,其编著的《养性延命录》为现存最早的一部养生学专著,全书共二卷六篇,记载了南朝梁以前多种养生文献典籍的养生法则和养生方术,包括顺应四时、调摄情志、节制饮食、适当劳动、节欲保精等方面。

（二）佛教养生思想的传入

一般认为佛教是东汉明帝永平十年(公元67年)进入中国并迅速传播。经三国两晋至南北朝,佛学与中国原有的儒、道互相渗透融合,形成了具有新特点的中国化佛教,以致成为三大宗教之一。佛教本身所蕴含的养生思想、观点与方法对中医养生学也产生了一定的影响。众多佛经指出,致病之因有自身因素及饮食、环境、五脏生患、情感等。养生应:身体和谐,认为人是由地(骨肉)、水(血液)、火(体温与热量)、风(呼吸)四大元素和合而成,四者调和则健康无病;自戒自律,佛家有五戒、十戒等,以此约束对酒、色、食、财的欲念;与环境互存,重视生存环境的清幽秀美、生活的淡泊宁静;倡健身功,编著佛门益身功法《易筋经》等。

佛教对中医养生学影响最大是"禅定",又称禅,取静中求思之意。其对中医养生的意义:一是清静调神、调心,使各种意念归于静止;二是参禅,实为一种佛家气功,从中进一步丰富了中医气功养生的内容。

（三）三教归一的养生融合

佛教传入之初,与儒、道纷争,曾"三足鼎立",在唐末五代及两宋出现了"三教圆融"的局面,这种现象自然也影响到了中医养生学。

这一时期医学家们在养生方面也成就卓著。隋代巢元方所著《诸病源候论》在多数病候下都列有"补养宣导"之法。唐代王焘所著《外台秘要》和孟诜所著《食疗本草》等多部医著都从不同侧面丰富了中医养生学。最具代表性的是唐代孙思邈,其在医药和养生实践方面作出了不朽的贡献,同时也是融道、儒、佛与医为一体的先驱者。孙思邈以《黄帝内经》"治未病"思想为基础,提出了"养性"之说,倡导重视妇幼保健的观点,强调房中补益;重视食养食疗,着力推广普及养生功法。他所著的

《备急千金要方》和《千金翼方》是集养生术大成之作。

知识拓展

中医养生与中国传统文化的融合

中医养生集儒、道、佛各家思想的精髓,兼收并蓄,相得益彰,具有鲜明的民族特色。其突出特点为在吸收传统文化基础上有所发展,形成了天人相应崇尚自然、协调平衡以和为贵、形神兼养重在养神等理论核心,并以此指导后世养生实践。中国文化源远流长、博大精深,是民族的灵魂,传承中国文化精髓是我们义不容辞的责任。"取其精华,去其糟粕",传承传统文化的同时,应以科学发展的观点和创新精神弘扬中华传统文化,使其成为中国文化建设和谐社会的主流。

五、发展——宋金元时期

宋金元时期是我国医学史上的辉煌时期,出现了不同的医学流派争鸣,从而也推动了养生学的发展。

(一) 养生理论与方法的完善

宋代对医学事业尤为重视,大量养生食药出现在官修的医药典籍中,加之活字印刷术的出现,医药学著作大量出版发行,其中《宋史·艺文志》收载的医书就多达 500 部,医学史上形成了全面整理、研究的高潮。北宋末年官方出版的《圣济总录》对养生保健的一些方法进行了相当详尽的介绍。宋代宫廷编著的《太平圣惠方》载有许多养生保健的内容,尤其注意药物与食物相结合的方法,如记述了各种药粥、药酒等。

针灸学在宋元时期也有着突飞猛进的发展。"针灸铜人"以及新的针灸专著,如《新铸铜人腧穴针灸图经》《针灸资生经》《十四经发挥》等问世,更加丰富了中医养生学治疗保健、防病保健的内容。

(二) 老年保健的兴起

老年养生是宋代养生学一大创新,同时老年医学的充实和发展也促进了养生学的进步,全面认识了老年人的生理病理特点,丰富了老年人的治疗保健原则和方法。宋代陈直的《养老奉亲书》是我国现存最早的一部老年保健学著作,较为系统地论述了老年人的饮食、药物调治以及保养方法等。后经元代邹铉逐渐完善,更名为《寿亲养老新书》,标志着中国老年医学的诞生。老年医学保健主要强调的核心内容为精神调养、饮食调养、顺时奉养、起居护养、药物调养等方面。

(三) 饮食养生的盛行

宋金元时期通过饮食保健的实践经验积累,饮食养生在理论和方法上都有显著的成就。陈直的《养老奉亲书》中介绍了大量食养的内容。元代饮膳太医忽思慧撰写的《饮膳正要》是我国现存的第一部完整的食疗食养专著,书中具体阐述了饮食卫生、营养疗法以及食物中毒的防治,把饮食调理与人体保健等密切结合起来,指出"使以五味调和五脏,五脏和平则血气资荣,精神健爽,心志安定,诸邪自不能入,寒暑不能袭,人乃怡安",至今仍有重要的参考价值。张子和的《儒门事亲》指出:"膏粱之人,多肥甘之渴……而不减滋味,不戒嗜欲,不节喜怒,病已而复作。能从此三者,消渴不足忧矣。"当中风患者出现失音、闷乱、口眼㖞斜等症状时,张子和强调严禁进食"猪、鱼、兔、酒、醋、荞面动风引痰之物"。《寿亲养老新书》认为,老年人饮食"大抵宜温热熟软,忌其黏硬生冷""食饱,不宜急行""腹空,即需索食,不宜忍饥"。对于小儿的饮食护理,宋代钱乙编撰的《小儿药证直诀》指出:"乳母无知,但欲速得长大,更时无度,或小儿睡着更衔乳,岂有厌足?受病之源,自此渐至日深,导其胃气之虚,慢惊自此而得。这时宜节乳为上,甚则宜令断乳。"

六、鼎盛——明清时期

明清时期养生从宫廷走向民间,从僧道普及平民,形成全民性的养生文化热潮,涌现了许多著名的医学养生家,也产生了较多的中医养生保健专著,是养生学史上的鼎盛时期。

(一) 调养五脏,重养命门

自《黄帝内经》构建藏象学说体系后,经过历代的不断完善,至明清时期又有新的突破。明代藏象研究最有成就的是温补学派,突出脾胃和肾命的主题,张景岳便是代表人物。他著有《类经》《景岳全书》等,在"真阴""真阳"论的基础上,大力阐扬命门学说及其与脾胃的关系,认为养生重在命门,实质是养真阳、元气,有"阳强则寿,阳衰则夭"的观点(《景岳全书·传忠录》),重用温补真元的方法来防病治病。与张景岳同一时期的赵献可也认为肾命水火,强调命门与脏腑相关,为十二官"真君真主",十二官的功能活动皆以命门之火为原动力。他在《医贯·内经十二官论》中主张养生治病均以保养真火为要。明代高濂的《遵生八笺》创立了五脏坐功,即用药物调养五脏,又补充了气功调养五脏的方法。清代尤乘的《寿世青编》从调神、节食、保精等方面,明确了五脏调养的法则。对于五脏在养生中的主次,出现了各种见解。李中梓、万全认为,五脏调养当以脾肾为中心;王文禄的《医先》则认为当以心脾为养生大要;汪绮石的《理虚元鉴》则主张补虚当以肺、脾、肾三脏俱重。

藏象学说夯实了养生的内在依据,任何养生方法无论是调养气血精神还是阴阳,终不离脏腑。藏象理论与养生的紧密结合既突显了其应用价值,也使养生学有了质的飞跃。

(二) 全面调理,综合调养

明清时期中医养生的调养方法表现出多角度、多方位、多元化的特点。

1. 治形宝精养生法　张景岳辩证地阐述了形与神、与生命的关系,以形为神与生命的物质基础,不可忽视。《景岳全书·传忠录》专设"治形论",曰:"欲治形者,必以精血为先,此实医家之大门路也。"可见形与精血可分不可离,善养生者必先治形宝精。

2. 药饵与饮食养生法　明代李时珍的《本草纲目》对于药饵与食疗皆有大量阐述。他重视动植物药养生,收载众多"不老增年"、无毒易食之补益类药,可谓集明之前养生药物之大全,并将辨证论治引入养生,列出"饮食禁忌""服药食忌"等,对中药学与中医药食养生学所起的作用是难以估量的。

明代朱橚等编著的《普济方》中有许多著名的延年益寿方;万全的《养生四要》认为饮食五味"稍薄,则能养人",而药养则"古人制参苓白术散,谓补助脾胃,此药最妙";李梴重药饵保健,用药当平和、中和、温和,补虚当扶培、缓补、调补,反对峻补峻攻,其《医学入门·保养》曰:"能甘淡薄,则五味之本自足以补五脏,养老慈幼皆然";陈继儒的《养生肤语》指出:"人生食用最宜加谨……多饮酒则气升,多饮茶则气降,多肉食谷食则气滞,多辛食则气散,多咸食则气坠,多甘食则气积,多酸食则气结,多苦食则气抑";胡文焕的《类修要诀》以顺口溜的形式论养生,如饮食口诀:"莫吃空心茶,少食中夜饭""晚餐岂若晨餐,节饮自然健脾,少餐必定安神""饮酒一斛,不如饱食一粥"等。清代赵学敏的《串雅》等医书中辑录了一些养生药物和方剂。食养方面最著名的是咸丰年间王士雄编撰的《随息居饮食谱》。

3. 动静结合养生法　动静结合养生法在明清时期进一步得到确定。李梴的《医学入门·保养说》基于"精神极欲静,气血极欲动"的观点,谈静养精神、动养形体的辩证关系,将养生之功分为动功与静功两大类。方开的《摩腹运气图考》指出:"动静合宜,气血和畅,百病不生,乃得尽其天年",养生切忌过动过静,"过动则伤阴,阳必偏盛;过静则伤阳,阴必偏胜",阴阳失衡,人必生病。这时期气功、导引术形成高潮,出现"八段锦""易筋经"和太极拳的流行。

明代徐春甫的《古今医统大全》结合古代练功经验,将以气功为主的养生科列为十三科之一;李时珍提出"内景隧道,惟返观者能照察之"的静功内视法;曹士珩在《保生秘要》中列出46种病症的导引方法;陈继儒的《养生肤语》将行功之法列为"却病之本";张景岳强调养生必练气功,"善摄生者,必明调气之故"。清代医家汪𫌨庵的《医方集解》附"勿药元诠"一卷,详细描述了练功方法;沈金鳌的《沈氏尊生书》以一念代万念之"意守"有所论述；王祖源等编著的《内功图说》将动功名之为"八段锦""十二段锦"和"易筋经"，结合按摩术，并以图解加以说明。

明清时期中国的武术流派繁多，练功习武之风盛行，发挥了健身防卫的作用，成为民众养生的一大特色。

（三）老年养生再度兴盛

明清时期老年保健兴盛并迅速发展。徐春甫撰老年学专著《老老余编》，将养老与"忠孝"相联系，无疑把养老尊老上升到伦理道德的更高层面；御医龚廷贤著《衰老论》，对变老的原因进行了专题研究，其《寿世保元·老人》对老年人养生提出"五戒"，涉及处事、衣着、起居、饮食等方面，主张老年保健用药应"温而不热，清而下寒，久服则坎离既济，阴阳协合，火不炎而神自清，水不滋而精自固，平补之圣药也"。最具代表的是清代著名养生家曹廷栋，他根据自己的长寿经验，从日常琐事、衣食住行等方面总结了一整套简便易行的方法，著成《老老恒言》，书中载有散步专论，对散步的作用和要求等做了较为全面的论述，闲暇"散步所以养神"，睡前"绕室行千步，始就枕"，有助于睡眠；并创卧功、坐功、立功三项，以供老年锻炼之用；特别是他根据老年人脾胃虚弱特点编制的粥谱，以"备老年之颐养"，为饮食保健增添了色彩。温病学家叶天士的《临证指南医案》载300余例老年病的治验，并指出中年以"阳明脉衰"为主，60岁以后以"肾虚"为主，创"久病入络"的新理论，为老年治病与养生疏通脉络、活血化瘀开拓了新思路。

明清时期中医养生学已基本成为既有坚实的理论基础，又有丰富的实践经验，更加系统、科学、完整的专门学科。

七、弘扬——近现代时期

自1840年鸦片战争至中华人民共和国成立之前，中医学屡遭摧残，养生学也因此而停滞不前。中华人民共和国成立后，中医获得了新生，养生学也开始复苏。

随着人民生活水平的逐步提高，传统的养生保健受到越来越多的关注，加之国际老年医学的迅速发展，推动了中医养生学的发展。中医养生专业的人才培养也得到了重视，各地中医高等院校相继开设传统养生保健的有关课程。从1987年起，教育部决定开建中医养生康复专业，并把中医养生康复学科列为中医院校的课程之一。除此之外，我国积极开展学术交流活动，成立相关研究机构，整理出版古代养生文献，而现代养生专著也不断问世。目前世界各国越来越多的人开始关注养生保健的方法，而中国传统的养生保健在世界范围内产生了广泛的影响。

中国养生学既有系统的理论基础，又有独特的技术方法，并结合丰富的临床经验，在实践应用上已然贴合"自然 - 生物 - 心理 - 社会"的医学模式，既普及于民众，又服务于社会，将为整个人类的健康、医疗、保健事业作出巨大的贡献。

第二节 养生的概念及特点

中医养生学是中医学的重要组成部分，是中华民族长期同疾病作斗争的经验总结，具有悠久的历史、独特的理论、丰富的方法，数千年来为中华民族的保健事业与繁衍昌盛作出了巨大贡献。

一、中医养生的概念

养生，古人称之为摄生、道生、保生等。"养"，即保养、调养、培养、补养之意；"生"，即生命、生存、生长护养之意。养生，就是保养人的生命。这种行为活动贯穿人的生、长、壮、老、已生命全过程。

养生最早见于《庄子·内篇》，其"养生主"一篇关于"庖丁为文惠君解牛"的故事中论述了养生之道。《老子》中载有"善摄生者"之说。《素问·上古天真论》说："提挈天地，把握阴阳，呼吸精气，独立守神，肌肉若一，故能寿敝天地，无有终时，此其道生。"《吕氏春秋·尽数》也说："故凡养生，莫若

Note:

无其事知本,知本则疾无由至矣。"则是指通过审查"阴阳之宜"这个根本,可"辨万物之利以便生",从而达到使寿命终其天年的养生目的。养生有广义和狭义之分。广义养生是指用养生的方法来预防疾病、增进健康。而狭义养生是指调养和静养,是养生具体方法的体现。

中医养生学是以中医学理论为指导,探索和研究中国传统的颐养身心、增强体质、预防疾病、延年益寿的理论和方法,并用这种理论和方法指导人们保健活动的实用性科学。

二、中医养生的特点

中医养生是数千年养生学家和劳动人民用智慧和实践经验创造的一种独特的,发展至今成为一门包括许多独特保健方法的学科。中医养生蕴含了中医基础理论的精华,具有以中医基础理论为指导、以和谐适度为宗旨、以三因制宜为原则、以预防为核心的特点。

(一)中医理论奠基础

中医养生学以中医基础理论为指导,秉承中医传统的整体思维。它以"天人相应""形神合一"的整体观念为出发点,认识人体生命活动及其与自然、社会的关系,特别强调人与自然环境、社会环境的协调统一,心理与生理的协调统一,讲究体内气化升降,并用五行学说、脏腑经络理论来阐述人体生理病理、生长壮老已的规律。尤其把精、气、神作为养生保健的核心,提出养生必须"法于阴阳,和于数术,食饮有节,起居有常,不妄作劳"的形神共养原则,从而奠定了指导养生实践的理论基础,形成了独特的中医养生体系。

(二)和谐适度调形神

《素问·生气通天论》云:"因而和之,是谓圣度。"只有脏腑、经络、气血等保持相对稳定协调,维持"阴平阳秘"的生理状态,方能保证机体的生存。中医学理论强调人体本身是一个有机整体,形与神相互依存,形神共养就是要注重形体的强健和精力的充沛,调摄养护使身体和精神达到最和谐的状态,使机体从功能到物质的各项指标无太过、无不及。具体方法表现在情志活动、饮食五味、体力房事等方面的适度。倘若失度,使机体固有的机能使用无度,则能破坏生理稳态,影响生存状况。

(三)防患未然重预防

中医养生的重要意义之一就是预防疾病。《黄帝内经》中提出"不治已病治未病"的防病养生谋略。中医养生的指导思想就是预防胜于治疗,而防止疾病的发生、演变以及复发是中医养生学的核心内容。《素问·八正神明论》中指出"上工救其萌芽"。在这一思想指导下,古往今来的医学家、养生家发明了各种养生延年之术,总结了很多关于养生的方法。如唐代孙思邈便有"善养性者,则治未病之病,是其义也"之说;金元时期朱丹溪亦说:"与其治疗于有病之后,不如摄养于先病之前。"养生既有防病作用,也是延缓衰老进程的重要举措。中医养生学创造性地将预防疾病与延缓衰老两者相统一,使之具有双重作用。

(四)三因制宜促和谐

早在《黄帝内经》中就记载了三因制宜,即因时制宜、因地制宜和因人制宜,指出根据不同的时令气候特点,不同的地域环境特点,不同人群的年龄、性别、体质等具体情况,来制订与之相应的适宜的养生方法。中医养生将时间、空间与人体的内部生理病理相联系,将天、地、人三者融为一体,要求主动地适应外界环境的变化,相应地调整人体的行为及生活方式,采用因时养生、环境养生、居处养生等方法,从而达到人与自然社会的和谐。

(姚 新)

━━━━━━━━ 思 考 题 ━━━━━━━━

1. 结合中医养生的概念阐述你自己的养生观点。
2. 如何理解人与自然应该和谐统一?
3. 你认为中医基础理论是如何在中医养生学中得到体现的?

第二章

NURSING

中医养生观念及基本原则

02章 数字内容

───── 学 习 目 标 ─────

- 知识目标:
  1. 掌握:中医养生的基本原则及内容。
  2. 熟悉:中医养生的基本观念及内容。
  3. 了解:中医养生学对健康及疾病的认识。
- 能力目标:
  能够应用中医养生观点及基本原则指导患者及亚健康人群进行科学养生。
- 素质目标:
  提高中医素养,逐步形成中医思维,增强文化自信,提高品德修养。

中医养生学在长期的发展过程中,博采各家之长,不断凝练完善理论,积累经验,最终逐步形成以中医基础理论为指导、具有自身学术特点的养生观念及基本原则。中医养生学各类养生实践均以养生学基本观念、基本原则为指导而开展。

第一节　养生观念

导入情境与思考

《素问·疏五过论》言:"尝贵后贱,虽不中邪,病从内生,名曰脱营。尝富后贫,名曰失精,五气留连,病有所并。"

请思考:

1. 此段条文说明人的健康与什么因素有关?

2. 中医养生的寿夭观包括哪些方面的内容?

中医养生观念源远流长,植根于中国古代哲学和中医基础理论。中医养生学的基本观念主要包括生命观、寿夭观、健康观、预防观、和谐观、权衡观。

一、生命观

中医养生学的生命观是中医养生学对生命的形成、生命活动特点的认识和看法。《素问·宝命全形论》指出:"天地合气,命之曰人。"人的生命由自然界的天地之气相合而成,所以生命的本质是物质的,生命活动就是物质的运动。中医养生学的生命观包括生命的物质观和生命的运动变化观。

(一) 生命的物质观

生命是由物质化生,精、气、神是构成生命本质的要素。精是生命的物质基础,气是生命活动的动力,神是生命活动主宰。三者协调统一,维持正常的生命状态。

1. 生命最基本的物质——精　精是构成人生命最基本的物质基础,是人生长发育及各种功能活动的物质基础。《素问·金匮真言论》云:"精者,身之本也。"人的生命既来源于父母的先天之精,又受后天之精的濡养。先天之精来源于父母,是生命形成的原始物质。《灵枢·决气》曰:"两神相搏,合而成形,常先身生,是谓精。"万物化生皆从精始,男女之精相合构成了人之身形。张景岳指出:"人之生也,合父母之精而有其身……故以母为基,以父为楯,譬之稼穑者,必得其地,乃施以种。种劣地优,肖由乎父;种优地劣,变成乎母,地种皆得而阴阳失序者,虽育无成也。"说明父母之精如果有一方偏颇或失调,都会影响生命的形成。先天之精在化生人体的过程中,一部分转化为脏腑之精,一部分封藏于肾。后天之精由水谷精微、外界吸入的清气以及各脏腑组织代谢化生的精微物质所组成,是维持生命的基础物质,是人出生后逐渐形成的。其中,水谷精微是后天之精的主要来源。脾胃功能的强弱影响着后天之精的化生。《医宗必读》指出:"谷入于胃,洒陈于六府而气至,和调于五藏而血生,而人以资为生者也。故曰:后天之本在脾。"先天之精与后天之精相互依存,共同为人体脏腑组织正常运行提供物质基础。

2. 生命的动力——气　气是指人体内活力很强、运行不息而无形可见的精微物质,是构成人体和维持人体生命活动的最基本物质。气是人体生命活动的动力。《难经·八难》曰:"气者,人之根本也。"人的生命是由天地间阴阳之气变化产生的。《素问·宝命全形论》云:"人生于地,悬命于天,天地合气,命之曰人。人能应四时者,天地为之父母。"气具有不断运动的特性,是人体生命活力的体现,具有推动、温煦、防御、固摄、气化、营养的作用。《灵枢·决气》载:"上焦开发,宣五谷味,熏肤、充身、泽毛,若雾露之溉,是谓气。"同时,气也表示脏腑组织的功能活动。人体一身之气分布于不同的部位,具有不同的生理作用,据此命名为不同的气。如一身之气分布于人体五脏,则称为五脏之气;气分布于六腑,则称为六腑之气;气分布于经络,则称为经络之气等。

3. 生命活动的主宰——神 神是对人体生命活动外在表现的高度概括,是生命活动的主宰。嵇康《养生论》指出:"由此言之,精神之于形骸,犹国之有君也。神躁于中而形丧于外,犹君昏于上而国乱于下也。"《素问·移精变气论》云:"得神者昌,失神者亡。"通过神的盛衰,可以判定人体的健康状况与疾病的轻重及预后。生命活动正常,神表现旺盛,称为"有神";生命活动异常,神表现为不足,称为"少神";生命活动衰微,神出现衰败,称为"失神",表示病情严重,预后不良。因此,神健则形体充足,疾病不侵;神不足则气弱,易于致病。摄神、调神为养生的第一要义。神主宰人的精神意识、思维活动,神包括魂、魄、意、志、思、虑等。《灵枢·本神》曰:"故生之来谓之精,两精相搏谓之神……所以任物者谓之心,心有所忆谓之意,意之所存谓之志,因志而存变谓之思,因思而远慕谓之虑,因虑而处物谓之智。"神调则七情平和,魂魄内守,机体内部脏腑功能协调,气血畅达,营卫通利。

精、气、神是组成生命的基本要素,是密不可分的统一整体,精充、气足、神旺是生命充满活力的根本保证。精为气的物质基础,气为精的生命力表现,在精与气的相互转化中显现出人体的各种生命活动,故将两者合称为"精气"。精与气是神的物质基础,《灵枢·平人绝谷》说:"故神者,水谷之精气也。"精能生神,气能生神;神统领着精与气,神能御精,神能御气。《类经》记载:"虽神由精气而生,然所以统驭精气而为运用之主者,则又在吾心之神。"精、气、神三者在生理上相互联系,病理上相互影响,它们相互协调,共同维持正常的人体生命活动。

(二) 生命的运动变化观

《庄子》云:"气变而有形,形变而有生。"《医门法律》载:"气聚则形存,气散则形亡。"《正蒙·乾称》指出:"凡象皆气。"古人取气之象来描述万物具有永恒运动的特性。升、降、出、入是气的基本运动形式,也是脏腑、经络及组织器官运动的基本过程。气的升降出入运动,推动和激发着人体的各项生理活动。气的升降出入协调平衡,人体可以保持正常的生理活动;若气的升降出入平衡失常,人体便会出现各种病理状态;气的升降出入一旦停止,也就意味着生命活动的终止。《素问·六微旨大论》曰:"出入废则神机化灭,升降息则气立孤危。故非出入,则无以生长壮老已;非升降,则无以生长化收藏。"

二、寿夭观

寿夭是指人体生长发育衰老的状况。寿,是指能尽终其天年、自然衰老而逝者;夭,是指不及天年、早衰而亡者。寿者身心健康,年益寿延;夭者形神不保,病多寿折。天年是指天赋的年寿,即自然寿命。《景岳全书》载:"人之所受于天而得生者,本有全局,是即所谓天年也。"人的生命是有一定期限的,古代医家、养生家认为人的寿命在百岁到百二十岁之间。《灵枢·天年》曰:"人之寿百岁而死。"《左传》云:"上寿百二十年,中寿百岁,下寿八十。"老子指出:"人之大期,以百二十为度。"《尚书·洪范》曰:"寿,百二十岁也。"先天禀赋和后天因素决定了人寿命的长短和衰老的进程。

(一) 先天禀赋

先天禀赋的强弱对人寿命的长短和衰老的进程有着重要的影响。先天禀赋是指子代出生以前在母体内所禀受的一切,包括父母精血之强弱、父母血缘的遗传性、在胎育过程中是否有疾病或药物的损伤等。先天禀赋强,则身体强壮,精力充沛,不易衰老;先天禀赋弱,则身体虚弱,精神萎靡,病多易夭。《医源》载:"降衷之初,有清浊厚薄之不同,则有生以后亦遂有强弱寿夭之不齐,此皆非药石所能治。"《圣济经》指出:"其禀赋也,体有刚柔,脉有强弱,气有多寡,血有盛衰,皆一定而不易也。"

父母的体质是先天禀赋的决定因素。《类经》云:"夫禀赋,为胎元之本,精气之受于父母者是也。"《幼科发挥》曰:"夫男女之生,受气于父,成形于母。故父母强者,生子亦强,父母弱者,生子亦弱,所以肥瘦、长短、大小、妍媸,皆肖父母也。"《医宗金鉴》指出:"精通必待三十娶,天癸二十始适人,皆欲阴阳完实后,育子坚壮寿偏增。"父母双方应该尽量在健康的状态下生儿育女。母亲胎育的过程也会影响到胎儿的禀赋,胎孕期间应注重保养。《幼幼集成》谓:"胎成之后,阳精之凝尤仗阴气护养,故胎婴在腹,与母同呼吸,共安危,而母之饥饱劳逸,喜怒忧惊,食饮寒温,起居慎肆,莫不相为休戚。"此外,先天禀赋不足、先天禀赋不纯、先天禀赋残缺都会对机体带来很大影响,导致后天气血失调、阴阳失和而化生疑难之症。

（二）后天因素

后天因素对人寿命的长短以及衰老的进程也有着重要的影响。后天因素主要包括行为方式、疾病损伤、自然环境、社会环境。

1. **行为方式**　行为方式包括饮食、起居、劳逸、嗜好等。良好适度的行为方式有利于健康,不良的行为方式会导致疾病的发生。《素问·上古天真论》云："上古之人,其知道者,法于阴阳,和于术数,食饮有节,起居有常,不妄作劳,故能形与神俱,而尽终其天年,度百岁乃去。今时之人不然也,以酒为浆,以妄为常,醉以入房,以欲竭其精,以耗散其真,不知持满,不时御神,务快其心,逆于生乐,起居无节,故半百而衰也。"顺应天地阴阳的变化,饮食有节制,起居有规律,不过分劳作,就能尽享天年,反之则损害健康。《抱朴子·极言》指出："定息失时,伤也。"现代研究报告也指出,吸烟、过量饮酒、身体活动不足、不健康饮食是慢性病发生、发展的主要危险因素。

2. **疾病损伤**　疾病与健康共同存在于生命过程中。疾病损害健康,促进衰老。不同时代引起人口死亡的主要原因不尽相同,目前我国居民的生活方式、饮食结构、环境状况等发生了实质性的变化,尤其是人口城市化、老龄化、环境污染和生活方式的变化使我国人口的疾病模式也发生了变化,慢性疾病已成为导致我国人口死亡的主要原因。据《中国居民营养与慢性病状况报告（2020 年）》指出："2019 年我国因慢性病导致的死亡占总死亡 88.5%,其中心脑血管病、癌症、慢性呼吸系统疾病死亡比例为 80.7%。"所以应预防疾病发生,遏制疾病加重。

3. **自然环境**　自然环境与人寿命的长短和衰老的进程有着密切的联系。自然环境是指影响人类的各种自然因素的总和,包括地形地貌、大气、水、土壤、岩石矿物、太阳辐射等。人的寿夭与地域因素也有紧密的联系,《素问·五常政大论》云："高者其气寿,下者其气夭。地之大小异也,小者小异,大者大异。"古人认为,地势高的地方因为寒收而元气内守,故多寿;地势低的地方因为热散而元气外泄,故多夭。地域差异的大小和人的寿夭有着密切的关系,地域差异小,寿夭的差别就小;地域差异大,寿夭的差别就大。《本草纲目》曰："人乃地产,资禀与山川之气相为流通;而美恶寿夭,亦相关涉。"即所谓"一方水土养育一方人"。现在由于工业的发展以及人类对自然的过度索取,导致地球生态的破坏、资源的短缺、环境的污染,人类的健康遭受了极大的威胁。例如,严重空气污染造成的雾霾天气会损伤呼吸系统,易诱发心血管疾病的急性发作,还会影响儿童的生长发育。人类应保护环境,采取积极措施应对环境污染带来的危害。

4. **社会环境**　社会环境对人的寿夭有着重要的影响。构成社会环境的相关因素包括政治因素、经济因素、文化因素等。社会环境安定,人们才得以安居乐业,颐养天年;反之,社会环境动荡、战火纷飞,人们的生命安全得不到保障,生活的基本物质需求得不到满足,长期处于恐慌、焦虑的情绪中,健康必然会受到严重的影响。此外,社会地位的急剧变迁,如失去原有高的社会地位而心绪不平,会使心神躁动,五脏六腑之气机紊乱,精气耗损,形体多病早衰。《素问·疏五过论》云："诊有三常,必问贵贱,封君败伤,及欲侯王? 故贵脱势,虽不中邪,精神内伤,身必败亡。始富后贫,虽不伤邪,皮焦筋屈,痿躄为挛。"现在中国大规模的城市化、持续的工业化、快速的经济发展带来了激烈的社会竞争,高强度的工作、生活压力对人们的健康造成了极大的影响。

三、健康观

健康观是指人们对健康的认识。医学最终的目的和意义是维护人类的健康,正确的健康观是人们进行养生保健活动的基础。由于中西方医学体系的不同,对于健康的认识和理解有所差异,现将中医健康观和以西方医学为基础的现代健康观叙述如下。

（一）中医健康观

中医学的健康观一直以来都有丰富的内容,体现了中医对健康深刻的认识和理解。中医学的健

Note:

康观包括"天人合一"的健康观、"形神合一"的健康观、"阴平阳秘"的健康观、"和"的健康观等。藏象、经络、病因、病机、诊法、养生防治等中医学理论的主要内容都是围绕着中医健康观而展开。中医学将健康的人称为"平人",《素问·调经论》曰:"阴阳匀平,以充其形,九候若一,命曰平人。"健康的人应包括身体健康、心理健康,同时还与自然、社会的变化协调平衡。此外,道德的健康也是健康的重要内容,在社会交往中不慕高贵,不鄙卑微,真诚质朴,才能脏腑气血调和,达到身体的健康。《素问·上古天真论》云:"是以志闲而少欲,心安而不惧,形劳而不倦,气从以顺……美其食,任其服,乐其俗,高下不相慕,其民故曰朴……以其德全不危也。"

(二)现代健康观

现代医学根植于西方医学。早在古希腊时期,西方医学之父希波克拉底认为通过保持土、火、风、水四元素的平衡即可保持健康,并认为机体应与外界环境相协调。随着细胞的发现、解剖学的兴起,西方医学走上了一条不断探索人体各部分的形态和结构的道路,开始重视躯体结构、生理功能的健康。随着社会的发展,现代的医学模式已经由单纯的"生物医学"转变为"生物 - 心理 - 社会医学"。1989 年世界卫生组织提出了 21 世纪健康新概念:"健康,不仅是没有疾病,而且包括躯体健康、心理健康、社会适应良好和道德健康。"人类对健康的认识又深入了一步,健康的概念由生物健康的领域扩充到了社会健康的领域。

综上所述,中医健康观与现代健康观具有一致性,体现了中医健康理念的前瞻性与科学性。在治疗疾病的过程中,现代医学逐渐重视对患者思维意识活动、生存质量的疗效评价,更加注意患者的主观感受,提高患者舒适度,改善患者的心情及痛苦程度。较之于现代医学,中医在诊治患者时更加重视患者的就医愿望。一些患者在就诊时存在躯体的不适或痛苦,经现代医学检查并未见明显异常,但通过中医四诊合参、辨证论治,可解除患者的不适,实现患者的就医愿望。

四、预防观

中医预防观的核心观点为"治未病",最早见于《黄帝内经》。《素问·四气调神大论》云:"是故圣人不治已病治未病,不治已乱治未乱,此之谓也。夫病已成而后药之,乱已成而后治之,譬犹渴而穿井,斗而铸锥,不亦晚乎!"中医所指"未病",有两层含义:第一层含义为"尚无病"时的未病,主要针对健康人群和亚健康人群;第二层含义为"已病"状态下的未病,主要针对已患有疾病的人。《备急千金要方》云:"古人善为医者,上医医未病之病,中医医欲病之病,下医医已病之病,若不加以用心,于事混淆,即病者难以救矣。"所以中医的"治未病"包括了以下四个层次。

(一)未病先防,养生保全

未病先防是指人体在没有发生疾病的健康或亚健康状态下,预先采取养生保健措施,目的在于固护正气,提高身体素质,祛病延年,健康益寿。古代医家提出了一些未病先防的方法。《备急千金要方》载:"善养性者,先饥而食,先渴而饮。"《景岳全书》云:"夏秋新凉之交,或疾风暴雨,或乍寒乍热之时,善养身者,外而衣被,内而口腹,宜增则增,宜节则节,略为加意。"中医养生学通过清心养性、节欲保精、顺应四时、因地制宜、饮食调养、导引吐纳等方法,均可达到未病先防、养生保全的目的。

(二)欲病早治,防微杜渐

《素问·刺热》云:"肝热病者左颊先赤,心热病者颜先赤,脾热病者鼻先赤,肺热病者右颊先赤,肾热病者颐先赤。病虽未发,见赤色者刺之,名曰治未病。"此为"治未病"的第二层含义,是指充分应用中医对功能调整的优势,采取多种手段和方法促使"欲病"向健康转化。《金匮要略·脏腑经络先后病脉证》载:"若人能养慎,不令邪风干忤经络,适中经络,未流传脏腑,即医治之,四肢才觉重滞,即导引、吐纳、针灸、膏摩,勿今九窍闭塞……服食节其冷热苦酸辛甘,不遗形体有衰,病则无由入其腠理。"有效预防的关键在于懂得谨小慎微、仔细观察,在疾病典型症状出现之前就能观察到发病的先兆,预先给予适当的治疗,使之不发病。《备急千金要方》谓:"凡人有少苦似不如平常,即须早道,若隐忍不治,冀望自瘥,须臾之间,以成痼疾。"发现疾病的征兆应尽快调理,避免疾病的困扰,如强忍不治,认为可以自愈,过些时日则可发为顽固之疾。

（三）审因察势,已病防变

分析疾病发生发展的趋势,通过辨证求因,进行有针对性的预防,此为"治未病"的第三层含义。《金匮要略·脏腑经络先后病脉证》谓:"问曰:上工治未病,何也? 师曰:夫治未病者,见肝之病,知肝传脾,当先实脾。四季脾土不受邪,即勿补之。中工不晓相传,见肝之病,不解实脾,治肝也。"人体的表里内外、五脏六腑、经络气血是相互联系的,病变可遵循规律进行防治。

（四）祛邪务尽,病后防复

疾病经治疗后,病邪已基本消除,正气尚未恢复,此时应谨防疾病复发。可采取以下措施防止疾病的复发:疾病初愈、余邪未清时,应积极扶助正气,继续清除余邪;不应过于劳累,以防劳复;由于脾胃运化能力尚弱,应当节制饮食,不宜进食辛辣生冷及不易消化的食物,以防食复;人体元气未复,应当节房事,养肾精,以防房复;情志过激会伤及脏腑,应当调和情志,调养心神,以防因情复病。

五、和谐观

和谐观是中国传统文化的核心理念。《道德经》曰:"万物负阴而抱阳,冲气以为和。""冲气"即为阴阳和谐之气,宇宙万物是阴阳二气相合的统一体。《广韵》载:"和,顺也;谐也,不坚不柔也"。《中庸》谓:"致中和,天地位焉,万物育焉。"董仲舒《春秋繁露·循天之道》曰:"夫德莫大于和,而道莫正于中"。和谐的含义很丰富,可解释为调和、和解、生化、促进,以及使之平和、使之平衡、使之协调、使之有序、使之顺畅、使之适度、使之舒展、使之条达等。

中医学的理论和实践处处渗透着和谐的观点,包括对人体生理功能的认识和理解,对疾病治疗的方法与手段,都以协调和平衡为核心。健康的状态是一种人体各脏腑组织之间、人体与外部环境之间相和谐的状态。《灵枢·本藏》记载:"是故,血和则经脉流行,营复阴阳,筋骨劲强,关节清利矣;卫气和则分肉解利,皮肤调柔,腠理致密矣;志意和则精神专直,魂魄不散,悔怒不起,五脏不受邪矣;寒温和则六腑化谷,风痹不作,经脉通利,肢节得安矣。此人之常平也。"可见人体"和"的状态即为健康的状态,包括"血和""卫气和""志意和""寒温和"。中医的整体观念是中医和谐观的高度概括,强调人与自然、人与社会、人体本身内部脏器之间的和谐。阴阳五行学说强调人体内部各脏腑组织之间相互依存、相互制约,处于一种协调和谐的状态,和谐一旦被打破则产生疾病。平衡阴阳、协调脏腑、调和气血等中医治法都是以恢复人体的和谐为目的,所以和谐观也是中医学的核心理念。

知识拓展

中华文化中的"和谐"观

"和谐"是中华传统文化的精髓,是中华民族不断向前发展的文化动力,它植根于中华传统文化,又在传统文化中不断丰富完善。在中华文明的思想宝库中有着非常丰富的"和谐"的思想资源,如儒家以"和"为中心,提出了"仁爱"的理念;墨家以"和"为基础,提出了"兼爱"的思想;道家以"和"为关键,提出了"无为"的思想。这些观点均具有共同点,就是要达到"和"的目标。"和谐"作为社会主义核心价值观之一,所代表的是一种社会状态,它贯穿于个人自我修养、社会人际交往、生态环境治理、和谐社会构建等方面。"和谐"是中华民族最具有特色的核心价值观,是新时代坚定文化自信、传承和弘扬中华优秀传统文化的重要体现。

六、权衡观

权衡原义为称量物体轻重的器具。权,秤砣;衡,秤杆。司马迁《史记》载:"平权衡,正度量,调轻重。"权衡更深层的意义是指事物在动态中维持平衡的状态。中医的权衡观把人体脏腑组织之间动态平衡的调节过程以及人体与外界环境之间动态平衡的调节过程比作"权"与"衡"的关系。为维持动态平衡的状态,人体脏腑组织之间、人体与外环境之间不断增减移动,进行调节。《素问·至真要大论》谓:"气之相守司也,如权衡不得相失也。"《素问·气交变大论》指出:"夫五运之政,犹权衡也。"

中医养生学的权衡观是指通过权衡以养护生命,维持人体生命常态,从而达到健康长寿的目的。当人体出现阴阳失衡、气血不畅时,应因势利导,补正纠偏,使人体达到阴平阳秘、气血和畅、精神内守的状态。中医养生学的权衡观主要体现在以下几方面。

(一) 权衡情志

中医学认为人是"形与神俱"的生命统一体,神者生之本也,神不调则脏腑不和。狭义的"神"即指人的情志活动。适度而有节制的情志活动对机体的生理功能起着协调的作用;反之,持久强烈的情志变化超过了人体的生理和心理适应能力,会导致气机失调、阴阳失衡、脏腑功能紊乱。《淮南子》云:"神清志平,百节皆宁,养性之本也。"因此,应通过权衡情志来养神,可采用修身养性、疏泄情绪、移情易性、以情胜情、四时调神等方法,使情志无太过和不及,使人体达到平衡协调、阴平阳秘的状态。

(二) 权衡饮食

饮食是人体赖以生存和维持健康的物质基础,不合理的饮食习惯、饮食方式是引起疾病的重要原因。在日常生活中应做到饮食有节,五味调和,注意饮食宜忌,使体内营养均衡、脏腑功能稳定。应避免饥饱失常、饮食偏嗜、饮食不洁等情况的发生。过饥则气血生化无源,无以濡养人体脏腑组织;过饱则影响脾胃运化水谷的功能,日久则助湿、化热、生痰而产生疾病。饮食偏嗜则相应的脏腑组织功能会受到影响。饮食不洁则会直接影响人体健康,产生食源性疾病。权衡饮食的关键在于食物的搭配、食味的调和。食物的搭配是指日常的食物要有多样性,应全面摄取人体所需的各种营养成分,应注意各类食物所占的比例,荤素的搭配、粗粮和细粮的搭配要合理。食味的调和是指食物具有酸、苦、甘、辛、咸五种不同的性味,当食物组合在一起时性味要相协调。《素问·生气通天论》指出:"是故,谨和五味,骨正筋柔,气血以流,腠理以密,如是则骨气以精,谨道如法,长有天命。"

(三) 权衡劳逸

《管子·形势》曰:"起居时,饮食节,寒暑适,则身利而寿命益。起居不时,饮食不节,寒暑不适,则形体累而寿命损。"中医养生理论认为,饮食起居有规律,劳逸结合,顺应昼夜阴阳消长的变化,顺应四时生、长、化、收、藏的规律,就能保养神气,避免疾病的发生,达到健康长寿的目的。在日常生活中应权衡劳逸进行养生,每天都需要适度的活动,才可以振奋阳气、通畅气血,脏腑组织才能正常运行。劳逸失常会引发疾病,如果过度劳累,则消耗精气,损伤气血;如果过度安逸,则气血郁滞,脏腑功能减退。

第二节 养生基本原则

导入情境与思考

《灵枢·卫气行》云:"岁有十二月,日有十二辰,子午为经,卯酉为纬。"《针灸甲乙经》曰:"谨候气之所在而刺之,是谓逢时。病在于阳分,必先候其气之加于阳分而刺之。病在于阴分,必先候其气之加于阴分而刺之。谨候其时,病可与期,失时反候,百病不除。"

请思考:

1. 以上条文说明了中医养生的哪种基本原则?

2. 此种养生原则包括哪些方面的内容?

中医养生学以中医学理论为指导,在对人体进行养生保健以及疾病康复的过程中逐步完善理论体系,形成的基本原则主要包括重视正气、天人相应、形神共养、辨因施养、动静调养、综合调养。

Note:

一、重视正气

正气泛指人体一切正常机能活动和抗病康复的能力,是与邪气相对而言。人体正气旺盛,则邪气不易侵犯,机体不容易发病,即使发病也易于治疗和康复,即所谓"正气内存,邪不可干"。中医养生学十分重视人体的正气,强调应通过养心调神、固肾保精、调养脾胃、慎避邪气等方法,以达到强身健体、防病抗老、美容延年的养生目的。

(一)慎避邪气

邪气泛指各种致病因素,包括六淫、疫疠邪气、七情内伤、饮食所伤、劳逸失度及各种病理产物(如痰饮、水湿、瘀血、结石、宿食等)。这些因素都可损伤人体的正气,破坏脏腑组织器官的功能活动及形态结构。《素问·玉机真藏论》云:"邪气胜者,精气衰也。"应注意防御可影响健康的致病因素,防止损伤人体正气。《素问·上古天真论》强调:"虚邪贼风,避之有时"。

(二)养心调神

中医养生学主张强身先调神,护形先安神。《杂病源流犀烛》谓:"太上贵养神,其次才养形。"养神的关键在于养心,《医钞类编》言:"养心则神凝,神凝则气聚,气聚则形全。若日逐攘扰烦,神不守舍,则易于衰老。"心神专注可以排除杂念,驱逐烦恼,神形合一,就可使机体处于气血调和、经脉流通、脏腑功能活动有序的状态。《素问·灵兰秘典论》云:"主不明则十二官危。"如果躁动不安,心神过耗,则脏腑气血失于调和而产生疾病。养心贵在养德,有良好道德修养的人心气平和,脏腑阴阳协调平衡,能够提高机体的抗病能力。《备急千金要方》指出:"性即指善,内外百病皆不悉生,祸乱灾害亦无由作,此养生之大经也……德行不克,纵服玉液金丹,未能长寿。"

(三)调养脾胃

脾胃为气血生化之源,为后天之本,为气机升降之枢纽。脾胃健旺,化源充足,则五脏六腑功能强盛,即可保持健康,祛病延年。若因饮食所伤,劳倦所损,致脾胃虚弱,生化之源不足,脏腑失去濡养,人体就不能正常生长发育,易产生疾病。《景岳全书》言:"土气为万物之源,胃气为养生之主。胃强则强,胃弱则弱,有胃则生,无胃则死,是以养生家必当以脾胃为先。"《脾胃论·脾胃虚实传变论》载:"盖元气之充足,皆由脾胃之气无所伤,而后能滋味养脏腑。若胃气之本弱,饮食自倍,则肠胃之气既伤,而元气不能充,而诸病之所由生也。"所以脾胃得健、生化有源,则脏腑组织功能正常,可御邪于外,防病长寿。调养脾胃可采取饮食调护、调和情志、运动调养、药物调养等方法。

(四)固肾保精

固肾保精是指维护肾中阴阳之平衡,使人体精气充足,运行正常。肾藏精,为先天之本。《医原》载:"肾为阴阳互根之地,精气之本源。"肾气的虚实可直接影响五脏,《灵枢·本神》曰:"肾藏精,精舍志,肾气虚则厥,实则胀,五脏不安。"《类经》提出:"夫人之大事,莫若死生,能葆其真,合乎天矣,故首曰摄生类。"这里的"真",即指肾中精气。肾中精气与人的生长、发育、衰老、死亡有密切的联系,所以固肾保精对于防病、延年、抗衰老具有重要作用。《医学正传》曰:"肾气盛则寿延,肾气衰则寿夭。"《摄生三要》云:"元精在体,犹木之有脂,神倚之,如鱼汤水……是以养生者,务实其精。"固肾保精可采取节欲、养性、食疗、药物、导引、按摩等方法。

二、天人相应

人生于天地之间,人的生命活动必须适应天地万物的变化规律才能避邪防病、益寿延年。《灵枢·逆顺肥瘦》指出:"圣人之为道者,上合于天,下合于地,中合于人事,必有明法,以起度数。"天人相应的养生法则具体内容如下。

(一)人与自然和谐统一

人依赖大自然生存,从大自然中摄取空气、水、阳光和食物以维持生命。自然界的各种变化会影响人体,引起人体的相应反应,人与自然界息息相通,人只有适应大自然,才能更好地生存。

1. **顺应四时的变化**　《素问·宝命全形论》云:"人以天地之气生,四时之法成。"强调人生于天地之间,与自然界紧密相关。天气的变化会影响人体气血的变化,《素问·八正神明论》曰:"是故天温日明,则人血淖液而卫气浮,故血易泻,气易行;天寒日阴,则人血凝泣而卫气沉。"人只有顺应自然界阴阳四时的变化,才能祛病延年,《素问·四气调神大论》指出:"故阴阳四时者,万物之终始也,死生之本也,逆之则灾害生,从之则苛疾不起,是谓得道。"一年分四季,春温、夏热、秋凉、冬寒,万物也会产生生、长、化、收、藏的变化:春季木气和畅,有助于肝的升发;夏季火热最盛,有助于心的宣阳;秋季金气旺盛,有助于肺的肃降;冬季水寒凝固,有助于肾的蛰藏;长夏是一年中从繁盛变化为成熟的季节,有助于脾的运化。人的情志、饮食、起居都应适应四时阴阳的变化。此外,有些疾病属于季节性多发病,如春季多温病、夏季多暑热、秋季多疟疾、冬季多咳喘等,需要根据季节特点提前防护。

2. **顺应昼夜的变化**　随着昼夜阴阳进退消长,在一天之中人体的新陈代谢也会发生相应变化,因此人应当依据昼夜阴阳的变化规律合理安排作息。《素问·金匮真言论》言:"平旦至日中,天之阳,阳中之阳也;日中至黄昏,天之阳,阳中之阴也;合夜至鸡鸣,天之阴,阴中之阴也;鸡鸣之至平旦,天之阴,阴中之阳也,故人亦应之。"《灵枢·大惑论》云:"夫卫气者,昼日常行于阳,夜行于阴,故阳气尽则卧,阴气尽则寤。"患者的病情也会随着昼夜节律的变化而变化,《灵枢·顺气一日分为四时》指出:"夫百病者,多以旦慧、昼安、夕加、夜甚。"所以应掌握昼夜变化的规律,做好疾病的防治护理工作。

（二）人与社会和谐统一

人具有自然属性,也有社会属性,人与社会是密不可分的整体。人和社会环境是辩证统一的:一方面,人的生产、生活改变着社会环境,推动着社会发展;另一方面,社会环境提供人赖以生存的物质生活,社会生活对人的精神、心理、生理均产生重要的影响。人应主动调适心理和行为,使人与社会和谐统一。《论衡》曰:"太平之时,人民侗长,百岁左右,气和之所生也……气和为治平,故太平之世多长寿人。百岁之寿,盖人年之正数也。"说明社会安定是人民安居乐业、健康长寿的保障,防病保健不仅仅是医学的问题,还需要结合社会学的基础理论和研究方法来认识疾病、防治疾病。

三、形神共养

形,是指人的有形实体,包括肌肉、血脉、筋骨、脏腑等组织器官,以及气、血、津液等生命物质。神,是人的精神、意识、思维活动的总称,包括神、魂、意、志、思、虑、智等。形与神是生命运动中矛盾的两个方面,两者缺一不可,形与神的辩证关系形成了中医学"形神合一"的理论。

（一）养形以全神

"形"为"神"之体,"形"是"神"的物质基础。形体不断从自然界获取物质,进行新陈代谢,维持生命活动。神产生及发挥作用有赖于五脏六腑化生的气血。《素问·六节藏象论》曰:"气和而生,津液相成,神乃自生。"《景岳全书》云:"善养生者,可不先养此形,以为神明之宅;善治病者,可不先治此形,以为兴复之基乎?"若五脏发生病变,气血衰微,形体不健,神就会"怯""萎",甚至"亡",就会引起情志的异常。《景岳全书》言:"伤形则神为之消。"《伤寒论》载:"太阳病不解,热结膀胱,其人如狂。"《灵枢·本神》谓:"心气虚则悲,实则笑不休。"所以应通过养精补血、调理饮食、规律起居、劳逸结合等方式来养形,以保证神所依附的物质基础健康、持续存在。

（二）调神以健形

"神"为"形"之主,"神"对"形"具有主导作用。人体的生命活动以五脏为中心,以神为主宰。《类经·摄生类》言:"虽神由精气而生,然所以统驭精气而为运用之主者,则又在吾心之神。"《灵枢·本脏》云:"志意和则精神专直,魂魄不散,悔怒不起,五脏不受邪矣。"人的意识情志稳定,则精神专一,魂魄不散漫,悔怒不妄起,五脏就不受邪气侵袭。情志过激可引起气机逆乱,破坏脏腑阴阳气血的平衡而产生疾病,"人有五脏化五气,以生喜怒悲忧恐","怒伤肝","喜伤心","思伤脾","悲伤肺","恐伤肾"。《灵枢·口问》云:"悲哀愁忧则心动,心动则五脏六腑皆摇。"所以调神养神是养生的关键。《医学入门·保养论》指出:"若要全形,必先治神。治神所以宝命,宝命则能全形矣。"应通过清心寡欲、怡情养性、调志摄神、修德怡神等方式调养心神。

人的"形"和"神"是不可分割的统一体,"神"必须依附于"形"才能存在,"神"的功能必须在"形"健康时才能正常发挥。《养生论》云:"形恃神以立,神须形以存。"《类经》指出:"人禀天地阴阳之气以生,借血肉以成其形,一气周流于其中以成其神,形神俱备,乃为全体。"养生既要重视养形,又要重视调神,强调形神共养、两者兼顾、相得益彰,最终达到"形与神俱,而尽终其天年"的目的。

四、辨因施养

影响生命健康的因素很多,时间、地域、性别、年龄、职业、境遇、体质等因素对于人体的健康有着重要的影响。这些因素概括起来主要包括天、地、人三个方面。根据中医学三因制宜的理论,养生保健应辨因施养,应辨时施养、辨地施养、辨人施养。

(一)辨时施养

自然界天地阴阳之气的运动变化与人体密切联系,人应调节自身,顺应自然界的变化。《素问玄机原病式》云:"一身之气,皆随四时五运六气兴衰,而无相反矣。"人应在精神、情志、行为等方面根据四时规律的变化进行调整。《素问·四气调神大论》曰:"夫四时阴阳者,万物之根本也。所以圣人春夏养阳,秋冬养阴,以从其根,故与万物沉浮于生长之门。逆其根,则伐其本,坏其真矣。"如在饮食调养方面,应根据不同的季节选用不同的食物。《饮膳正要》载:"春气温,宜食麦以凉之;夏气热,宜食菽以寒之;秋气燥,宜食麻以润其燥;冬气寒,宜食黍以热性治其寒。"人应根据昼夜阴阳消长的规律辨时养生。《素问·生气通天论》提出:"阳气者,一日而主外;平旦人气生,日中而阳气隆,日西而阳气已虚,气门乃闭。"根据一天之内阳气的变化,不同的药物给药的时间应该不同,补阳的药物宜在清晨、黎明、午前给药,滋阴的药物宜在午后、傍晚、晚间给药。月亮绕地球一周即为一月,在一个月的周期内人体的气血也会随着月亮的圆缺而或实或虚,《素问·八正神明论》云:"月始生,则血气始精,卫气始行;月郭满,则血气实,肌肉坚;月郭空,则肌肉减,经络虚,卫气去,形独居。"养生的方法也应随着月亮的周期变化做相应的调整,应遵循"月生无泻,月满无补"的原则。

(二)辨地施养

不同的地域气候、水质、土壤、岩石、植物、动物、微生物等不同,所以不同地域长期生活的人们外貌性情、生活习惯、体质疾病等也各不相同,应根据不同地域的特点采取不同的养生方式进行养生。《素问·异法方宜论》载:"东方之域……其民皆黑色疏理。其病皆为痈疡,其治宜砭石","西方者……其民华食而脂肥,故邪不能伤其形体,其病生于内,其治宜毒药","北方者……其民乐野处而乳食,脏寒生满病,其治宜灸焫","南方者……其民嗜酸而食胕,故其民皆致理而赤色,其病挛痹,其治宜微针","中央者……其民食杂而不劳,故其病多痿厥寒热,其治宜导引按跷"。《备急千金要方》曰:"凡用药,皆随土地之所宜,江南岭表,其地暑湿热,肌肤薄脆,腠理开疏,用药轻省;关中河北,土地刚燥,其人皮肤坚硬,腠理闭实,用药重复。"养生应灵活采取辨地施养的原则,因地制宜,根据地域采用不同的方法进行养生。如冬令进补,西北严寒,进补宜选大温大热之品,如羊肉、狗肉等;而东南温和,进补宜选清淡甘温之品,如鸭、鱼等。

(三)辨人施养

养生应根据每个人的体质、年龄、性别、职业、生活习惯、生理功能、心理状态等的不同,选择相应的方法进行。男女两性在身体结构和生理功能上存在不同,应根据不同的性别进行养生。《素问·上古天真论》指出男子与女子生、长、壮、老、已的规律是不同的,男子的生命节律以八年为一个阶段,女子的生命节律以七年为一阶段。女子气有余而血常不足,应以血为养。男子以精气为主,精气的衰弱先从肾气开始,应重视肾精的养护。女子还有经、带、胎、产的特殊时期,也应采取不同的养生方法。不同年龄的人的气血盛衰是不同的,应根据年龄段采取不同的养生方法。《素问·示从容论》言:"年长则求之于腑,年少则求之于经,年壮则求之于脏。"《养老奉亲书》认为,老年人"肠胃虚薄,不能消纳,故成疾患",所以"老人之食,大抵宜温热熟软,忌黏硬生冷"。《诸病源候论》提出:"小儿脏腑之气软弱,易虚易实。"小儿脏腑娇嫩,形气未充,抗病能力低下,易于发病,病情发展迅速,所以在日常生活中应寒温慎护,节制饮食,重视未病。中医学非常重视对于不同体质的区分和处理。《灵枢·阴阳二十五人》详细论述了人体质的差异,养生应根据体质类型,选择适宜的养生方法,纠正体质之偏,以达到却病延年的目的。

五、动静调养

动与静是物质在一定时间和空间内产生的运动形式,是对事物动态表现形式的高度概括。运动是绝对的,静止是相对的。任何生命变化都是在动静变化中产生的,绝对的动使生命活力持续,绝对的静则生命终止。阳气主动,是人体运动的根本;阴精主静,是人体物质的本源。中医养生学基于中医学理论对生命动静的认识,强调动静结合的养生法则。

(一)动以养形

动,包括运动和劳动。形,即形体,是人体生命存在的基础。《修真秘要》载:"人欲劳于形,百病不能成。"《吕氏春秋》云:"形不动则精不流,精不流则气郁。"如果形不动,则人体之精不流动,气血凝结郁滞,不利于身体健康。华佗指出:"动则谷气得消,血脉流通,病不得生。"所以动形可调养脾胃,使气血生化之源充足。动形养生常用方法有舞蹈、功法练习、体育锻炼、登山、散步等。"养性之道,常欲小劳",应选择适宜的运动方式并掌握活动量的大小,小劳有益,过劳则损。

(二)静以养神

静,是指精神上的清净以及形体上不过劳、相对安静的状态。《老老恒言》提出:"养静为摄生首务。"《素问病机气宜保命集》云:"神太用则劳,其藏在心,静以养之。"心静则神潜藏于内,神过用则易耗伤元气。《道德经》载:"致虚极,守静笃。万物并作,吾以观复。夫物芸芸,各复归其根。归根曰静,是谓复命。"应通过静笃养神,无邪念,无妄思,以达到疏通经络、修性固命的目的。《素问·生气通天论》曰:"清静则肉腠闭拒,虽有大风苛毒,弗之能害。"心清静则意志和,人体正气充足,肌肉腠理密固,即使有危重致病因素的影响,也不会得病。《备急千金要方》指出:"多思则神殆,多念则志散,多欲则志昏,多事则行劳。"欲望过多,心神过于躁动,则气机紊乱,气血日渐消耗,不利于人的健康长寿。静心养神的关键在于"恬淡虚无"。《素问·上古天真论》谓:"恬惔虚无,真气从之,精神内守,病安从来?"心境安宁淡泊,摈除杂念,真气就能深藏从顺,则精神持守于内而不耗散,这样疾病就不会发生。静以养神的方法有少私寡欲、四时调神、练习静功、调摄情志等。

《周易》指出:"动静不失其时,其道光明。"动与静一阳一阴、相互依存,只有动静结合进行养生,才能达到形神合一、健康长寿。《二程集》言:"动静节宜,所以养生也。"在养生实践中,应根据具体情况权衡决定动静适宜的度,应劳逸结合、动静适度,使人体阴平阳秘,内外和谐,尽终天年。

六、综合调养

综合调养就是指采取多种养生方法对机体进行全面的调理保养。《素问·异法方宜论》载:"杂合以治,各得其所宜。"中医养生的方法丰富多彩,应根据具体的情况综合选择,不可拘泥于一功一法,正如《金刚经》所言"法无定法"。人体生命活动的状态时刻在发生变化,养生保健活动也应随着人体生命活动的变化而变化。在日常生活中应避风寒、顺四时、慎起居、调饮食、节情欲、养精神、动形体、适衣着、增雅趣,还可通过导引、药物、针灸、推拿、敷贴、热熨等方法进行全面综合的防病养生。每一个生命体都是独特的,养生应根据不同生命个体的具体情况有的放矢,应在辨证施养的过程中各种方法杂合运用。"养生以不伤为本",养生的各种方法都应恰到好处、适可而止。

第三节　中医养生学对健康的认识

 ————————————　导入情境与思考　————————————

《论语·述而》说："君子坦荡荡,小人长戚戚。"君子光明磊落、心胸坦荡,小人则是患得患失、斤斤计较,提倡人们做一个光明磊落、心胸坦荡的君子,而不能做一个患得患失、心胸狭隘的小人。

请思考:

1. 《论语》所提倡的是哪一种层次的健康?

2. 此种健康包括哪些方面的内容?

中国古代医家、养生家通过长期的实践及对自然界和社会的观察,从宏观层次上形成了对人体生命活动规律和健康的认识。中医学认为,健康应包括形体健康、心理健康、道德健康、社会适应性健康四个基本要素。

一、形体健康

形是人体生命存在的基础,由阴阳组成,只有阴阳的平衡和谐,形才会健康。《素问·宝命全形论》载:"人生有形,不离阴阳。"《素问·至真要大论》曰:"谨察阴阳所在而调之,以平为期。"《济生方》言:"一阴一阳谓之道,偏阴偏阳谓之疾。"形体健康是人体健康的基础,形体健康的具体特征如下。

(一) 双目有神

五脏六腑之精气皆上注于目,双目有神说明精充、气足、神旺、脏腑功能良好。健康的人眼睛明亮,目光炯炯。

(二) 形体适中

体形匀称,既不肥胖,也不消瘦。胖人多气虚痰湿,瘦人多阴虚火旺。健康的人体格壮实,体型适中。

(三) 食欲正常

《景岳全书》曰:"胃司受纳,脾司运化,一纳一运,化生精气。"食欲正常,说明脾胃功能正常。

(四) 行动灵便

肝主筋,肾主骨,腰为肾之府,四肢关节之筋皆赖肝血濡养。腰腿活动自如,行动灵便,说明肾精充足,肝血充盈。

(五) 呼吸平稳

呼吸从容,平稳和缓,说明脏腑功能良好。《难经》云:"呼出心与肺,吸入肝与肾。"

(六) 声音宏亮

肺气足,人体之气旺盛,则声音洪亮,甚者声如洪钟,铿锵有力。《素问·五藏生成论》指出:"诸气者皆属于肺。"

(七) 面色红润

面色是五脏气血的外荣。面色红润而有光泽,表示五脏功能良好,气血旺盛。

(八) 听力灵敏

耳与全身组织器官相联系,与肾的关系尤为密切。若听力减退、迟钝、失听,则说明脏器功能减退,特别是肾的功能减退。《灵枢·脉度》曰:"肾气通于耳,肾和则耳能闻五音矣。"《灵枢·邪气藏府病形》言:"十二经脉,三百六十五络……其别气走于耳而为听。"

（九）牙齿坚固

牙齿坚固是肾精充足的表现。《类经》载："肾主骨，齿者骨之余也。"

（十）毛发润泽

《素问·六节藏象论》云："肾者……其华在发。"《素问·上古天真论》曰："肾生骨髓，肾气实，齿更发长。"发为血之余，毛发润泽说明人体精血充足。

（十一）二便正常

人体新陈代谢正常，则二便正常。《景岳全书》言："二便为一身之门户。"

（十二）脉象和缓

正常的脉象从容和缓，不疾不徐，节律一致，力度适中，说明人体气血充盈、运行通畅。《素问·脉要精微论》谓："夫脉者，血之府也。"

二、心理健康

心理是指客观事物在大脑中的反映，包括人体的感觉、知觉、情感、记忆、思维、性格等，属于中医"神"的范畴。心理健康是一种比躯体健康更高层次的健康要求，明代高濂《遵生八笺》云："夫人只知养形，不知养神；只知爱身，不知爱神。殊不知形者，载神之车也，神去人即死，车败马即奔也。"心理健康具有以下特征。

（一）记忆良好

人的记忆力与脑的关系密切，脑是人体极为重要的器官，是生命的要害所在。《灵枢·海论》载："脑为髓海。"《本草纲目》曰："脑为元神之府。"记忆力还与肾有关系，肾生髓充脑，记忆力良好说明人体肾和脑的功能良好。

（二）智力正常

中医学认为，人的智力与脑、心、肾、肝的关系密切。脑藏元神，肾生髓充脑，肝乃谋虑之官，心为君主之官，智力正常说明脑、心、肾、肝的功能正常。

（三）心态平和

《汉书·扬雄传》写道："不汲汲于富贵，不戚戚于贫贱。"处于不同的人生境遇，始终保持平和的心态，清净少欲，怡然自得，从容不迫，不骄不躁，胸怀坦荡，可使人体阴平阳秘，气血通常，脏腑功能正常。

（四）情志舒畅

《素问·阴阳应象大论》曰："人有五脏化五气，以生喜怒悲忧恐。"情志活动过度会扰乱气机，导致阴阳失调，气血运行不畅，损伤脏腑功能。健康的人情志舒畅，精神愉快，豁达开朗，气和志达，营卫通利。

三、道德健康

《论语·雍也》曰："仁者寿。"《礼记·中庸》言："大德……必得其寿。"董仲舒《春秋繁露·循天之道》云："故仁人之所以多寿者，外无贪而内清净，心和平而不失中正，取天地之美以养其身。"《二程遗书》载："寿夭乃是善恶之气所致。仁则善气也，所感者亦善，善气所生，安得不寿。鄙则恶气也，所感者亦恶，恶气所生，安得不夭。"孟子曰："君子以仁存心，以礼存心。仁者爱人，有礼者敬人。爱人者人恒爱之，敬人者人恒敬之。"品德高尚的人够自觉遵守社会道德准则，光明磊落，正直仁义，乐于助人，内心满足，所以神志安宁，形神合一，阴阳平衡，气血调顺，健康长寿。

四、社会适应性健康

社会适应性健康是人体健康的高级状态，是中医整体观的体现。人不但要顺应天地的规律，还要融入人群、社会之中，充分发挥自己的能力，尊重他人，与人为善，与他人相处融洽，能够根据环境的变

Note:

化不断调整自我、适应社会。

第四节　中医养生学对疾病的认识

疾病定义随着历史的发展、社会文化环境的改变而不断发生变化。在中医学中,疾病是指致病邪气作用于人体,人体正气与之抗争,引起人体阴阳动态平衡失调而导致生命活动障碍的过程。疾病的形成和发展有一定的规律。

一、疾病是阴阳动态平衡的失调

阴阳平衡是维持生命的基础,人体各脏腑组织之间只有保持动态的阴阳平衡协调关系,才能保持健康的状态,即"阴平阳秘,精神乃治"。由于各种致病因素的影响,导致人体的阴阳动态平衡失调,形成阴阳偏盛、阴阳偏衰、阴阳互损、阴阳格拒、阴阳亡失等病理状态,则导致疾病的发生。因此,尽管疾病有着不同层次的病理变化和千差万别的证候表现,但根本的病机在于阴阳失调,治疗一切疾病的基本出发点就在于平衡阴阳。

二、疾病与健康之间的关系

疾病与健康的关系密切,既对立又统一,共同存在于整个生命过程中。疾病与健康的关系主要有以下特点。

(一) 疾病与健康不相互分离

健康和疾病不是非此即彼的关系,健康不等于没有疾病,患有疾病也不等于远离健康。采用没有疾病的方式来判断健康是一种对健康的初级认识。人类对疾病的认识是有限的,将没有发现疾病的人定义为健康人是局限的。患有疾病的人也不等于远离健康。美国学者提出"疾病中的健康"理论,认为疾病可以促进人的成长并激发内在的健康潜能,从而促进患者更好地控制疾病,达到高质量的生活状态。清代医家王孟英在《王孟英医案》中提出了"带病延年"的观点,认为体弱多病之人采取适宜的养生方法,仍然可以祛病延寿、尽享天年。

(二) 疾病与健康相互共存、相互转化

健康和疾病是相对的,是不断发展变化的过程,在一定条件下可以相互转化。健康人含有疾病的因素,患者也含有健康的成分。疾病与健康是一个动态变化的过程。当疾病占主导地位时,人体就表现为疾病状态,如果积极进行治疗,将向着健康的方向发展;当健康占主导地位时,人体就表现为健康状态,如果不重视养生保健,将向着疾病的方向发展。

三、疾病可知可防,防重于治

中医学认为,导致人体发生疾病的原因很多,但都可以"审证求因",从而进行治疗、用药和护理。古代医家归纳了一些探求病因的方法,《素问·调经论》云:"夫邪之生也,或生于阴,或生于阳。其生于阳者,得之风雨寒暑。其生于阴者,得之饮食居处,阴阳喜怒。"《三因极一病证方论》载:"六淫,天之常气,冒之则先自经络流入,内合于脏腑,为外所因;七情,人之常性,动之则先自脏腑郁发,外形于肢体,为内所因;其如饮食饥饱,叫呼伤气,金疮踒折,疰忤附着,畏压溺等,有背常理,为不内外因。"疾病的发展也遵循一定的内在规律,如外感病之六经传变、卫气营血传变、三焦传变以及内伤变化的五脏传变、脏与腑的表里传变等。因此,疾病可知可防,中医"治未病"的预防观认为"防重于治",通过一些养生保健的方法可预防疾病的发生、发展,达到却病延年的目的。

(钱凤娥)

思 考 题

1. 中医养生学的养生观包括哪些？
2. 中医养生学的基本原则是什么？
3. 中医预防观的核心观念是什么？包括的含义有哪些？
4. 辨因施养的主要内容有哪些？

URSING

第三章

常用中医养生方法

03章　数字内容

━━━━━ 学 习 目 标 ━━━━━

- 知识目标：
1. 掌握：调摄情志的方法、起居养生的方法、饮食养生的原则、运动养生方法、传统养生技术的操作要点、功法养生的锻炼要领。
2. 熟悉：情志致病机理、起居有常对健康的影响、饮食养生作用、运动养生的原则、功法的分类、传统养生技术和其他养生技术应用。
3. 了解：不良心态常用调摄方法、中国古代膳食指导思想、常用传统运动健身术以及其他养生技术内容。
- 能力目标：
能够运用中医养生的知识和方法，建立科学的生活方式，提高健康水平。
- 素质目标：
能够领悟善养生者必先养其内的真谛，有效指导生活实践，提高养生质量。

人类的生命活动是非常复杂的,人体的状态无时无刻不在发生着变化。养生活动必须结合人体健康状态的变化而变化。养生保健是一种综合采用多方法、多途径、多措施、以自我保健为主要方式的维持健康的行为。历代医家积极研究生命规律,不断探寻养生真谛,归纳总结出不少行之有效的养生方法,包括运动养生、情志养生、起居养生、传统养生技术、饮食养生和功法养生,以及娱乐、房事、沐浴等其他养生方法。

第一节 情 志 养 生

人的心理活动中医学统称为情志,是人在接触和认识客观事物时人体本能的综合反映。情志包括七情和五志。七情,即指喜、怒、忧、思、悲、惊、恐等人的七种情绪。七情分属五脏,以喜、怒、思、悲、恐为代表,分别属于心、肝、脾、肺、肾,称为"五志"。《素问·阴阳应象大论》载有:"人有五脏化五气,以生喜怒悲忧恐。"这里的"志"是"情"的代词,故中医学又通常将情绪称为"情志"。情志养生,就是在"天人相应"整体观念的指导下,通过怡养心神、调摄情志、调剂生活等方法,保护和增强人的心理健康,达到形神高度统一,提高健康水平,促进疾病转归。

一、情志与健康

"健康"不仅是躯体没有疾病和不虚弱,还要具备心理健康、社会适应良好和有道德。七情是人体对外界客观事物的不同反映,是生命活动的正常现象,正常情况下不会使人发病,但在突然、强烈或长期的情志刺激下,超过了正常的生理活动范围而又不能适应时,脏腑气血功能紊乱就会导致疾病的发生。这时的七情就成为致病因素,而且是导致内伤疾病的主要因素之一,故称为内伤七情。内伤七情不仅可以直接导致多种疾病的发生,而且对所有疾病的转归起着重要作用。

《黄帝内经》中运用阴阳五行将情感进行了系统划分,建立了情感与五脏之间关系的学说,认为情感的产生及其表现是以五脏精气活动为基础的。《素问·举痛论》曰:"余知百病生于气也。怒则气上,喜则气缓,悲则气消,恐则气下……惊则气乱……思则气结。"认为许多疾病的发生与气机失调有关。

二、情志养生的方法

随着人们生活水平的不断提高,社会压力也不断加大,良好的状态离不开对情志的调摄。如已经得病,则可通过对七情和五志的科学合理调摄不断促进疾病的好转。情志养生方法分为心神养生法和调摄情绪法。

（一）心神养生法

心神,主要指人的精神、意识及思维活动。五脏之中,心具有主宰生命活动的重要功能,故被称为"君主之官"。正如张景岳所说:"心为一身之君主,禀虚灵而含造化,具一理以应万几,脏腑百骸,惟所是命,聪明智慧,莫不由之,故曰神明出焉。"心神养生法是指通过心性修养,净化心灵,升华道德境界,自动清除贪欲,调节情绪,改变自己的不良性格,纠正错误的认知过程,使自己的心态平和、乐观、开朗和豁达,以达到健康长寿的目的。养生之要当以养心调神为先,历代养生家都把调养精神作为养生防老之大法。概括起来,调神之法有清静养神、修性养德、保形养神。

1. **清静养神** 《素问·至真要大论》曰:"清静则生化治,动则苛疾起。"《遵生八笺》曰:"养寿之道,与仙佛二教最是捷径。故清净明了四字为最好,内觉身心空,外觉万物空,破诸妄相,无可执著,是曰清净明了。"心神养生,首在静养。清静养神是指心平气和、神气清爽、清心寡欲、清静而无杂念的状态,体现了中国传统静神养生的思想。

（1）少私寡欲:少私,是指减少私心杂念;寡欲,是指降低追求名利和物质的欲望。《道德经》中的"见素抱朴,少私寡欲",《太上老君养生诀》中的"且夫善摄生者,要先除六害,然后可以保性命,延驻百年。何者是也？一者薄名利,两者禁声色,三者廉货财,四者损滋味,五者除佞妄,六者去妒忌",《素问·上古天真论》中的"是以志闲而少欲,心安而不惧,形劳而不倦,气从以顺,各从其欲,皆得所愿",都是教导世人:如果能减少私心、欲望,从实际情况出发,节制对私欲和名利的追求,则可避免产生失望、悲伤、苦闷、惶恐、忧郁等不良情绪,而使人变得心情舒畅和坦荡。

(2)养心敛思:养心,即保养心神;敛思,即专心致志、志向专一、排除杂念。养心敛思是保持思想清静的良方,如《医钞类编》中的"养心则神凝,神凝则气聚,气聚则神全,若日逐攘扰烦,神不守舍,则易衰老"。然而神常处于易动而难静的状态,陈师诚的《养生导引术·呼吸》说:"心如猿,意如马,动而外驰,不易安定。"所以真正做到养心敛思是非常不容易的,需要长期的实践。养心敛思是保持思想清静的良方,清静养神能保持神经系统不受外界因素干扰,使人体生理功能处于极佳状态。

2. 修性养德 人的心态的好坏直接影响人的健康。中医养生学认为,心态平和,正气存内,抵御外邪的能力就强,保持健康的机会就大。"性",是指人的性格和情操;"德",包括仁、义、礼、智、信。要修性,就必须具备良好的品德,即清净心灵、弃恶行善、约束行为、慈悲为怀。修性养德是指通过培养良好的道德情操,养成良好的性格,树立崇高的人生目标,从而促进身心健康的养生保健方法。

(1)抑目静耳:耳目是神接受外界刺激的重要器官,目清耳静则神气内守而心不扰。若目弛耳躁,则神气烦劳而心扰不宁。老子说:"五色令人目盲,五音令人耳聋"(《道德经》),是说乱视杂听会使耳目过用而耗伤神气。庄子也主张收视返听、以静养神,《庄子·在宥》谓:"无视无听,抱神以静,形将自正。"《千金翼方·养老大例》载有:"养老之要,耳无妄听,口无妄言,身无妄动,心无妄念,此皆有益于老人也。"

(2)知足乐观:《道德经》中有"祸莫大于不知足,咎莫大于欲得"的记载,是说对于名利和享受,要学会知足常乐。《论语》中有"发愤忘食,乐以忘忧,不知老之将至云尔",《素问·举痛论》中有"喜则气和志达,荣卫通利"等记载,可见乐观的情绪可使营卫流通,气血和畅,生机旺盛,有助于调养精神,舒畅情志。

(3)性格开朗:性格的形成与遗传有一定关系,但主要是受周围环境的影响。性格开朗是指胸怀宽广、气量豁达及精神心理活动所反映出来的一种良好状态。要有用天下之材、尽天下之利的气度,还包括对异己的包容,对新生事物的包容,对不如己者的包容。孔子云:"君子坦荡荡,小人长戚戚。"胸怀坦荡,光明磊落,自然心神安宁,吃饭香甜,睡觉安稳,生活在舒心如意的气氛中,其乐融融,对内心环境是一个良好刺激,有利于健康长寿。

(4)道德修养:古代养生家把道德修养视作养生之根,"养生莫若养性,养性莫若养德"。历代养生家和医家都非常重视道德的修养。孔子认为"德润身""仁者寿""修身以道,修道以仁""大德必得其寿",即养生要注重道德修养、乐于助人、尊重关爱他人等,这样就能使其内心宽广,人际关系和谐调畅,精神愉悦,神志安定,气血调和,从而保持健康,享有长寿。

3. 保形养神 神寓形中,形健则神旺。《素问·八正神明论》指出:"故养神者,必知形之肥瘦,荣卫血气之盛衰。血气者,人之神,不可不谨养。"保形养神可从以下几个方面进行。①起居有常、劳逸适度:规律的起居、适度的劳逸是保持形健神旺不可缺少的因素。②调节饮食:平衡饮食、健康饮食是保形养神的一个必备条件,饮食不节、五味偏嗜会对人体健康造成危害。③运动健身:动与静的相互协调可以养形调神,《黄帝内经》提出导引、吐纳等运动方法对健康的重要性。④节欲保精:《素问·上古天真论》将"醉以入房,以欲竭其精,以耗散其真,不知持满"列为早衰的一个重要原因。房事不节有害人体健康,这已为千百年来的养生实践和现代研究所证实。"保形"重在保养精血,如张景岳所说:"精血即形也,形即精血。"除了节欲之外,还可用药物调补及饮食调养。对此,《素问·阴阳应象大论》中有"形不足者,温之以气,精不足者,补之以味"的记载。

(二)调摄情绪法

调摄情绪法是在中医学理论指导下通过自己对外界客观环境或事物情绪的反映,进行自我调节从而转变不良情绪的思维方式,将心情调节到最佳状态,以保护和增强人的身心健康的一种养生方法。历代养生家都非常重视七情调摄。具体方法多种多样,归纳起来可分为节制法、疏泄法、转移法、情志制约法、暗示法。

1. 节制法　节制法是调和、节制情感,防止七情过极,达到心理平衡。《吕氏春秋》云:"欲有情,情有节,圣人修节以止欲,故不过行其情也。"节制情感的方法有和喜怒、免忧悲、少思虑、防惊恐。

(1)和喜怒:喜怒之情人皆有之,喜贵于调和,而怒宜于戒除。《寿世青编》指出:"卫生切要知三戒,大怒、大欲并大醉,三者若还有一焉,须防损失真元气。"怒是历代养生家最忌讳的一种情绪,是情志致病的魁首,对人体健康危害极大。遇到可怒之事,可以用以理制怒的方法,用理性克服情绪上的冲动,使愤怒的情绪冷静下来,如愤怒的情绪没控制住,可在发怒之后进行反省,吸取教训,逐渐减少发怒次数并养成遇事不怒的习惯。

(2)免忧悲:忧悲即忧郁、悲伤。《摄生养性论》谓:"积忧不已,则魂神伤矣。"忧对人体健康有害,应当注意克服。

(3)少思虑:思虑是心神的功能之一,人不可无思,唯过则有害。胡文焕《类修要诀·养生要诀》提出要"少思虑以养其神","少思虑"即是指节制思虑。

(4)防惊恐:惊恐往往导致心神失守、肾气不固而易出现心慌、失眠、二便失禁甚至神志失常等方面的病证,应当注意避免。

2. 疏泄法　疏泄法就是把积聚、抑郁在心中的不良情绪通过适当的方式宣达、发泄出去,以尽快恢复心理平衡。疏泄法分为直接发泄和疏导宣散这两种方法。

(1)直接疏泄:是用直接的方法把心中的不良情绪发泄出去。例如,当遇到不幸、悲痛万分时,可以大哭一场;遭逢挫折、心情压抑时,可以通过无拘无束的叫喊将内心的抑郁、悲愤发泄出来,从而使精神状态和心理状态恢复平衡。不良的情志得不到释放,就会内化而影响脏腑功能,使气血失和而患病。通过有节制的发泄,可使情志活动不致太过,保持良好的精神状态,以防止疾病的发生。需要注意的是,发泄不良情绪必须学会用正当的途径和渠道来发泄和排遣,绝不可采用不理智的冲动的行为方式。

(2)疏导宣散:通过言语表达的方式,可把内心的不良情绪都谈出来,最好是一倾而泄,使身心纯净。"快乐有人分享是更大的快乐,痛苦有人分担是更小的痛苦",一个人在生活中受到挫折或遭遇不幸时可找朋友、亲人倾诉苦衷,以便从亲人、朋友的开导、劝告、同情和安慰中得到力量和支持。值得一提的是,言语开导法作为中医情志疗法的重要手段,不同于思想教育工作,它对医患双方都有一定的要求,尤其要求医生具有较高的语言表达能力,善于分析、发现患者的症结所在,以同情的态度,针对不同的情绪原因言之以情,晓之以理,说理透彻,言语中肯,使患者心悦诚服,得到宽慰同情,不用药物也可取得良好的治疗效果。

3. 转移法　转移法又称移情法,是指通过一定的方法和措施改变人的思想焦点,或改变其周围环境,使其与不良刺激因素脱离接触,从而从情感纠葛中解放出来,或转移到另外的事物上去。《素问·移情变气论》言:"古之治病,惟其移精变气,可祝由而已。"古代的祝由疗法实际上正是心理疗法,其本质是转移患者的关注点,以达到调整气机、精神内守的作用。转移法可采取升华超脱、移情易性和运动移情方法。

(1)升华超脱:升华是用顽强的意志战胜不良情绪的干扰。超脱即超然,思想上把事情看得淡一些,行动上脱离导致不良情绪的环境。当遇到不良情绪的干扰时,可用顽强的意志和理智来战胜生活中的不如意,并把理智和情感升华为行为的动力,投身于新的事件中去,以冲淡不良情绪带来的伤害。如司马迁虽惨受宫刑,但他以坚强不屈的精神全身心地投入到《史记》的撰写中,把身心创伤等不良刺激升华为奋发努力的行动。

(2)移情易性:是中医心理保健法的重要内容之一。移情即排遣情思,改变内心情绪的指向性;易性即改易心志,经过排除内心杂念和抑郁而改变不良情绪和习惯。《北史·崔光传》曰:"取乐琴书,颐养神性。"《备急千金要方》曰:"弹琴瑟,调心神,和性情,节嗜欲。"《理瀹骈文》曰:"七情之病者,看书解闷,听曲消愁,有胜于服药者矣。"

移情易性具体方法很多,如欣赏音乐、戏剧、舞蹈、书法、诗歌、交友览胜、种花垂钓、琴棋书画等,可因人而异,灵活选用。

(3)运动移情:运动包括体力劳动和体力运动。运动不仅可以增强生命的活力,而且能改善不良情绪,使人精神愉快。因为运动可以有效地把不良情绪发散出去,调整机体平衡。传统的体育运动健身法,如太极拳、五禽戏、八段锦、易筋经等,主张动中有静、静中有动、动静结合,因而能使形神舒畅,松静自然,心神安合,达到阴阳协调平衡。此外,还可以参加适当的体力劳动,用肌肉的紧张去消除精神的紧张。尤其在户外环境优美、空气清新的环境中劳动更具调摄情绪的功效。

4. 情志制约法　情志制约法又称以情胜情法,是根据情志及五脏间存在的阴阳五行生克原理,用互相制约、互相克制的情志来转移和干扰原来对机体有害的情志,借以达到协调情志的目的。《素问·阴阳应象大论》提出"怒伤肝,悲胜怒""喜伤心,恐胜喜""思伤脾,怒胜思""忧伤肺,喜胜忧""恐伤肾,思胜恐",这是根据"以偏纠偏"的原理创立的"以情胜情"的独特疗法。正如吴崑《医方考》所言:"情志过极,非药可愈,须以情胜,《黄帝内经》一言,百代宗之,是无形之药也。"后世不少医家对情志的调摄有时比药石祛疾更加重视,而且创造了许多行之有效的情志疗法。

5. 暗示法　暗示是一种人类固有的特殊心理现象,是用含蓄或间接的方法使某种信息对人的心理、生理、行为方面产生影响,从而按照一定的方式行动或接受某种信息与意见。从积极的角度讲,暗示可以让人放下压力和负担,解除焦虑,促进精神愉悦,提高健康水平,或达到消除疾病症状,或加强某种治疗方法的治疗效果。个体受暗示性有所不同,与其心理特点、高级神经活动特点、年龄有关,而与智商与学历关系不大。施术者施治前要取得患者充分的信任与合作,并尽量保证每次治疗的成功,否则会影响患者的信心,降低成功率。具体方式有自我暗示、他人暗示、言语暗示、借物暗示、情境暗示等。

第二节　起　居　养　生

起居养生是指顺应自然变化的规律,通过调节人体的生活起居,使之符合自然界和人体的生理规律的一种养生方法。《素问·上古天真论》指出:"食饮有节,起居有常,不妄作劳,故能形与神俱,而尽终其天年,度百岁乃去",反之"起居无节,故半百而衰也。"起居养生法经过历代养生家的传承和发展,现已成为中医养生方法中的重要组成部分。

一、起居与健康

中医学认为,人们的起卧作息应与自然界阴阳消长的变化规律相适应。孙思邈曾谓:"善摄生者,卧起有四时之早晚,兴居有至和之常制。"中医养生的根本在于保养精、气、神,而起居有常则是保养精、气、神重要方法。

《素问·四气调神大论》指出:春季阳气升发,万物生机蓬勃,应"夜卧早起,广步于庭";夏季阳气旺盛,万物生长茂盛,应"夜卧早起,无厌于日";秋季阳气渐收,阴气渐盛,应"早卧早起,与鸡俱兴";冬季阴气最盛,气候严寒,应"早卧晚起,必待日光"。正如《保生要录·论居处》所指出的:"夫人春时,暑月欲得晚眠早起,秋欲早眠早起,冬欲早眠晏起。早不宜在鸡鸣前,晚不宜在日旰后",此为合四时之宜、健身益寿之道。一年四季寒来暑往,人体顺应四时阴阳变化,具有春生、夏长、秋收、冬藏的变化。又如一日之中,平旦阳气始生,日中阳气最旺,傍晚阳气渐虚而阴气渐长,深夜阴气最为隆盛,因此人们应在白昼阳气旺盛之时从事工作和学习,而到夜晚阳气衰微的时候就应安卧休息。"日出而作,日入而息"的起居作息虽然简朴,但做到了体内阴阳盛衰与外界阴阳消长的协调一致。医学研究发现,有规律的作息能使大脑皮质在机体内的调节活动形成有节律的条件反射系统,从而形成稳定良好的生活习惯,有助于提高人体对环境的适应能力。

Note:

二、起居养生的原则和方法

中国的传统起居养生方法有着数千年的历史,历代养生家无不奉为圭臬,认为能否合理安排起居作息,与人们的寿命长短有着密切的关系。古代文献中的"起居",是指对日常生活作息各种细节的安排。起居养生法包括劳逸适度、安卧有方、服装顺时适体和二便保健等。

(一)劳逸适度

"劳",指体劳、神劳、房劳;"逸",指休闲、休息。劳逸结合的核心是把握好"度"。必要的休息有助于恢复脑力和体力,消除疲劳;正常的体育锻炼和劳动有助于全身气血流通,益智防衰,增强体质。相反,过于安逸则气机壅滞、血脉不畅;过劳则伤精、耗气、神散。《素问·宣明五气》载有"五劳所伤,久视伤血,久卧伤气,久坐伤肉,久立伤骨,久行伤筋",这里的久视、久立、久行都是过劳,久坐、久卧指的是过逸。

适度的劳作和休息是人体生理功能的需要,历代养生家都非常强调劳逸适度对健康的影响。第一,体力劳动要轻重相宜,量力而行,劳作之余通过各种方式休养生息,恢复体力。第二,脑力劳动要与体力活动相结合。脑力劳动偏于静,体力活动偏于动,动以养形,静以养神,体脑结合,动静兼修,形神共养。第三,休息保养要多样化。休息可分为静式休息和动式休息,静式休息主要是指睡眠,动式休息主要是指人体活动,可根据不同爱好自行选择不同形式,如听音乐、聊天、下棋、散步、打太极拳等。

(二)安卧有方

睡眠是起居养生法的主要内容,被誉为"无须药品的养生良方"。《老老恒言·安寝》中的"不觅仙方觅睡方",即是说睡眠对长寿的意义是任何其他方式难以取代的。睡眠具有消除疲劳、增强免疫、促进生长、美容等作用,它是一种正常的生理现象,也是维持生命的重要手段。睡眠可以调整人体脏腑经络的功能,恢复人体阴阳气血平衡。

1. **睡眠卧具** 寝具适宜是创造良好睡眠环境的重要条件。床宜高低适度,以略高于就寝者膝盖为好。床铺稍宽大,垫褥软硬适中,符合人体的生理结构,以保持脊柱的正常弯曲度。枕头的选择不宜太硬,高低亦要适度,太硬会使人的头颈部血流不畅;太高使颈椎处于过度弯曲状态,久之会影响脊柱健康,而且会导致落枕、打鼾、呼吸不畅等;太低使头部充血,醒后易感头胀头痛、面目浮肿。《老老恒言·枕》曰:"高下尺寸,令侧卧恰与肩平,即仰卧亦觉安舒。"被褥宜柔软,厚薄应根据地区、气候、个人习惯来决定,既不宜过厚过暖,使身体受压,导致呼吸加速、咽喉口鼻干燥,也不宜太薄不暖,使人体肌肉不能充分放松而影响睡眠深度。

2. **睡眠姿势** 睡眠的姿势因人而异。中医养生学主张常人最理想的姿势是右侧屈膝而卧。这种姿势可使心脾之气舒展,四肢肌肉放松,有利于气血的流通和呼吸道的通畅。如《备急千金要方·养性·道林养性》曰:"屈膝侧卧,益人气力,胜正偃卧。"《老老恒言·安寝》曰:"如食后必欲卧,宜右侧以舒脾气。"孕妇的卧位,早期右卧、仰卧为宜,中期和后期的最佳卧位是左侧卧。这是因为随着胎儿生长,进入中后期妊娠大约有80%的孕妇有子宫右旋倾斜,易使输尿管受压,右卧会压迫腹部下腔静脉而影响血液回流,仰卧则对腹主动脉有一定的压力,可能使子宫供血量受影响,因此左侧卧最利于胎儿生长,可以大大减少妊娠并发症的发生。

3. **睡眠时间** 睡眠时间要根据不同的身体状况因人而异,合理安排。一般刚出生的婴儿绝大部分时间都是睡眠,可多达18~20h。随着年龄的增长,睡眠时间渐短,到学龄儿童只需9~10h。进入青年时期,每天有8h左右的睡眠即可。老年睡眠时间要适当延长,每天可达9~10h。睡眠时间长短有个体差异,不能一概而论,以醒后周身感到舒适、轻松、头脑清晰、精力充沛为宜。至于睡眠时间,通常认为晚上10时左右就寝较合适,最迟也不要超过11时。

4. **睡眠宜忌** 睡前要注意调摄精神,保持心态平和,睡前要稍事活动。尤其值得提倡的是,睡前最好能洗个热水澡,或用温热水泡脚,并按摩脚心。不要看紧张的影视剧或趣味盎然的小说,不要饱食,更不要饮咖啡、浓茶和烈酒等刺激性的食物,不可多言,不可当风,不可对灯,不可蒙头掩面等。此外,醒后保养的方法有熨目、运睛、叩齿、咽津、梳发、栉沐、颜面按摩以及"鸣天鼓"等。

5. 睡眠环境　卧室的朝向以坐北朝南为佳。卧室面积要适中,太大显得空旷,不利于保暖,太小使人不舒适,且不利于空气流通。卧室应安静、卫生、温湿度适宜。

(三)服装顺时适体

服装的主要功用在于御寒防暑。衣着适宜可使人体与外在环境之间进行正常的热量交换,从而维持衣服内温度的相对稳定,达到保健的目的。

1. 衣着调摄原则　既要顺应四时阴阳变化,又要舒适得体。春季多风,秋季偏燥,故置装时选择透气性和吸湿性适中的衣料为宜。《老老恒言·衣》:"惟长短宽窄,期于适体。"衣着款式合体,才会既增添美感,又使人感觉舒适,从而起到养生保健的效果。人与自然相适应的调节体现在根据气温变化及时增减衣被。"宜寒甚方加棉衣,以渐加厚,不得一顿便多,唯无寒而已"(《摄生消息论》)。适当的"春捂秋冻"可减少冬春季节感冒的机会。

2. 衣着调摄宜忌　衣服切不可急穿急脱、忽冷忽热。老人和身体虚弱的人由于对寒热的耐受性较差,所以应当尽量注意慎于脱着,以免风寒暑湿入侵。出汗之后还要注意大汗之时忌当风脱衣,《备急千金要方·道林养性》曰:"凡大汗勿偏脱衣,喜得偏风半身不遂。"汗湿之衣勿得久穿,《备急千金要方·道林养性》曰:"湿衣与汗衣皆不可久着,令人发疮及风瘙。"

(四)二便保健

二便是人体新陈代谢、排出代谢废物主要形式,二便正常与否直接影响到人体健康。

1. 大便通畅　古代养生家对保持大便通畅极为重视。《论衡》曰:"欲得长生,肠中常清,欲得不死,肠中无滓。"保持大便通畅方法如下:

(1)定时排便:生活起居有规律,养成定时作息、定时进餐、按时排便的好习惯。睡觉之前或晨起之后,无论有无便意都可按时如厕,久而久之就会养成按时大便的习惯。

(2)顺其自然:养生家曹庭栋在论排便时指出:"养生之道,惟贵自然。""强忍"和"强挣"都易损伤人体正气,因此要做到有便不强忍、大便不强挣。忍便不解,会使粪便停留肠道过久,导致其中的毒素被肠黏膜吸收,同时粪便干结而易发生便秘,排便时用力过度,可使痔静脉充血,引起痔疮,还可导致血压上升,特别是高血压、动脉硬化患者要注意避免用力大便,以免诱发脑卒中。

(3)便后调理:肛门对维持身体健康具有重要意义,因此注意肛门卫生非常必要。每天晚上睡觉前最好用温水清洗肛门;经常热水坐浴,以保持肛门清洁,促进肛周血液循环。《老老恒言》曰:"如饱后即大便,进汤饮以和其气",是为养生经验之谈。若在饥饿时大便,为了防止便后气泄,排便时宜取坐位,便后稍进食物,还可做提肛动作,以补固正气。"肛门宜常提",每天可做提肛运动10次,以锻炼肛门括约肌和提气。还可习练气功、太极拳、导引养生功等预防便秘和痔疮。

2. 小便清利　《老老恒言·便器》云:"小便惟取通利。"保持小便清洁、通利是保证身体健康的重要方面。小便通利与肺、脾、肾、膀胱等脏腑的功能有关,水液代谢的好坏反映了机体脏腑功能的正常与否,特别是肾气是否健旺,因此维持小便通畅才能保证脏腑功能,尤其固肾。具体调摄方法如下:

(1)饮食调摄:清代曹庭栋在《老老恒言》中提出了饮食调摄的四个要点,"食少化速,则清浊易分,一也;薄滋味,无黏腻,则渗泄不滞,二也;食久然后饮,胃空虚则水不归脾,气达膀胱,三也;且饮必待渴,乘微燥以清化源,则水以济火,下输倍捷,四也。所谓通调之道,如是而已。如是犹不通调,则为病。然病能如是通调,亦以渐而愈。"由此可见,为保持小便通利,饮食方面要注意少食、素食、食久后饮、渴而才饮等。饮食如果过于肥腻,可导致气机阻滞而影响小便的清利。

(2)导引按摩:为保持小便通利,还可经常进行导引和按摩。①导引壮肾:晚上临睡时或早晨起床后,调匀呼吸,舌抵上腭,眼睛视头顶上方,随吸气缓缓做收缩肛门动作,呼气时放松,连续做8~24次,待口中津液较多时可漱津咽下。这种方法可护养肾气,增强膀胱制约能力,可以防治尿频、尿失禁等症。②端坐摩腰:取端坐位,两手置于背后,上下推搓30~50次,上至背部,下至骶尾,以腰背部发热为佳,可在晚上就寝时和早晨起床时进行练习。此法有强腰壮肾之功,有助于通调水道。③仰卧摩腹:取仰卧位,调匀呼吸,将掌搓热,置于下腹部,先推摩下腹部两侧,再推下腹部中央,各做30次。动作要由轻渐重,力量要和缓均匀。操作时间早晚均可。此法可益气,增强膀胱功能,对尿闭、排尿困难有一定防治作用。

(3)排尿宜忌:有尿时要及时排出,不要用意志控制不解,否则会损伤肾与膀胱之气,诱发病变。《备急千金要方·道林养性》曰:"忍尿不便,膝冷成痹。"《老老恒言·便器》曰:"欲溺即溺,不可忍,亦不可努力。愈努力则愈数而少,肾气窒寒,或致癃闭。"排尿要顺其自然,强忍不尿或努力强排都会对身体健康造成损害。男子排尿时的姿势也有宜忌,《备急千金要方·道林养性》曰:"凡人饥欲坐小便,若饱则立小便,慎之无病。"《老老恒言》对此进一步阐释:"饱欲其通利,饥欲其收摄也。"现代医学中有一种"排尿性晕厥症",即在排尿时由于血管舒张和收缩障碍,造成大脑一时供血不足而导致突然晕倒,其发病原因很多,与体位突然改变、排尿时屏气用力过度有一定关系。此外,节制房事也有利于保持小便通利。

第三节 饮食养生

饮食养生是指按照中医学理论,根据食物自身和性能合理摄取食物,注意饮食宜忌,调整饮食,以增进健康、益寿延年的养生方法。饮食是生命活动的需要,为健康之本,历代养生家都非常重视饮食养生。

一、饮食与健康

合理的饮食及均衡的营养是维持人体健康的前提,《汉书·郦食其传》曰:"民以食为天。"孙思邈指出,"安身之本,必资于食","不知食宜者,不足以存生也。"可见我国人民很早就认识到饮食与健康的重要关系。中医饮食养生的目的正是通过合理地摄入食物来补益精气,纠正脏腑阴阳功能失调,从而健康长寿。

二、饮食养生的原则和方法

《养性延命录》曰:"百病横夭,多由饮食,饮食之患,过于声色。"饮食调理得当,不仅可以保持人体的正常功能,提高机体的抗病能力,还可以治疗某些疾病;饮食调理不当,则可导致一些疾病。在传统的中医饮食养生法中包含丰富的调养经验,如饮食有节、合理调配、审因施膳、饮食卫生等。

(一) 饮食有节

《素问·上古天真论》最早提出"食饮有节",要求人不仅每日的进食量应保持节制,饥饱适中,而且要求应在固定时间段内规律进食,方可保证消化、吸收功能正常进行,脾胃功能协调配合、有张有弛。《素问·痹论》曰:"饮食自倍,肠胃乃伤。"《吕氏春秋·季春纪》亦云:"食能以时,身必无灾,凡食之道,无饥无饱,是之谓五脏之葆。"

在日常生活中我们还应遵循"早饭宜好,午饭宜饱,晚饭宜少"的原则。清代马齐在《陆地仙经》提出:"早饭淡而早,午饭浓而饱,晚饭须要少,若能常如此,无病直到老。"

(二) 合理调配

《素问·藏气法时论》曰:"五谷为养,五果为助,五畜为益,五菜为充,气味合而服之,以补精益气。"《素问·五常政大论》载有:"谷肉果菜,食养尽之。"食物的种类多种多样,所含营养成分各不相同,只有做到合理调配,才能保证人体正常生命活动所需要的各种营养。

1. 谨和五味 《素问·生气通天论》曰:"是故谨和五味,骨正筋柔,气血以流,腠理以密,如是则骨气以精,谨道如法,长有天命。"说明五味调和能滋养五脏,补益五脏之气,强壮身体。如果五味偏嗜太过,久之会引起相应脏气的偏盛偏衰,导致五脏之间功能活动失调。正如《素问·宣明五气》所说:"五味所禁,辛走气,气病无多食辛;咸走血,血病无多食咸;苦走骨,骨病无多食苦;甘走肉,肉病无多食甘;酸走筋,筋病无多食酸,是谓五禁,无令多食。"

2. 寒热适宜　《灵枢·师传》曰:"食饮者,热无灼灼,寒无沧沧。寒温中适,故气将持,乃不致邪僻也。"《千金翼方》曰:"热无灼唇,冷无冰齿。"在日常饮食中,入口食物的生熟或温度要适宜,同时食物属性的寒热也应互相调和。医学研究证实,人体中各种消化酶要充分发挥作用,其中一个重要条件就是温度,只有当消化道内食物温度同人体温度大致相等时,各种消化酶作用才能发挥最充分。食物温度过高或过低均不利于食物营养成分消化和吸收,会导致多种疾病的发生。《济生方》曰:"多食炙煿,过饮热酒,致胸壅滞,热毒之气不得宣泄,咽喉为之病焉。"《医碥》曰:"酒客多噎膈,食热酒者尤多,以热伤津液,咽管干涩,食不得入也。"同样,"大渴而饮宜温",否则会造成胃肠道内血管急剧收缩,引起胃肠功能紊乱、咽炎、失音,甚至贻患终生。

3. 荤素搭配　荤代表肉类食物,素代表蔬菜、水果等。中医学认为,肉类食物多有滋养脏腑、补益人体、润泽肌肤作用,蔬菜水果多具有疏利、开胃消食、疏通胃肠等作用。但单一素食或荤菜难以提供人体所需要的全部营养素,不能满足身体生理需要,故提倡荤素搭配、以素食为主。

4. 粗细搭配　粗细搭配是指每天主食不可单一化,应该细粮与粗粮相结合,才能满足人体营养需求。在五谷中,一般认为高粱、荞麦、大麦、玉米、燕麦之类为粗粮,而上等的粳米、面粉为细粮。从营养学来看,粗粮营养价值要高于细粮,并且不少粗粮还有防病治病的特殊功效。

(三)审因施膳

中医学认为,人的生理、病理受多方面因素的影响,如年龄、体质、工作种类、四季转换、地域差异等,膳食应在"天人相应"思想指导下,掌握因人、因时、因地、因病制宜的原则,灵活施膳。

(四)饮食卫生

饮食卫生是养生防病的重要内容之一。

1. 饮食鲜洁　新鲜、清洁的食物可防止病从口入。《金匮要略》曰:"秽饭、馁肉、臭鱼,食之皆伤人"。告诫我们,变质、腐败、不洁食物不能食用,食之有害健康。

2. 熟食为主　从原始人类取得火种以后,吃熟食便成为人类的饮食习惯,尤其是肉类,最好煮熟煮烂后再食用,其目的不仅是使食物更容易被机体消化吸收,也可在加工变熟的过程中清洁、消毒食物,去除致病因素。

3. 饮食禁忌　人类在长期的生产实践过程中逐渐认识到有些动植物对人体有害,不宜摄入,如某些种类的蘑菇和发芽的土豆均有毒,误食会影响健康甚至危及生命。《金匮要略》中就有"禽兽鱼虫禁忌并治"和"果实菜谷禁忌并治"两篇饮食禁忌,至今仍有指导意义。

(五)饮食保健

1. 进食保健

(1)进食速度:进食时应从容和缓、细嚼慢咽。因为在细嚼慢咽过程中口中唾液大量分泌,能够帮助胃的消化,还能避免吞、呛、噎等现象的发生。

(2)进食方式:食宜专致,食勿大言,既可品尝食物的味道,有助于消化吸收,又可有意识地使主食、蔬菜、肉蛋等食物合理搭配。

(3)进食情绪:《寿世保元》指出,"脾好音声,闻声即动而磨食"。在进餐时听轻柔松快的乐曲,有利于增进食欲,加强消化功能。事实证明,任何不安和紧张都会破坏食欲,抑制唾液分泌。正如古人所云:"食后不可便怒,怒后不可便食。"

2. 食后保健

(1)食后漱口:经常漱口可保持口腔清洁,牙齿坚固,预防口臭、龋齿等疾病。《备急千金要方·道林养性》曰:"食毕当漱口数过,令人牙齿不败口香。"

(2)食后散步:进食后活动身体有利于胃肠蠕动,促进消化吸收。散步是最好的活动方式。《摄养枕中方》曰:"食止,行数百步,大益人。"《备急千金要方·道林养性》曰:"饱食即卧,乃生百病。"

(3) 食后摩腹：饭后摩腹有利于腹腔血液循环，如果进食后边散步边按摩，效果更佳。《千金翼方》曰："平日点心饭讫，即自以热手摩腹。"具体方法是：进食以后，以肚脐为圆心，自左而右，可连续做20~30次不等。

3. 烹调方式

(1) 食物应以软烂为主：坚硬之食难以消化，多采取煮、炖等方式，如筋韧的肉食不煮软烂则更能伤胃。而年高胃弱者更应以粥、汤等软烂饮食为主。

(2) 食物应以清淡为主：无论何种饮食，都应以清淡为主，避免辛辣刺激、荤腥油腻。尽量避免各种刺激性较强的烹饪方法，如炸、煎、炒等，宜多选用蒸、煮的方法，少放调味料，以保护脾胃。

(3) 食物应以暖食为主：冷食易伤胃阳，胃阳损伤则容易胃痛呕吐，甚至发生腹泻。饮食物加热后再食，少食生冷，亦能健脾固胃。

第四节 运动养生

导入情境与思考

患者，男性，70岁，干咳1个月余。因感冒所致干咳，咳声短促，痰少黏白，声音嘶哑，伴口干咽燥，或午后潮热，颧红，手足心热，夜寐盗汗，神疲乏力，日渐消瘦，舌红少苔，脉细数。

请思考：

1. 根据病情资料判断该患者的体质。

2. 制订该患者运动养生的原则。

3. 该患者适宜选择的运动养生方法有哪些？

运动养生是通过呼吸吐纳、身心松弛、意念集中等有节律的动作，以舒筋通络，行气活血，协调脏腑，达到健身祛病、延年益寿的目的。"以动养生"经史书记载流传至今，运动为形式，养生为目的，在遵循生命自然规律的基础上形成了以中医学理论为指导，以传统体育运动为形式，融合导引、按跷、武术、医理于一体的养生方法。

一、运动养生的作用

运动养生通过意识引导形体运动。《吕氏春秋》说："流水不腐，户枢不蠹，动也，形气亦然，形不动则精不流，精不流则气郁。"体现了历代医家和养生学家"动以养形""静以养神"的养生理念。运动养生的作用主要体现在以下几个方面。

(一) 疏通经络，畅通气血

经络具有沟通内外、运行气血、抗御外邪的作用。气血以顺是生命的基础，气血不行则是诸病之源。养生典籍《赤凤髓》云："夫善摄生者，导其血脉，强其筋骨，使营卫贯通，脉络通畅，自能合天地运行之暑度、阴阳阖之机宜。"以阴阳平衡理论指导运动的动静虚实，以气机开阖升降指导形体姿势的屈伸俯仰，通过意守、牵拉、拍打、按摩等动作以疏通经络、畅通气血。

(二) 平衡脏腑，调和情志

脏腑功能协调稳定是人体正常生理活动的基础。华佗有言："人身常摇动，则谷气消，血脉流通，病不生，譬犹户枢不朽是也。"经络血脉可以调整脏腑机能，养生功法的形体活动与呼吸运动相结合，有助于经络气血畅通，疏导脏腑筋脉，增强脏腑功能。现代医学证明，适度的运动可以促进血液循环，改善新陈代谢。

(三) 防病祛疾，延年益寿

阳气为生命之本，运动可升阳，阳气升发则生命力旺盛。孙思邈认为，运动能使"百病除行，补益

Note:

延年,眼明轻健,不复疲乏"。《红炉点雪·却病秘诀》中也指出,运动能使"血气循规而不乱,精神内固而不摇,衰者起,萎者愈,疲癃转康健之躯,枯槁回温润之色"。正确的运动方式可使机体内外交通,营卫周流,阴阳和谐,从而起到强健体魄、延年益寿的作用。

知识拓展

导 引 术

导引亦作"道引",是导气令和、引体令柔的意思。据《吕氏春秋·古乐》记载,在远古氏族部落时代,由于天常阴雨,水道淤塞,沼泽遍地,先民们常年居住在潮湿阴冷的地方,导致人体气血淤滞,筋骨萎缩,腿脚发肿。尧创编了一种舞蹈并带领大家练习,以宣导气血,通利关节,消除腿脚肿痛。后世有人将导引术称为"宣导法",即是从此而来。在长沙马王堆汉墓出土的帛画《导引图》绘有44个演练导引动作的人物图像,图中男女老少均有,表明导引术在汉代已普及于社会。

二、运动养生的方法

传统运动养生方法种类繁多,按作用、流派、特点等分为不同类别。

（一）按功效分类

运动养生根据不同功效分为导引、吐纳、按跷、武术四种。

1. **导引**　导引又称"道引",具有宣导气血、伸展肢体、祛除病邪的作用,通过姿势调整、呼吸锻炼、身心松弛、意念集中,诱导和启发人体内在的潜力,调节和增强各部分机能。

2. **吐纳**　吐纳即吐故纳新,是气功中炼气的技法,是指把胸中的浊气从口中呼出,再由鼻中慢慢吸入新鲜之气。吐纳有动、静之分,常用的有六字诀、十二字诀等。

3. **按跷**　按跷又名按摩。《素问》注有"按谓按抑皮肉,跷谓捷举手足",说明按跷包括按摩和肢体运动,用于防治疾病。按摩分为自我按摩和他人按摩两种。

4. **武术**　武术又称国术或武艺,内容是把踢、打、摔、拿、跌、击、劈、刺等动作按规律组成徒手或器械的各种攻防格斗功夫、套路和单势练习。

（二）按流派分类

根据运动养生的不同门派分为佛家、道家、儒家、医家、民间健身术五种。

1. **佛家健身术**　以精神解脱、净化心灵的修炼为目的。戒、定、慧三学是在佛家身心修炼的基础上达到健身养性的最高境界,如坐禅。

2. **道家健身术**　主张"道法自然""虚静无为"。常用的导引、吐纳等方法都具有修道和养寿的作用。

3. **儒家健身术**　讲究坐忘,以静坐、修身、养气为目的,如坐忘法。

4. **医家健身术**　《黄帝内经》记载了五种医疗方法,即砭石、毒药、灸、九针、导引按跷,还有养生功法中的放松功、内养功、强壮功、五禽戏、保健功等。

5. **民间健身术**　方法简便,有散步、踢毽子等运动量较小的运动,也有跳绳、登山等运动量较大的运动。

（三）按运动方式分类

运动养生根据运动方式分为动功和静功两种。

1. **动功**　动功是将意念活动、调整呼吸与肢体运动结合起来的方法。特点是外动内静,动中求静,如太极拳、八段锦、五禽戏等。

2. **静功**　静功是以站、坐、卧等外表上静的姿势配合意念活动和各种高速呼吸的方法。特点是

Note:

外静内动,静中有动,如站桩功、内养功、坐禅等。

三、运动养生的原则

(一) 形神共养

精、气、神为人生"三宝",运动养生以养精、练气、调神为基本要点,注重调息、意守、动形、全神的统一。以"动形""养神"为形式,达到以静养神、以意领气、以气导形三者之间协调配合。习练者须掌握方法要领,内练精神、脏腑,外练形体、经脉,使形体健壮、精力充沛,达到"形与神俱,而尽终其天年"。

(二) 因人制宜

应根据年龄、体质、习惯、爱好或希望达到某方面的效果,选择适宜的运动方法和运动量。青年人宜选择运动量较大、以练形为主的方法,有助于保持旺盛的斗志;中年人宜练形练神兼顾,协调脏腑,和谐气血,延缓衰老;老年人则侧重于固护气血,保养精气神,应选择动作相对柔和的方式,以免伤筋动骨。

(三) 动静适度

运动养生要掌握运动量的大小。孙思邈在《备急千金要方》中指出:"养性之道,常欲小劳,但莫大疲及强所不能堪耳。"运动量太小达不到锻炼效果,太大则易耗伤气血或对身体造成伤害。应以"形劳而不倦,气从以顺"为标准,即运动后身体温暖,或微微出汗、稍感疲劳,经过短暂休息后精神体力能够恢复正常为适度。

(四) 持之以恒

运动养生并非一朝一夕之功,持之以恒方可奏效。应结合自身状况,动作由简到繁,功法先基础后复杂,运动量由小到大,循序渐进,以免欲速而不达。还应根据疾病特点、四时节气变化、个体的运动耐受性等因素,全面制订有针对性的运动计划。

第五节　传统养生技术

导入情境与思考

患者,男性,30 岁。因天气变化大,2 天前着凉,出现恶寒无汗,鼻塞、流清涕,舌质红,淡薄苔,脉浮紧。

请思考:

1. 根据病情资料判断该患者的中医病名和证型。

2. 该患者是否适合拔罐治疗? 为什么?

3. 除了拔罐治疗这一传统养生技术,还有哪些传统养生技术适合该患者? 请列举 1~2 项。

《灵枢·经别》载:"经脉者,人之所以生,病之所以成,人之所以治,病之所以起。"针刺、刮痧、拔罐、灸法、推拿等传统养生技术能够激发经络之气,促进人体通利活络,气血调和,旺盛代谢,从而达到养生防病、体健寿延的目的。

一、灸法养生

灸法是指借助灸火热力和药物的作用,在身体特定的穴位灸灼、熏熨,以达到温经通络、调养脏腑的效果。古人对艾灸养生推崇备至,《扁鹊心书》记载:"人于无病时,常灸关元、气海、命门、中脘……虽未得长生,亦可保百余年寿矣。"医学研究证明,灸法对免疫功能有双向调节作用,常用穴位有神阙、足三里、中脘、膏肓、涌泉、气海、关元等。

（一）常用方法

1. 艾炷灸

（1）直接灸：将艾炷直接放在穴位上施灸，分瘢痕灸和无瘢痕灸。艾炷大小及壮数根据病情和穴位酌情选用，每燃一炷为一壮，每个穴位 3~9 壮不等。瘢痕灸常选择足三里、关元、气海等穴。

（2）间接灸：是灸时以姜片、蒜片、盐粒或药物将艾炷与施灸腧穴皮肤隔开的方法。隔姜灸多用于动则气喘、出汗、无力等阳虚证；隔蒜灸多用于疖肿初期；隔盐灸多用于治疗虚脱。养生保健多用此法。

2. 艾条灸

（1）悬起灸：属无创灸法，是将艾条悬放在距离穴位 3~5cm 的高度上施灸，一般每穴灸 15~30min，至皮肤红晕为度。可灸神阙、足三里等穴位，以提高人体免疫能力。

（2）实按灸：将艾条或在艾绒里加入配方药末制成的艾卷点燃，隔数层布或绵纸实按在穴位上，使热力透达深部的灸法。多用于虚寒、风寒湿痹体质者养生保健。

（3）温针灸：将艾绒或艾条段置于毫针针柄上点燃施灸，使热力通过针身传导到腧穴内，是针刺与艾灸相结合的方法，具有较好的宣通气血、温通经脉作用。

（4）温灸器灸：将艾绒或艾条放置于施灸器具内，点燃后置于腧穴进行熨灸。此法对居家养生保健及畏灸者尤为适宜。

（二）注意事项

1. 灸时注意防止艾火脱落灼伤皮肤和点燃衣服被褥。

2. 昏迷、感觉迟钝、小儿患者，施灸时操作者示、中两指置于施灸部位两侧，以测知患者局部受热程度，随时调节施灸距离，防止烫伤。

3. 凡阴虚发热者、有大血管的部位、孕妇的腹部和腰骶部不宜施灸。

4. 如施灸局部出现水疱，可用消毒针头刺破或抽出疱内液体，外涂烫伤膏，覆盖消毒纱布，保持干燥，防止感染。

二、刮痧养生

刮痧是运用刮痧器具沿体表经络或在病位反复刮拭、摩擦，使皮肤局部出现红色粟状或黯红色出血点，以达到养生保健作用的方法。现代研究证明，刮痧可以刺激神经末梢或感受器产生效应，通过神经反射或神经体液的传递加强机体新陈代谢，改善亚健康的状态。刮痧器具多选用水牛角或玉石制作，配合针灸、拔罐可增强活血化瘀和祛邪外出的功效。

（一）常用方法

1. **头部刮痧**　依次循侧头、前头、后头沿少阳经、阳明经、太阳经脉刮拭，或以百会为中心，呈放射状向全头发际刮拭。可以改善头部血液循环，通全身阳气，预防头痛、脱发、失眠、感冒等。

2. **颈部刮痧**　从哑门至大椎穴，从风池经肩井、肩髃穴分别刮拭督脉和颈部两侧。具有育阴潜阳、补益正气的作用，可预防感冒、头痛、五官科病症等。

3. **背部刮痧**　由上向下，先刮正中线的督脉，再刮两侧膀胱经和夹脊穴，可调节全身气机和五脏六腑功能。

4. **胸胁部刮痧**　自上而下，从天突经膻中至鸠尾穴刮拭胸部任脉。由内而外，沿两胁肋刮拭少阳胆经和厥阴肝经循行线。具有舒调上焦、宽胸理气的作用。

5. **四肢刮痧**　按照先上肢后下肢的顺序，沿经络由上而下、先外侧后内侧的顺序刮拭。具有调理全身经络气血功能的作用。

（二）注意事项

刮痧时需涂少量介质润滑皮肤，力度要均匀，两次刮痧间隔时间 3~6 天为宜。刮痧时注意避风保暖。妇女经期、妊娠期腹部不宜刮痧。出现晕刮要立即停止操作，并及时处理。

三、拔罐养生

拔罐是以罐为工具,利用加热或抽吸等方法形成罐内负压,使吸附部位或穴位充血、瘀血,以促进人体新陈代谢,保持旺盛生机,畏灸者尤为适宜。《素问·皮部论》曰:"凡十二经脉者,皮之部也。是故百病之始生也,必先客于皮毛。"拔罐法是皮部理论在祛疾养生中的具体应用,有祛风散寒、通经活血止痛等作用,适用于痹证、伤风感冒、咳嗽、脾胃疾患、中风偏枯等。

(一) 常用方法

1. 火罐法 用火在罐内燃烧,利用罐内负压吸附在皮肤上。常用方法有闪火法、投火法、贴棉法、滴酒法、架火法等。根据不同养生需要和施术部位,选择留罐、闪罐、走罐、刺络拔罐或留针拔罐等。

2. 抽气罐法 将抽气罐扣在施术部位上,利用抽气筒或机械装置抽出罐内空气形成负压吸附于皮肤。此法多用于家庭保健,负压可控,使用安全。

3. 水罐法 通过水煮或蒸汽等方法加热罐内空气,利用罐内空气冷却时形成负压吸附于体表。此法多用于竹罐,也可以根据需求在水中加入中药,使药物在皮部直接吸收,增加拔罐效果。

(二) 注意事项

1. 高热抽搐、凝血机制障碍、皮肤溃疡和水肿及大血管处、孕妇腹部和腰骶部均不宜拔罐。

2. 根据拔罐部位选择大小适合的火罐,尽量选取肌肉较厚部位,骨骼凹凸不平和毛发较多处不宜拔罐。

3. 操作动作稳、准、快,留罐过程中要随时检查罐体吸附情况,起罐时切勿强拉,以免造成皮肤损伤。

4. 防止烫伤。起罐后如局部出现小水疱可不必处理,待其自行吸收;如水疱较大,应消毒局部皮肤后用注射器吸出疱内液体,覆盖消毒敷料。

四、敷贴养生

敷贴养生又称穴位敷贴,是将调制好的中药膏施于体表特定的部位或穴位,以达到养生保健和防治疾病的目的。穴位敷贴多采用具有刺激性和芳香走窜的药物,通过皮肤的吸收发挥药物和经络穴位的双重效应。有些药物还具有"发疱疗法"的特征,如"冬病夏治"所用的白芥子、延胡索、细辛和甘遂等有较强的刺激性,可使局部皮肤充血、起疱,犹如灸疮,因而又被称为"天灸",对慢性虚寒性咳喘、过敏性鼻炎、关节痹痛等有较好的防治作用。常用穴位有神阙、大椎、关元、涌泉、足三里、膻中、至阳、肺俞、心俞、膈俞、膏肓、肾俞、天突、中府等。

(一) 常用方法

选用新鲜草药捣烂成泥,或干药研末成粉,加入适量水或醋、蜂蜜、酒、姜汁等赋形剂,将药物调和成膏,或制成丸、散等剂型,直接敷贴、固定于选定的穴位上。醋能疏理肝气,蜂蜜收敛生肌,酒能祛风散寒,姜汁温中止呕。敷贴时间视药性、刺激强度和个体敏感性适当调整。

(二) 注意事项

1. 贴敷期间禁食生冷、海鲜、辛辣刺激性食物。

2. 小儿皮肤娇嫩,不宜用刺激性太强的药物,贴敷时间也不宜过长。

3. 对于残留在皮肤的药膏,可用软湿布擦拭,不宜用油性或肥皂等刺激之物擦洗。

五、推拿养生

推拿又称"按摩",是运用各种手法刺激体表经络或腧穴,达到疏通经络、行气活血、调和营卫、培补元气等功效。根据年龄分为成人和小儿推拿,根据部位可分为头部、面部、眼部、手部、颈肩部、腹部、背部和足部推拿。

（一）根据年龄划分

1. 成人推拿法

（1）推法：以手指或掌、肘等着力于施术部位，做单向直线推动，一般分为指推法和掌推法两种。常用于腰椎间盘突出症、腰背筋膜炎、痹证、踝关节扭伤等。

（2）拿法：拇指与其他手指螺纹面相对用力，提捏肌肤或肢体，以捏为基础，含有提揉的动作。常用于颈椎病、肩周炎、肢体麻木及外感风寒、头痛等。

（3）按法：以指掌部位节律性按压施术部位，按压方向与被按压部位相垂直。常用于腰背筋膜炎、颈椎病、肩周炎、腰椎间盘突出症等疼痛及风寒感冒等。

（4）摩法：指掌在体表做环形或直线往返摩动，有指摩法和掌摩法两种。常有"缓摩为补、急摩为泻"之说。常用于腹胀腹痛、消化不良、泄泻便秘等。

（5）揉法：指掌吸定在体表部位做上下、左右或环形揉动，有指揉法和掌揉法两种。常用于颈椎病、头痛、软组织扭伤、泄泻便秘等。手法宜轻柔，压力要适中。

（6）捻法：拇、示指夹住施术部位向相反方向用力做捻动，动作要连贯灵活、有力而稍快。常用于类风湿关节炎、指间关节损伤等。

（7）擦法：用手背部在体表做连续的滚动，手法频率为 120~160 次 /min。常用于颈椎病、肩关节周围炎、急性腰扭伤等颈项腰背及四肢部位。

2. 小儿推拿法　小儿推拿强调手法轻柔缓和，平稳着实。一般以推法、揉法、运法、捏脊法较多，常与具体穴位结合在一起使用。

（1）推法：包括直推、分推、旋推和合推。①直推法：用拇指桡侧或指面、示指中指螺纹面在穴位上做直线推动，常推三关、推天河水、推六腑。②分推法：用两手拇指桡侧或指面、示指中指指面自穴位均匀用力向两旁推动，频率为 200~300 次 /min，常有分推阴阳、分推腹阴阳、分推坎宫、分推肩胛骨等。③旋推法：用拇指指面在穴位上做顺时针旋转推动，常用于补脾经、补肺经。④合推法：与分推法操作方向相反，自穴位两旁向中推动，常用于合阴阳。

（2）揉法：用大鱼际、掌根或指端吸定于一定部位或穴位上做旋转揉动，压力轻柔均匀，操作面勿离开皮肤，不要在皮肤上摩擦。

（3）运法：用拇指或中指指端在一定穴位上旋绕摩擦推动，不带动深层肌肉组织，常有运八卦、运土入水、水底捞明月、孤雁游飞等。

（4）捏脊法：脊柱及其两侧分布着督脉和足太阳膀胱经，从长强至大椎穴为督脉，统摄一身真元，两侧的膀胱经分布着五脏六腑的俞穴。捏脊法是通过刺激脊柱两旁的特定腧穴，以调和阴阳，健脾和胃，疏通经络，行气活血，在健脾和胃方面的功效尤为突出，对小儿夜啼、厌食、疳积、便秘也有较好的效果。操作前润滑脊柱两旁局部皮肤，术者用拇指桡侧缘顶住皮肤，示指、中指前按，三指同时用力提拿皮肤，交替捻动向前做直线前进，不可歪斜。

（二）根据部位划分

1. 梳头保健　梳头能刺激头部经络穴位，疏通气血，荣发固发，促进睡眠。操作方法：由前向后，再由后向前，由左向右，再由右向左，如此循环往复，最后把头发整理，梳到平滑光整为止。梳发时间一般在清晨、午休和晚睡前，还可以结合手指按摩，即以手指为梳，从额前发际向后发际用指腹或指端做环状揉动，再由两侧向头顶揉动按摩，用力均匀一致，如此反复，至头皮微热为度。

2. 面部按摩　面部按摩是在临睡前和清晨起床时用手摩搓、牵拉耳郭，而后将双手摩热后擦面，由上至下 10 余次，最后用手指梳理头发。也可以用指端按住两侧太阳穴，先顺时针、后逆时针旋转揉动各 10~15 次。具有宁神醒脑的作用，可防止头晕头痛、视力下降等。

3. 眼部按摩　常做眼保健操可以促进头部、眼部血液循环和改善眼部疲劳。具体做法：先闭眼；第一节，按揉耳垂眼穴，脚趾抓地；第二节，按揉太阳穴，刮上眼眶；第三节，按揉四白穴；第四节，按揉风池穴；第五节，按头部督脉穴。每节做 4 个八拍。

4. 手部按摩　手心的劳宫穴有提神醒脑、清心安神、活血润肤等作用,可于临睡前或醒后用一手掌面在另一手背面从指端到手腕来回摩擦,双手交替进行,以局部有微热感为宜,或以双手掌心相对顺时针搓压至皮肤微热,长行此法可治疗失眠、神经衰弱等症。腕背横纹上3寸的支沟穴有"便秘要穴"之称,具有调节上、中、下三焦脏腑功能的功效,用大拇指指腹按揉至酸胀感,每日2~3次,对便秘可有较好的缓解作用。

5. 颈肩按摩　颈项是人体经脉通往头部和肢体的重要通道,将双手搓热后,以拇指、示指捏揉颈项部颈百劳穴,再以全掌搓擦颈项部30次,可以舒筋活络,消除颈部疲劳,防治颈椎病。肩井穴位于大椎穴与肩峰连线的中点,每日以手掌交替揉摩双肩,或用拇、示、中指拿捏穴位,可以缓解防治肩周炎。

6. 腹部按摩　腹部乃"五脏六腑之宫城,阴阳气血之发源","摩腹"有却病延年之效。摩中脘:中脘穴居于人体中部,是连接上下的枢纽,将双手搓热后重叠于中脘穴处,先顺时针、后逆时针旋转揉动各30次,坚持按摩可以调理胃肠道功能。揉丹田:养丹田可填精补髓,将双手搓热后用三指在脐下3寸旋转推拿50~60次,长行此法可以健肾固精、祛病延年。

7. 背部按摩　"腰为肾之府",每日睡前或醒后,或在日常休息时用双手摩擦腰部肾俞穴至发热,可以强肾健腰,防治腰痛、腰突等腰部疾患。

8. 足部按摩　双足是运行气血、联络脏腑、沟通内外、贯穿上下十二经络的起止部位,腿脚保健对人的健康至关重要。常用的方法有搓脚心法和揉按脚趾法,按摩至脚心、脚趾发热为宜。足底涌泉穴具有温肾健脑、调肝健脾等功效,用手掌搓擦至足心发热,可防治心悸失眠,配合温水泡脚效果更佳。

(三) 常用保健穴位

人体许多腧穴均能鼓舞人体正气,促使功能旺盛。欲增强某一方面机能可用单穴突出效应,欲调理整体机能可用一组穴位以增强效果。强壮功效的穴位有关元、气海、命门、膏肓、足三里、三阴交等。

(四) 注意事项

1. 推拿时应心平气和,全身心放松。机体状态不佳如过饱或饥饿、劳累、紧张时不宜进行推拿,癌症患者禁忌按摩。

2. 妇女孕期、月经期不宜按摩三阴交、合谷等通经活血穴位。

3. 患有传染性皮肤病或皮肤溃破、感染、瘢痕、未愈合伤口等不宜按摩。

4. 掌握穴位的取穴方法,注意操作手法、强度、方向,以免出现不良反应。

六、耳穴养生

《灵枢·口问》云:"耳者,宗脉之所聚也。"耳郭通过十二经的内联脏腑,又通过十二经的外络肢节,构成了耳与四肢百骸、皮毛肌肉及五官七窍的统一联系。耳郭上用于诊断和治疗疾病的点、线、面统称为耳穴。给耳穴以微小的刺激,在远端的大脑即能获得能量,对失常的肢体、器官起到调节作用,使其恢复平衡状态。常用方法有耳穴贴压法、耳穴按摩法。

(一) 耳穴贴压法

耳穴贴压法指在耳穴表面贴敷压丸的方法。此法能持续刺激穴位,适于亚健康、年老、体弱、儿童怯痛和不能坚持每日就诊者。压丸所选材料有王不留行籽、白芥子、磁珠等。

贴压时根据症状选择1~2组耳穴,用探针找出阳性反应点后,结合病情确定主、辅穴位。贴压前用酒精棉球消毒局部皮肤,待干后以左手托持耳郭,右手用镊子夹取耳豆对准穴位贴压。贴压后要逐渐施加压力刺激穴位,强度以患者耐受而定,儿童、孕妇、年老体弱、神经衰弱者用轻刺激,急性疼痛性病证宜予强刺激。贴压后嘱患者每日自行按压3~5次,每次每穴按10~15s,3~5日更换1次,双耳交替。

(二) 耳穴按摩法

古代养生法提出"以手摩耳轮不拘遍数,此所谓修其城郭,补其肾气,以防聋聩,亦治不睡也"。

Note:

按摩耳郭如做全身按摩,可激发精气,通经活络,调理脏腑,健脾培中,补肾聪耳,能够调整内分泌,改善睡眠,平衡情绪。耳穴按摩法分为日常保健按摩法和分区按摩法,按摩前要修剪指甲,动作轻柔,以防伤及耳部软组织和鼓膜。

1. 日常保健按摩法

(1)全耳腹面按摩法:以掌心前后摩擦耳郭正反面 20 次,可疏通经络,振奋脏腑,强身健体。

(2)手摩耳轮按摩法:以拇、示指上下摩擦耳轮部 20 次,可防治颈、肩、腰腿痛、头痛。

(3)提拉耳尖法:以拇、示指捏耳郭上部,先揉捏再往上提拉 20~30 次,至耳尖充血发热,有镇静止痛、抗过敏、退热清脑、明目降压等功效。

(4)揪拉耳垂法:以拇、示指夹捏耳垂向下向外揪拉和摩擦耳垂 20 次,可防治头晕、眼花、近视、耳鸣、痤疮、黄褐斑等症。

(5)全耳按摩法:以示指指腹自三角窝开始摩擦耳甲艇、耳甲腔各 20 次,使之发热,可防治脏腑病症,对内脏有保健和治疗作用。

2. 分区按摩法

(1)对耳屏按摩法:以拇、示指揉捏对耳屏 20 次,至胀痛感,能调节大脑皮质的兴奋和抑制功能,可治头痛、头晕、失眠、心慌、心绞痛等。

(2)耳屏按摩法:以示指指腹摩按耳前根部 20 次,可防治感冒、鼻炎、咽炎、心慌、头痛、头昏等。

(3)降压沟按摩法:以示指指腹摩擦耳背沟使之生热即可,可降血压、清脑明目。

(4)黄蜂入洞法:以中指插入耳孔,用指腹向前按压摩擦生热,可防治咽炎、鼻炎、感冒等。

(5)三角窝按摩法:以示指指尖在三角窝按揉 20 次,有降压、舒肝、止痛、利眠作用。

第六节　功　法　养　生

导入情境与思考

患者,女性,25 岁。因工作压力大导致心情郁闷,每遇事情便会精神紧张、手足无措。

请思考:

1. 该患者是否适合功法养生?请列举相关理由。

2. 该患者适宜选择的功法养生方法有哪些?

功法养生是以意识为主导,通过形体的导引运动,配合吐纳,以畅通经络气血、调节脏腑功能,达到强身健体、延年益寿的方法。常用功法包括气功、太极拳、八段锦、五禽戏、易筋经等。不同功法有各自的运动风格,但均以中医的阴阳、脏腑、气血、经络等理论为指导,达到形与神的协调统一。根据作用和特点介绍以下几种功法。

一、动功

(一)太极拳

1. 功法特点　属于"内功拳"的一种,冠名"太极",取太极图阴阳合抱、浑圆一体之象为拳法精髓,融导引、气功、武术于一体,"以意领气,以气运身",强调意念、动作、呼吸的密切配合,意到气到,神形相composition。整个运动过程拳路的招式圆活连贯,轻柔舒展,连绵不断,蕴含着"虚实""刚柔""快慢""收放"等阴阳变化之道,长期习练可使人体精神和畅,经络疏通,补益气血,脏腑通调,强健筋骨,由此达到"阴平阳秘"的最佳健康状态。

2. 练习要领　太极拳如行云流水绵绵不断、滔滔不绝。强调意念领先,"意到气到,气到劲到""形停意不停,意停神来接"。目前较为普及的是由杨氏太极拳改编的"简化太极拳",共二十四式:起势、野马分鬃、白鹤亮翅、搂膝拗步、手挥琵琶、倒卷肱、左揽雀尾、右揽雀尾、单鞭、云手、单鞭、高探马、右蹬脚、双峰贯耳、转身左蹬脚、左下势独立、右下势独立、左右穿梭、海底针、闪通臂、转身搬拦捶、如封似闭,十字手、收势。

(二)太极剑

1. **功法特点** 太极剑是太极拳运动的一个重要组成部分,兼有太极拳和剑术两种风格特点:一方面,要像太极拳一样表现出轻灵柔和、绵绵不断、重意不重力的特点;另一方面,还要表现出优美潇洒、剑法清楚、形神兼备的剑术演练风格。常用的"四十二式"太极剑具有动作柔和舒缓、易学易练、运动量适中等特点。

2. **练习要领** 练习时要始终保持宁心静气、全神贯注,用意识指导动作。呼吸要做到深长均匀,吸气时动作为合,呼气时动作为开。身形为虚领顶劲,沉肩垂肘,含胸拔背,松腰没胯,收臀开膝。剑法要求清楚,劲力顺达,力点准确,身剑协调,方法正确。

(三)八段锦

1. **功法特点** 八段锦是由古代导引术总结发展而成的一种养生功法,史书记载距今已有800多年的历史。该功法柔筋健骨,养气壮力,行气活血,调理脏腑,且运动量恰到好处。现代研究表明,长期习练八段锦能改善神经调节功能,加强血液循环,对腹腔内脏有柔和的按摩作用,可激发各系统的功能,纠正机体异常的反应。

2. **练习要领** 两手托天理三焦,左右开弓似射雕,调理脾胃须单举,五劳七伤往后瞧,摇头摆尾祛心火,两手攀足固肾腰,攒拳怒目增气力,背后七颠百病消。

(四)五禽戏

1. **功法特点** 五禽戏属于医家导引功法,为名医华佗所创,后世流传中不断发展,或单纯模仿五禽动作以锻炼,或演变为五禽拳术、五禽舞蹈。五禽戏模仿熊、虎、鹿、猿、鸟五种动物的神态动作,分别归属五行之木、火、土、金、水:虎戏通畅肝胆气血,舒筋养肝;鹿戏开合命门,强壮督脉,壮腰强肾;熊戏挤压按摩脾胃,通畅中焦气血,健脾养胃;猿戏通畅心经血脉;鸟戏牵拉肺经,疏通肺经气血,改善肺部吐故纳新能力。在习练时不仅运动躯干肢体,更要求神态的模拟和呼吸的配合。

2. **练习要领** 五禽戏每种动作均模仿相应动物的形态,配合气息调理,左右对称各做一次。虎戏重锻炼四肢,包括虎举、虎扑;鹿戏重锻炼颈部,包括鹿奔、鹿抵;熊戏重锻炼腰椎,包括熊运、熊晃;猿戏重锻炼关节,包括猿摘、猿提;鸟戏重锻炼胸腔,包括鸟伸、鸟飞等。

知 识 拓 展

五禽戏的编创及发展

五禽戏是东汉名医华佗在"流水不腐,户枢不蠹"的思想指导下编创的,其名称及功效据《后汉书·方术列传·华佗传》记载:"吾有一术,名五禽之戏:一曰虎,二曰鹿,三曰熊,四曰猿,五曰鸟。亦以除疾,兼利蹄足,以当导引。体有不快,起作一禽之戏,怡而汗出,因以著粉,身体轻便而欲食。普施行之,年九十余,耳目聪明,齿牙完坚。"

现在全民健康已经上升为国家发展战略,五禽戏作为中华民族优秀传统文化遗产,被赋予了新的历史使命,也将在中医文化的舞台上折射出经久不衰的独特魅力。

(五)易筋经

1. **功法特点** 易筋经为佛家导引功法之一,既能练气,又佐以练力,久练后可使气力倍增。通过锻炼,可改善人体筋骨肌肉,激发人体周身气机,提高气的敏感性与传布性。可用于神经衰弱、胃肠疾病、呼吸系统疾病、肢体关节疼痛、颈腰椎疾病等多种慢性疾病的调治。

2. **练习要领** 预备势、韦陀献杵势、横担降魔杵、掌托天门、摘星换斗、倒拽九牛尾、出爪亮翅、九鬼拔马刀、三盘落地、青龙探爪、卧虎扑食、打躬击鼓、掉尾摇头等、收势。

二、静功

(一) 放松功

放松功是静功的一种,通过有意识地放松,将身心调整到自然舒适的状态,可以消除身体和大脑的疲劳,同时能使意念逐渐集中。常用的有意念放松法(松通法、三线放松法、分段放松法、局部放松法、整体放松法、倒行放松法)、震颤放松法、拍打放松法等。该法易学易练,站、坐、卧、行均可,适合各类人群。

(二) 真气运行法

真气运行法是以调息为主、贯通任督的静功功法,采用道家"小周天功"的修炼方法编创而成,操作步骤井然有序。该法主要通过凝神调息、培植真气、调理阴阳气血而达到防病治病的功效。其核心部分是"五步功法":呼吸注意心窝部,意息相随丹田趋,调息凝神守丹田,通督勿忘复勿助,元神蓄力育生机。

(三) 内养功

内养功是以调息为主的静功,在保持精神机体松弛的状态下用意念导引不同种类的呼吸锻炼,使腹腔内压产生周期性变化,从而活跃腹腔血液循环,促进胃肠蠕动。故此法对神经系统、呼吸系统和消化系统有较为显著的保健作用。停闭呼吸和意念的配合是内养功的锻炼重点,操作上强调呼吸停顿、默念字句、舌体起落、气沉丹田,具有使大脑静、脏腑动的特点。通过特定的姿势、呼吸和意念的锻炼,实现形体放松、呼吸调和、心神恬静,从而起到静心安神、培补元气、平衡阴阳、调和气血、疏通经络的作用。

(四) 六字诀

六字诀为吐纳功法,首见于南北朝陶弘景的《养性延命录》。操作核心是呼气吐音(字),并有六种变化。六字分别是:一吹、二呼、三嘻、四呵、五嘘、六呬。吹发[chui]声,属肾水,为唇音;呼发[hu]声,属脾土,为喉音;嘻发[xi]声,属三焦,为牙音;呵发[he]声,属心火,为舌音;嘘发[xu]声,属肝木,为牙音;呬发[si]声,属肺金,为齿音。六字诀的疗效以泻实为主,适用于脏腑实证,通过呼气发音和延长呼气时间来实现调理脏腑的功能。其中"嘘"字诀适用于肝火旺、眼中赤色兼多泪等病证;"呵"字诀适用于心神烦躁、口舌生疮及热痛等病证;"呼"字诀适用于痰湿热生、泻痢肠鸣、吐水等病证;"呬"字诀适用于咳嗽痰涎、胸膈烦躁、喉舌干等病证;"吹"字诀适用于腰膝酸软、遗精早泄、宫寒等病证;"嘻"字诀适用于胸腹胀闷、小便不利等病证。

(五) 站桩功

站桩功属站式练功法,"桩"取树木深根在地、固定不动之意,躯干肢体保持一定姿势,肌肉呈持续静止性紧张,可调节神经系统的紧张性,加强协调性。有代表的站桩姿势有自然式站桩、无极桩、养元桩、浑元、三体式、下按式、探马式、伏虎式、少林剑指等。按姿势难度分为高位站桩、中位站桩、低位站桩三种。站桩功对神经衰弱、高血压、溃疡病、关节病、糖尿病及慢性软组织损伤性疾病具有较好的调养效果。

(六) 固精功

固精功分为闭气固精法、导引固精法和吐纳固精法三种。适用于身体虚弱或大病之后精关关闭乏力、经常遗精,亦可应用于阳痿、早泄、肾虚腰痛、妇女宫寒不孕、月经过多等。不同固精功有不同的习练方法。

1. 闭气固精法　练功者闭目,上视头顶,舌抵上腭,吸气时收提肛门,上缩睾丸,吸满后,尽力闭气多时,而后徐徐呼气,同时放松睾丸,可重复作3~5遍。平时每次小便后做闭气、提肛、缩睾约1min。

2. 导引固精法　练习者呈卧位,头部高枕,意守丹田,以右手指搭在左手背上,左手手心按在肚脐上,双手同时用劲,先顺时针转擦 36 次,再逆时针转擦 36 次,然后双手指并拢,双手掌重叠,从耻骨联合上推至心口,再从心口下推到耻骨联合,上下往返为 1 次,共作 36 次。之后,用双手将睾丸兜起,推入腹股沟内,并在其外皮处上下摩擦,共 81 次,所谓"九九之功,真阳不走"。还可用意念提捏会阴、尾闾。

3. 吐纳固精法 练习者站立,全身放松,先以意引气吞之,如咽甚硬物,送入脐中,至腹部有饱满感再绵绵呼出,继之吞气下行,过中丹田,直达会阴,稍停,再循督脉上升,至百会,并徐徐呼气,同时意降会阴。气升百会时会阴穴有内凹之感觉,意降会阴时会阴有鼓突的感觉。如此重复作 3 遍后,将气稳于丹田,小腹有温热感时收功。

第七节 其他养生技术

《素问·上古天真论》云:"上古之人,其知道者,法于阴阳,和于术数。食饮有节,起居有常,不妄作劳,故能形与神俱,而尽终其天年,度百岁乃去。"自古以来,人类始终在不断地努力探索健康长寿的途径和方法,除了调神、食养、药养、导引、按摩、起居调摄等方法外,尚有雅趣养生、房事养生、沐浴养生、环境养生、社交养生、色彩养生、熏治养生等。

一、雅趣养生

雅趣养生又称娱乐养生,是通过培养兴趣爱好调养身心的方法,包括琴棋书画、花木鸟鱼、旅游、歌唱、舞蹈、垂钓等,将养生与娱乐有机结合,寓养于乐,身心兼养。

(一)琴棋书画

琴棋书画又称"四艺",即弹琴、弈棋、作书、绘画。古人云:琴棋书画,达士以之养性灵。琴棋书画将艺术与感情交融在一起,既有艺术的特殊感召力,又兼有养生的作用。

1. 琴 《乐记》说:"音乐者,流通血脉,动荡精神,以和正心也。"中医学认为,琴有五音,角、徵、宫、商、羽,应对木、火、土、金、水五行,与怒、喜、思、忧、恐五志相连,可调节肝、心、脾、肺、肾五脏(角,解郁制怒;徵,通调血脉;宫,助脾健运;商,舒达气机;羽,养神益志)。于养生,可达"乐可养性"之效;于医道,则为"治疾除恙"之良具。

2. 棋 《梨轩曼衍》说:"围棋初非人间之事,乃仙家养性乐道之具也。"下棋是一种静中有动、外静内动的活动,需要凝神静气、全神贯注。神凝则心气平静,专注则杂念全消。而棋局的变化可以锻炼人的应变能力,既是休息消遣,也可益智养性。下棋需注意适度,不可过于废寝忘食乃至损伤健康。另外要注意下棋有分胜负,不要过于计较。

3. 书画 书指书写,画指绘画,书画养生是通过凝神静气,心神专注于书法绘画中,用以陶冶性情,活跃心智,愉悦心情。"人有五脏化五气,以生喜怒悲忧恐",七情太过可使脏气失调,书画可调节心态,使情绪稳定:狂喜之时,能凝神静气,精神集中;暴怒之时,能抑郁肝火,心平气和;忧悲之时,能散胸中之郁,精神愉悦;过思之时,能转移情绪,抒发情感;惊恐之时,能神态安稳,宁神定志。

(二)品读

品读养生是指以读鉴诵唱为主要方式,包括品读诗文、吟诵歌赋、品鉴书画、学唱戏曲等。品读优秀的文化精品,可以涵养德行,陶冶情操,归根到底在于养心。古人云:止怒莫若诗。一书在手,受苦而不悲,受挫而不馁,受宠而不惊。

(三)旅行

旅行既可以开阔视野、增长见识,又可以锻炼身体、益于身心。如《寿亲养老新书·古今嘉言》所展示的美好画面:"从容步山径,抚松竹,与麛犊共偃息于长林丰草间。坐弄流泉,漱齿濯足。"春季气候宜人,正是旅游的好季节,在沉睡一冬之后与大自然一起返青,融入大好河山的辽阔原野中;秋天的气温不冷不热,从喧嚣中走出来,释放胸中的闷气、浊气,顿感神清气爽、精神愉悦。旅行需要量力而行,防止意外发生。

(四) 花木垂钓

花木垂钓能够增长见识,从中怡情益智,提高艺术文化气质,也是历代养生家推崇的养生方法之一。应注意保证安全,适时适度,以免适得其反。

(五) 品茗

品茗是指在品赏茶饮的过程中享受茶茗的韵味、茶友交流的乐趣、饮茶趣谈的氛围,从而获得养生保健的效果。需要注意,品茶时间不宜在饱餐后、睡觉前,更忌浓茶。隔夜茶不饮,以新鲜泡制为好。

二、房事养生

(一) 房事养生的意义

房事又称性生活,是人类生活的重要内容之一。适当的房事生活能使人体阴阳调和,夫妻恩爱与性生活和谐与否极大相关。性生活和谐,夫妻恩爱能增寿;反之,则会产生不良情绪,影响身心健康。

(二) 房事养生的方法

1. 顺应四时,科学有度　人的生理需求与大自然的四时节气要相互贴合。春季万物欣欣向荣、蓬勃向上,尽量使身心保持畅达,性生活略比冬季有所增加,有助于机体代谢活动。夏季天气逐渐炎热,要控制性生活次数,保持强健体魄,以适应气候,抵御各种疾病的侵害。为了适应 "春夏养阳,秋冬养阴" 的养生原则,到了秋冬季,性生活应有所节制。

2. 和谐房事,重视禁忌　中医养生中非常注重行房禁忌,认为若犯禁忌,可损害健康,引发很多疾病,如醉莫入房、劳伤禁欲、病期慎欲、妇女经期禁欲、孕期早晚阶段禁欲、产期百日内禁欲、哺乳期内节欲等。

三、沐浴养生

沐浴养生是指利用水、日光、空气等有形的或无形的物理介质来锻炼身体。沐浴不仅能清洁皮肤,消除疲劳,还有强身健体的作用。中医学认为,皮肤既要固密,让外界的邪气不易侵入人体内,又要汗孔疏通,使体内外的气体得到交换,机体气血和畅才能维持皮肤的正常功能。根据沐浴的不同介质可分为水浴、药浴、空气浴、日光浴、矿泉浴、海水浴、泥浴、沙浴、森林浴等。

(一) 水浴养生

水浴是指以水为介质,利用水温、浮力、压力、冲击力等对人体产生作用的方法。水浴可以起到清洁皮肤、调节体温、消除疲劳等作用。因水温的不同可分为热水浴、冷水浴、蒸气浴、温泉浴等。需要注意的是,水浴不宜在空腹、饱餐、醉酒后和过度疲劳时进行;水浴后应避风寒,注意保暖。如《老老恒言·盥洗》云:"浴后当风,腠理开,风易感,感而即发,仅在皮毛则为寒热,积久入里,患甚大,故风本宜避,浴后尤宜避。"

(二) 药浴养生

药浴养生是用药液或含有药液的水洗浴全身或局部,通过皮肤、黏膜、腧穴等部位进入人体而产生作用。元代齐德之在《外科精义》中指出,药浴有 "疏导腠理,通调血脉,使无凝滞" 的作用。药浴既可用于内、外、妇、儿、五官、皮肤等各科疾病治疗,也可以用于养生保健。

(三) 其他浴

其他还有空气浴、泥浴、沙浴、阳光浴、香花浴等。

1. 空气浴　空气浴是指裸体或半裸体沐浴于空气中,以达到强身健体的目的。空气浴需观察天气情况,合理锻炼。

2. 日光浴　日光浴是指通过晒太阳达到强身健体的目的,可以专门进行日光浴锻炼,也可结合生活劳动和体育锻炼。

3. 沙浴 沙浴是指以沙子为媒介与身体接触,利用沙子的热能和机械按摩作用达到祛病养生的一种方法。

(熊常初　黄　沂)

思 考 题

1. 如何理解"子时大睡,午时小憩"?
2. 日常生活起居如何顺应四时阴阳的变化?
3. 如何理解"动以养形""静以养神"的养生理念?
4. 常用功法养生方法是如何将养生机理融于其中的?
5. 刮痧养生法的注意事项有哪些?
6. 举例说明如何用运动养生指导亚健康人群?
7. 举例说明怡养心神、调摄情志的方法有哪些?

NURSING

第四章

体 质 养 生

04章 数字内容

学 习 目 标

- 知识目标：
  1. 掌握：体质分型方法及不同体质的养生保健。
  2. 熟悉：不同体质人群的养生原则。
  3. 了解：体质养生的概念及发展史。
- 能力目标：
  辨别不同体质类型并能够辨体养生，具备辩证思维和具体问题具体分析的能力。
- 素质目标：
  形成中医天人相应、和谐统一、阴阳调和的养生观。

体质养生是在中医体质理论的指导下,掌握辨识的标准,评估和分析不同的体质状态,确定养生法则,实施有针对性的措施和方案,纠正体质的偏颇,恢复并维持脏腑阴阳平衡和功能协调,增强体质,强身防病,提高健康水平,达到延年益寿的目的。

第一节　中医体质学的概念及历史沿革

一、中医体质相关概念

(一)中医体质的概念

体质包括"体"与"质"两方面内容。"体",是指人的机体、形体,也可引申为躯体及其生理功能。"质",是指人的素质、特质、性质。中医体质是指人体生命活动中在先天禀赋和后天获得的基础上所形成的与自然及社会环境相适应的形态结构、生理功能和心理状态方面综合的、相对稳定的固有特性。

中医体质既强调先天禀赋的因素,又强调后天获得对人体体质形成的影响。先天禀赋是人体体质形成的基础,后天因素对体质的转化与差异性的体现有重要作用,充分体现了人与社会的统一、人与自然的统一及中医学"形神合一"的生命观、"天人合一"的整体观。

中医体质表现为结构、功能、代谢以及对外界刺激反应等方面的个体差异性、对某些病因和疾病的易感性以及疾病转归传变中的某种倾向性,具有个体差异性、群类趋同性、相对稳定性和动态可变性等特点。这种体质特点或隐或现地体现在健康和疾病的过程中。

(二)中医体质学的概念

中医体质学是以中医学理论为指导,研究人类各种体质特征、体质类型的生理和病理特点,并以此分析疾病的状态、病变的性质和发展趋向,从而指导强身健体、防病保健、治疗康复的一门学科。中医体质学是研究人体生命、健康和疾病问题的生命科学中一个重要组成部分。

21世纪的医学模式正从生物医学模式向生物 - 心理 - 社会医学模式演变,中医体质的研究对提高临床疗效、科学指导养生保健等具有深远意义。学习和掌握中医体质学的相关知识,对于日常养生保健和临床治疗都有重要意义。

二、中医体质学发展史

(一)先秦时期

从夏朝建立到秦始皇统一中国,这一时期是体质养生观念、思想的萌芽阶段。

《周易》在养生方面以"乾""坤"两卦为表征,提出"天行健,君子以自强不息""地势坤,君子以厚德载物",历来被奉为人格精神养生的原则。儒家学派的创始人孔子一生慎重对待"斋、战、疾"三事,相信"大德……必得其寿""仁者寿"。

老子在《道德经》中说:"人法地,地法天,天法道,道法自然。"这就是关于"道"的阐述,所以人的生命活动符合自然规律,即"是谓深根固柢、长生久视之诺"才能够使人长寿。这是道家养生思想的根本观点。

《礼记·缁衣》说:"心以体全,亦以体伤。"养心与养形是养生的重要内容,然而精神与形体之间具有统帅支配作用的是精神。养生首先要强调精神调摄,而最好的方法是减少物质欲望,即所谓"养心莫善于寡欲"(《孟子·尽心下》)。人生存在着欲望是正常的,然而只能在社会许可的条件下实现欲望,不可有过分要求,这就需要遵循"礼"的原则。正如《论语·颜渊》中所说:"非礼勿视,非礼勿听,非礼勿言,非礼勿动。"孔子还提出了君子三戒,即"少之时,血气未定,戒之在色;及其壮也,血气方刚,戒之在斗;及其老也,血气既衰,戒之在得"(《论语·季氏》)。行则从礼、君子三戒等内容即为寡欲,儒家关于精神调摄的原则在中医养生学思想中得到了阐发和应用。

《吕氏春秋》是战国末期的杂家之作,提出"知本去害"的原则。"知本",即懂得天地四时万物的变化,"莫不为利,莫不为害",善于"察阴阳之宜,辨万物之利以便生"。"去害",即去除五味、五情及七种自然气候变化所带来的损害。

《黄帝内经》的问世构建了中医养生学的理论体系,中医养生学的基本观点、基本法则和养生方法在书中都有充分论述。《黄帝内经》奠定了养生学理论基础,总结了先秦时期医药学丰富的实践经验,先秦道家、儒家、杂家的养生思想为养生理论的形成作出了重要贡献。《素问·上古天真论》说:"其知道者,法于阴阳,和于术数,食饮有节,起居有常,不妄作劳,故能形与神俱,而尽终其天年,度百岁乃去。"《灵枢·本神》也指出:"故智者之养生也,必顺四时而适寒暑,和喜怒而安居处,节阴阳而调刚柔,如是则辟邪不至,长生久视。"就不同年龄段的养生而言,除了要按照"男八""女七"或十年为期的生理特点来调养外,还要对幼、长、壮、老等生命过程的不同损耗予以关注,认为"婴儿者,其肉脆,血气少弱""壮者之气血盛,其肌肉滑,气道通,荣卫之行,不失其常""老者之气血衰,其肌肉枯,气道涩",故在养生调养方面强调"夫年长则求之于腑,年少则求之于经,年壮则求之于脏"。

(二)汉唐时期

汉、唐两代都曾出现过社会经济高度繁荣的景象,开辟了丝绸之路,促进了中外文化交流,对医学及养生的发展也产生了积极的影响。这一时期出现了不少著名医家、养生家以及养生专论、专著,对养生学的发展作出了重要贡献。

东汉医家张仲景继承了先秦时期的医学理论,博采众长,著成《伤寒杂病论》,奠定了中医辨证论治的理论基础。他从病因学角度提出了自己的养生观点。《金匮要略》开篇即言"夫治未病者,见肝之病,知肝传脾,当先实脾"。他还指出"若人能养慎,不令邪风干忤经络;适中经络,未流传脏腑,即医治之;四肢才觉重滞,即导引、吐纳、针灸、膏摩,勿令九窍闭塞。"同时,张仲景根据临床观察,提出了"强人""羸人""盛人""虚弱家""虚家""酒家""淋家""疮家""衄家""汗家""湿家""亡血家""失精家",以及"素盛今瘦""其人本虚"等多种体质类型,并与辨证论治相结合,对发病、传变及预后进行了较深入的揭示,将《黄帝内经》的体质理论从针灸临床运用向方药临床运用推进了一大步。此外,张仲景十分重视食物的疗养作用,方中多有食物之品,如生姜、大枣、粳米、赤小豆、山药、百合等。其创制的当归生姜羊肉汤,至今仍为养生家广为使用。

华佗是与张仲景同时代的医家,他继承了先秦《吕氏春秋》中的动则不衰之说,从理论上进一步阐述了动形养生的道理。《三国志·华佗传》中载其论,云:"人体欲得劳动,但不当使极尔,动摇则谷气得消,血脉流通,病不得生,譬犹户枢不朽是也。"华佗对导引健身术十分重视,在《庄子》"二禽戏"(熊经鸟伸)的基础上创编了"五禽戏"。其名称及功效据《后汉书·方术列传·华佗传》记载:"吾有一术,名五禽之戏:一曰虎,二曰鹿,三曰熊,四曰猿,五曰鸟。亦以除疾,兼利蹄足,以当导引。体有不快,起作一禽之戏,怡而汗出,因以著粉,身体轻便而欲食。普施行之,年九十余,耳目聪明,齿牙完坚。"

西晋王叔和对《伤寒杂病论》的整理以及所著《脉经》中对不同体质脉象的表述为中医体质理论的传承与发展作出了重要贡献。东晋葛洪在《肘后备急方》中提到了妇女新产后体质虚弱,可以用鲤鱼汤进行调理;对易惊风夜啼的小儿,需要根据面色及舌色表现及时增添衣物;对过敏体质,他提出以鸡子黄涂抹祛除漆疮。隋代巢元方在《诸病源候论》中对特禀质的描述丰富了体质病因理论。唐代《颅囟经》中最早提出小儿"纯阳之体"的概念。唐代昝殷著有《经效产宝》,是我国现存最早的妇科专著,书中系统论述了妇女孕产前后的变化,表现为"产后多虚"的体质特点。

唐代孙思邈所著《备急千金要方》《千金翼方》是我国历史上最早的临床医学百科全书。《千金翼方·养性》中首列"养性禁忌",明确指出了饮食不节、醉酒、房事过度皆可损伤人体健康。孙思邈认为,居室不宜选"山林深处",只在"人野相近"处,要"背山临水,气候高爽,土地良沃,泉水清美",如能"左右映带,岗阜形胜",当是最好。这一时期关于体质的论述进一步奠定了中医体质理论体系的基础。

(三)宋元时期

两宋、金元时期许多著名的养生家和医家总结新经验,提出新见解,无论在理论上还是在养生方法上都有了新的进展,充实和完善了中医养生学的内容。宋代陈直撰著有《养老奉亲书》,元代邹铉在此书的基础上继增三卷,更名为《寿亲养老新书》,内容颇为详尽,是老年医学专书,提出了众多的老年养生的方法。

以金元四大家为代表的金元医家为中医体质理论的不断创新作出了重要贡献。寒凉派创始人刘完素的"治病求本"思想实际上就是以体质为本的思想;其对老年体质也有新论,认为老年人多为"气衰"及"阴虚阳实"之体。攻邪派代表张从正在体质理论的应用方面阐述了祛邪即扶正的辩证关系,强调人体正气的重要性;还提出了"养生当论食补"的中医体质养生理论。补土派医家李东垣特别强调饮食失调对体质偏颇的影响,提出"人以胃气为本",指出脾胃虚损是造成气虚体质的重要因素,并首创调治气虚体质及治疗相关疾病的益气升阳之法。滋阴派医家朱丹溪提出"阳常有余,阴常不足"的论点,明确提出"滋阴降火"的治则,告诫人们顾护阴精的重要性,推动了中医体质理论的不断创新和发展。

(四) 明清时期

明清时期中医体质学说的发展突出表现为中医体质理论在临床应用上的日趋成熟。早期中医体质研究主要集中在体质的形成,体质的构成要素,体质在形体、功能、心理特征方面的差异性,以及体质在群体中的表现类型等体质的生理方面。明清时期医家们对体质的认识更加侧重于研究体质与发病、体质与辨证、体质与治疗用药等方面的关系,从体质生理方面朝体质病理、体质诊断、体质与治疗等研究方向发展;在体质分类问题上也转向了临床病理体质的分类法,从而使体质的分类更适宜中医临床的需要。

明代张介宾在《景岳全书》《类经》中指出,"故以人之禀赋言,则先天强厚者多寿,先天薄弱者多夭""善养生者,必宝其精",明确人的寿命和先天遗传因素密切相关及节欲保精的重要性。他所创立的左归饮、左归丸、右归饮、右归丸,一补阴精,一补阳精,是防治老年病的名方。清代叶天士在《临证指南医案》中首先提出"体质"一词,并将人的体质划分为"木火体质""阳微体质""湿热体质"等。

(五) 近现代时期

在古代中医养生思想的指导下,现代医家结合临床实践,应用文献学研究方法、流行病学调查方法以及模糊聚类等方法,在广大中医体质研究工作者的不懈努力下,中医体质研究揭开了新的篇章。

1978年王琦、盛增秀明确提出了"中医体质学说"的概念,并于1982年主编出版了第一部中医体质学专著——《中医体质学说》,提出形成不同体质的因素有先天、年龄、性别、精神、生活条件及饮食、地理环境、疾病、体育锻炼、社会因素等,并系统论述了体质的分类、形成及体质与发病、体质与辨证、体质与治疗等内容。该书的出版奠定了中医体质学研究的理论与实践基础,标志着这一学说的正式确立,初步建立了中医体质学说的理论体系。

第二节　体质的形成因素及生理特点

一、体质的形成因素

(一) 先天因素

体质形成的先天因素包括先天之精和胎儿在母体内孕育情况两大方面,两者对不同群体及群体中个体差异的形成起着决定性作用。

先天因素即"先天禀赋",包括种族、家族遗传、婚育以及养胎、护胎、胎教等,决定着群体或个体体质的相对稳定性和个体体质的特异性。遗传因素使后代具备类似父母的个体特点,胎儿在母体内的发育状况对体质特点的形成也起着至关重要的作用。总之,先天禀赋是体质形成的基础,是人体质强弱的前提条件。

(二) 后天因素

先天因素所形成的生理体质是人一生体质的基础,决定着个体体质的相对稳定性和特异性。但由先天因素决定的体质特征并非一成不变,而是在后天因素的综合作用下逐渐发生改变的。

后天因素主要包括饮食营养、生活起居、劳欲、精神状态、性别、年龄等方面。这些因素既可影响人的体质强弱变化,又可改变人的体质类型。

1. **精神因素** 人的精神状态多受到情志因素的直接影响。情志包括喜、怒、忧、思、悲、恐、惊等七种心理活动,是人体对外界刺激的不同反应。一方面,脏腑所化生的精气血阴阳是精神活动的物质基础,另一方面人的情志活动也会影响到脏腑气血的功能活动。《素问·阴阳应象大论》关于"怒伤肝""喜伤心""思伤脾""忧伤肺""恐伤肾"的论述就是指情志的异常变化会影响脏腑的功能活动。机体长期受到强烈的精神刺激和剧烈的情志变化,在影响脏腑功能的同时也会对体质造成不良影响,从而形成某种特定的体质,与某些疾病的发生建立特定的联系。如长期精神抑郁、情志不畅易形成气郁质,而气郁质的人易罹患癌症。《灵枢·本藏》指出"志意和则精神专直,魂魄不散,悔怒不起,五藏不受邪矣",论述了保持良好的精神状态对维持正常体质的意义。

2. **环境因素** 体质的形成与变化和环境因素密切相关,无论是自然环境还是社会环境,都对体质的形成发挥重要作用。自然环境通常指地理环境,包括气象因素、地理因素、环境污染因素等。《素问·异法方宜论》曰:"东方之域……鱼盐之地,海滨傍水,其民食鱼而嗜咸……故其民皆黑色疏理,其病皆为痈疡,其治宜砭石";"西方者,金玉之域,沙石之处……其民陵居而多风,水土刚强,其民不衣而褐荐,其民华食而脂肥,故邪不能伤其形体,其病生于内,其治宜毒药";"北方者……其民乐野处而乳食,脏寒生满病";"南方者……其民嗜酸而食胕,故其民皆致理而赤色,其病挛痹";"中央者……其民食杂而不劳,故其病多痿厥寒热。"论述了东南西北中五方因地域气候不同、居民饮食习惯不同而人之体质亦不同,发病特点也存在差异,应采取毒药、砭石、导引等不同的治疗手段与护理方法,体现了地理环境因素对体质的重要影响。

另外,社会环境对体质形成也有影响。《素问·上古天真论》指出,上古之人"美其食,任其服,乐其俗,高下不相慕,其民故曰朴……所以能年皆度百岁。"论述了良好的社会环境对保持健康长寿的重要作用。

3. **饮食因素** 膳食是体质形成中重要的影响因素之一。人们长期的饮食习惯和相对固定的膳食结构均可形成稳定的功能趋向和体质特征。科学的饮食习惯、合理的膳食结构、全面而充足的营养可增强人的体质,甚至可使某些偏颇体质转变为平和体质。若饮食失当,后天失养,肠胃乃伤,脏腑阴阳气血失调,则人体体质随之发生改变。如饥饱无度可损伤脾胃,形成气虚的体质;嗜食寒凉之品易致阳虚体质;嗜食辛燥之品易致阴虚体质;嗜食肥甘厚腻之品易致湿热体质。总之,饮食营养因素与体质的形成、发展甚至是变化都有着密不可分的关系。

4. **生活起居** 生活起居主要包括劳逸、起居等内容,是人类生存和保持健康的重要因素。起居无常、生活不规律会直接影响人体的生理功能和体质状态。《素问·宣明五气》有"久视伤血,久卧伤气,久坐伤肉,久立伤骨,久行伤筋"的论述,说明生活中过度劳逸会对人体产生的影响。过度劳累(包括体力劳动、脑力劳动、房劳等)可形成气虚质、阳虚质、阴虚质等;过度安逸则可引起气血运行障碍,形成血瘀体质。适当正确的运动可增强体质,改善体质的偏颇。

5. **年龄因素** 体质在生命过程中随着个体的生、长、壮、老、已的发展变化过程而不断发生变化。小儿生机旺盛,精气阴阳蓬勃生长,故为"纯阳之体",但其精气阴阳均未成熟,故又为"稚阴稚阳",因此"易虚易实""易寒易热";青年时期气血渐盛,肾气旺盛,体质由弱渐强;中年时期,体质由盛转衰;更年期为体质状态的特殊转折期;老年期脏腑功能衰退,阴阳气血俱衰,呈现以肾精亏虚、气血运行不畅为特征的体质。

6. **性别因素** 由于男女在形态结构、生理功能、物质代谢及遗传等方面的差异,形成了男女不同的体质特征。

(1)男性体质:男性为阳刚之体,脏腑功能较女性旺盛,气多血少,阴弱阳旺。在机体形态方面,男性体格壮实,声音洪亮,肌肉丰满,腠理致密;在心理状态方面,男性一般性格外向,心胸开阔,刚毅果

Note:

断,勇敢好斗。故男性以痰、湿、热等体质较多见,易患阳证、热证,病情反应也较女性强烈。由于男性以肾精为本,精气具有易泄、易亏的特点,因而男子精虚病证多见,其养生贵在节制房事以养其精,不可"以欲竭其精",即节欲葆精,宁神养精,以注重保养肾精为重要原则。

(2)女性体质:《灵枢·五音五味篇》指出"妇人之生,有余于气,不足于血",这正是对妇女体质特点的概括说明。一般而言,女性为阴柔之体,脏腑功能较男性偏弱,阴旺阳弱,性格多偏内向,多愁善感,感情细腻,易被情志所伤,导致气机郁滞,故女性以虚、瘀等体质较多见。女性体质有两个特点,一是女子以血为本,二是女子以肝为先天,主冲任二脉,在青春期到更年期前有经、带、胎、产的生理特点,这对体质状态有直接的影响。

二、体质的生理特点

体质禀受于先天,得养于后天,体质的生理特点是先后天因素共同作用的结果。体质具有先天遗传性、个体差异性、群体趋同性、相对稳定性、动态可变性、后天可调性等特点。

(一)先天遗传性

每一个体的体质特点都是以遗传因素为基础,在后天生长条件的影响下经过自然、社会、饮食等诸多因素的影响和变迁逐渐发展起来的。由遗传背景所决定的体质差异是维持个体体质特征相对稳定的重要条件。

(二)个体差异性

由于每个生命个体的先天禀赋和后天调养不同,所形成的体质特征因人而异,有明显的个体差异性,并通过人体的形态结构、生理功能和心理活动的差异性而表现出来。

(三)群体趋同性

同一种族或居住在同一地域的人群可因遗传背景相近、生存环境相同、生活习惯近似,使体质具有相同或类似的特点,形成地域人群的不同体质特征,从而使特定人群的体质呈现出群体趋同性。

(四)相对稳定性

先天禀赋决定着个体体质的相对稳定性。体质是随个体发育的不同阶段而演变的生命过程,在生命过程中的某阶段体质状态具有相对稳定性。

(五)动态可变性

先天禀赋决定着个体体质的特异性,体质随着个体发育的不同阶段而演变。在生命过程中,后天各种环境因素、营养状况、饮食习惯、精神因素、年龄变化等的影响使得体质具有动态可变性。

(六)后天可调性

人体的体质既有相对稳定性,又有动态可变性,因此通过后天干预可使偏颇体质得以纠正或改善,减少体质对疾病的易感性,甚至从根本上改变治疗的效果,从而达到未病先防、既病防变的目的。

第三节 体质分型及养生

 导入情境与思考

患者,女性,43岁。平素情志不畅,敏感多疑,近来与人吵嘴后出现胸闷、胁肋部发胀,喜欢叹气,感觉叹气后能舒服一点,咽部总有异物感,吐之不出,咽之不下,月经错后,经前有较为严重的腹痛,食欲差,睡眠不佳,舌淡红,苔薄白,脉弦细。

请思考:

1. 请判断该患者的体质类型。

2. 如何指导该患者调畅情志和进行运动养生?

体质分型是根据人群中个体的不同体质特征,按照一定的标准,采用一定的方法,通过分析、归纳而进行相应的区分,分成若干体质类型。体质分型的理论依据是体质的个体差异性和群体趋同性。只有具备个体差异性,才能将人群中的个体加以区分,只有具备群体趋同性,才能将人群中一定数量的个体加以分类。

体质的分类方法是认识和掌握体质差异性的重要手段。《黄帝内经》根据五行学说,以五行属性为依据将体质分为木型体质、火型体质、土型体质、金型体质、水型体质;根据阴阳学说,依据个体间阴阳多少或阴阳之气盛衰的不同,有四分法和五分法之别,四分法将体质分为重阳型、重阳有阴型、阴多阳少型和阴阳和调型,五分法将体质分为太阴型体质、少阴型体质、太阳型体质、少阳型体质、阴阳和平型体质。历代众多医家在此基础上,根据人群的体质现象,尝试了众多新的分类方法,拥有各自的见解和理论,可谓百家争鸣,但均未形成学术体系。现代医家结合临床实际,应用文献研究、模糊聚类和流行病学调查等多种方法,从不同角度,依据不同体质在形态结构、生理功能及心理活动和适应能力等四个方面的特征,经过综合分析,将体质按四分法、五分法、六分法、七分法、九分法、十二分法等多种分类方法进行分类。学术界现多以王琦的体质九分法为行业标准。体质九分法依据不同体质在形体特征、心理特征、常见表现、适应能力、发病倾向等方面的特征,将体质分为平和体质(A型)、气虚体质(B型)、阳虚体质(C型)、阴虚体质(D型)、痰湿体质(E型)、湿热体质(F型)、血瘀体质(G型)、气郁体质(H型)、特禀体质(I型)9种。不同体质类型先天禀赋有异,后天调养有别。根据体质进行养生保健,应因体质而异、有针对性地选择适合不同个体的养生方法。

一、平和体质特征及养生

平和体质是指先天禀赋良好,后天调养得当,以精力充沛、体态适中、面色红润、脏腑功能强健壮实为主要特征的一种体质状态。

(一) 体质特征

1. **形体特征** 体型匀称健壮。
2. **心理特征** 性格随和开朗。
3. **发病倾向** 平素患病较少,或即使患病也容易痊愈。
4. **适应能力** 对自然与社会环境适应力较强。
5. **常见表现** 精力充沛;面色、肤色润泽,头发稠密有光泽,目光有神,鼻色明润,嗅觉通利,口和,唇色红润;不易疲劳,耐受寒热,睡眠好,胃纳佳,二便正常;舌色淡红,苔薄白,脉和有神气。

(二) 体质养生

1. **情志调摄**

(1) 心态平和,顺应四时:春季可进行跑步、习拳、做操等形式的活动,以适应春季阳气升发之性,做到心胸开阔,情绪乐观;夏季天气炎热,应尽量保持平稳心态,忌发怒动气;秋季天气肃杀,可经常参加唱歌、跳舞、登山等集体活动,多与他人交流,保持乐观豁达的心态;冬季天气寒冷,万物闭藏,保养精神,以安定清净为根本,保持淡泊宁静的心态。

(2) 调畅情绪:减轻或消除不良情绪对于体质的影响,对防止平和体质出现体质偏颇十分重要。

2. **起居调养**

(1) 顺应四时:《黄帝内经》有"起居无节,故半百而衰也"的论述。人体的生命活动随着年节律、季节律、月节律、昼夜节律等自然规律而发生相应的生理变化,顺应四时自然节律及人体生物钟节奏变化和个人的具体情况制订出符合自己生理需要的起居作息制度,并养成按时作息的良好习惯,使身体的生理功能保持稳定平衡的状态,以适应生活、社会和自然环境等各方面的需要。《素问·四气调神大论》曰:"春三月,此谓发陈,天地俱生,万物以荣,夜卧早起,广步于庭,被发缓形,以使志生……夏三月,此谓蕃秀,天地气交,万物华实,夜卧早起,无厌于日……秋三月,此谓容平,天气以急,地气以明,早卧早起,与鸡俱兴……冬三月,此谓闭藏,水冰地坼,无扰乎阳,早卧晚起,必待日光。"

(2) 不妄作劳：合理安排学习、工作、睡眠、休息，养成良好的起居习惯，保养神气，使人体精力充沛，生命力旺盛，增进健康，延年益寿。

3. 饮食调养 平和体质饮食调养的基本原则是膳食平衡，要求食物多样化，体现中国传统膳食杂食平衡整体观。食养要点是顺应四时，谨和五味，使人体内外环境和谐统一，以维持阴阳平衡和五脏协调。正如《黄帝内经》所指出，"五谷为养，五果为助，五畜为益，五菜为充，气味和而服之，以补精益气。"

(1) 顺应四时、选择食物：《素问·保命全形论》有"人以天地之气生，四时之法成"的论述，强调根据不同季节选择适宜的食物，保持人体自身与外在环境的协调统一，以维持体质平和，促进健康，防止疾病的发生。春季万物复苏，阳气初升，应摄入升而不散、温而不热之品，不宜过用辛热升散之品，可多食蔬菜如菠菜、韭菜、芹菜、春笋、荠菜等清温平淡食物。夏季阳气隆盛，气候炎热，宜清补，应选用清热解暑、清淡芳香之品，不可过食寒凉及味厚发热之品，可多食西瓜、番茄、菠萝、绿豆、冬瓜等清凉生津食品，药膳可选择荠菜鸡蛋汤或红枣菊花粥等。长夏季节天热下降，地热上蒸，为一年中湿气最盛之时，宜用淡补，即用淡渗利湿之品，如茯苓、山药、莲子、薏苡仁、扁豆、丝瓜等利湿健脾之品，药膳可选择绿豆粳米汤或酸梅汤等。秋季阳气收敛，阴气滋长，阴阳处于相对平衡状态，同时秋风劲急，气候干燥，宜食用滋润阴津类的平补食物，如芝麻、甘蔗、梨、葡萄等，药膳可选择栗子焖鸡或山药面等。冬季天寒地冻，阳气深藏，宜食用温补之品，如羊肉、狗肉、牛肉等，药膳可选择山药核桃羊肉汤或羊肉羹等。

(2) 五味调和、膳食平衡：《灵枢·五味》指出"水谷皆入于胃，五脏六腑皆禀气于胃，五味各走其所喜：谷味酸，先走肝；谷味苦，先走心；谷味甘，先走脾；谷味辛，先走肺；谷味咸，先走肾。"五味偏嗜会破坏五行的协调状态，影响脏腑功能，故平和质的人饮食应五味调和。同时，膳食中要注意主食与副食的配伍，做到粮食、肉蛋、奶制品、豆制品、蔬菜、水果等进食品种的多样化，配伍的合理化，做到膳食平衡，保证机体摄入均衡、充足的营养。

4. 运动养生

(1) 系统的中等偏低强度运动：运动锻炼要根据年龄、性别、个人兴趣爱好的差异，自行选择不同的锻炼方法。运动锻炼必须经常、系统进行，多次重复，才能使锻炼效果逐步积累，使机体各系统器官的形态和功能逐步改善，从而改善体质。经常性适量的有氧运动能使气血通畅，内荣脏腑，外润腠理，达到促进身体健康、增强体能的作用。相反，运动量和强度提高过快，超过机体适应速度，非但不能提高机能，反而会引起运动性疾病或损伤的发生。因此，以增强体质为目的的运动疗法应当坚持中等偏低的运动强度，在机体完全适应原有运动量的基础上适当延长运动时间、增加运动量。男性可以选择增强力量和耐力素质的项目如器械训练、跑步、球类等，女性可以选择加强柔韧素质的练习方法如健美操、瑜伽等，因人施练。

(2) 与四时相适应：运动项目要顺应春生、夏长、秋收、冬藏的自然规律，并顺应四时气候特点。如寒冬过后的春天应加强锻炼，运动项目可选择跑步、习拳、做操等；夏季由于气温高、湿度大，运动时间选择清晨或傍晚较凉爽时进行，运动项目以散步、太极拳、游泳、垂钓等为好，不宜进行过分剧烈的运动。

二、气虚体质特征及养生

气虚体质是指元气不足，以气息低弱、机体脏腑功能状态低下为主要特征的体质状态。多因先天禀赋虚弱，后天失养或病后气亏，如家族成员大多体质较弱，或胚胎孕育时父母体弱，或早产、人工喂养不当、偏食、厌食，或年老体衰等。

(一) 体质特征

1. 形体特征 肌肉松软。

2. 心理特征 性格内向，情绪不稳定，胆小，不喜欢冒险。

3. **发病倾向** 平素易感冒,或病后易迁延不愈,易患内脏下垂、虚劳等病。

4. **适应能力** 不耐受风、寒、暑等外邪。

5. **常见表现** 精神萎靡,语声低怯,气短懒言,易疲乏,易汗出;面色萎黄,目光少神,口淡,唇色少华,毛发不华,头晕健忘;大便正常,或有便秘但无硬块,或大便不成形便后仍有便感,小便正常或偏多;舌淡,或淡胖边有齿痕,脉虚缓。

(二) 体质养生

1. **情志调摄** 气虚体质者的情志调摄基本要点是做好性格调养和肝脾功能的调节两个方面。

(1)振奋精神,豁达乐观:气虚质者应培养豁达乐观的生活态度,可欣赏节奏明快的乐曲以振奋精神,避免精神过度紧张,不可过度劳神;同时因过思伤脾、悲忧伤肺,所以气虚质不宜过思过悲,要注意保持稳定平和的心态。

(2)陶冶情操,舒肝健脾:怒则伤肝,肝气太过,脾气受抑,气血生化乏源,故气虚体质者应注意维护好肝的疏泄功能,可以到大自然去感受生活,如通过摄影、散步、旅游等形式表达情绪,陶冶情操,使阴阳调和、血脉通畅。

2. **起居调养**

(1)注意保暖,防止外邪:气虚者卫阳不足,适应寒暑变化的能力较差,易于感受外邪,故应注意保暖,不要汗出当风,防止外邪侵袭,尤其要避免虚邪贼风,注意增减衣被。

(2)起居规律,不妄作劳:养成良好的起居作息规律,保证充足的睡眠,提高对环境的适应能力。日常生活中应注意避免过度劳作,以免劳则气耗或汗出伤阴,损伤正气,提倡劳逸结合。

此外,经常自行按摩足三里穴可以健脾益气,调整气虚状态。

3. **饮食调养** 气虚质者饮食宜清淡易消化,具有性平偏温、健脾益气的特点。常用的谷类及豆类食物有大米、山药、莲子、白扁豆、黄豆等,动物性食物有牛肉、鸡肉、鹌鹑蛋等,果蔬类食物有南瓜、胡萝卜、大枣、香菇等,也可选用益气健脾之药膳调养,如山药粥、党参黄芪乳鸽汤、二参爆鸡片、南瓜粳米粥等。由于气虚者多有脾胃虚弱,因此饮食不宜过于滋腻,忌生冷、苦寒、辛辣、燥热之品,少吃或不吃空心菜、槟榔、生萝卜等耗气食物。

4. **运动养生** 气虚质者体能偏低,易因过劳而耗气,故不宜进行强体力运动,不宜做负荷过大和出汗过多的运动,忌用猛力和做长久憋气的动作,以免耗损元气;宜做到"形劳而不倦",根据自己的体能采用低强度、高频度的运动方式,适当增加运动次数,减少每次锻炼的总负荷量,控制好运动时间,持之以恒、循序渐进地进行。可选用一些轻慢的、柔缓的、强度和负荷较小的运动项目,如习练太极拳、太极剑、八段锦、气功等,有助于人体气的补充和增加体能。

三、阳虚体质特征及养生

阳虚体质是指阳气不足、虚寒内生为主要特征的体质状态。多因先天不足,如家族成员体质偏虚寒、孕育时父母体弱、年长受孕、早产,或后天失于调养,如平素偏嗜寒凉损伤阳气、年老阳衰或久病伤阳等导致。

(一) 体质特征

1. **形体特征** 形体白胖,肌肉不丰。

2. **心理特征** 性格多沉静、内向。

3. **发病倾向** 发病多为寒证,或病从寒化,易病痰饮、肿胀、泄泻、阳痿等。

4. **适应能力** 不耐寒、湿之邪,耐夏不耐冬。

5. **常见表现** 精神不振,平素畏冷,手足不温,易出汗,喜热饮食;面色㿠白,毛发易落,目胞晦黯,口唇色淡,大便溏薄,小便清长,睡眠偏多;舌淡胖嫩边有齿痕,苔润,脉沉迟而弱。

(二) 体质养生

阳虚体质者多元阳不足,调养关键在于温阳、养阳、通阳。肾阳是一身阳气的根本,明代医家张介宾指出"天之大宝,只此一丸红日;人之大宝,只此一息真阳。"调养原则是补肾温阳,益火之源。

1. 情志调摄

(1)保持阳光心态:阳虚质者应建立积极的生活方式,保持向上的心态,可欣赏激昂、高亢、豪迈的音乐,如《黄河大合唱》等。

(2)调节不良情绪:阳虚质者性格多沉静、内向,常常情绪不佳、易于低沉,应学会调节自己的情绪,正确对待工作生活中的事件,和喜怒,去忧悲,防惊恐;要善于自我排遣,或广交朋友,向他人倾诉,对待生活中的不顺利要从正反两方面分析,尽量减少消极情绪的影响,宽宏大量,以愉悦改变心境,提高心理素质。

2. 起居调养 阳虚质者由于机体阳气不足,失于温煦,易受风寒侵袭,在日常生活中一定要顾护阳气,避免寒冷。

(1)注意保暖:阳虚质者耐春夏不耐秋冬,在冬季宜暖衣温食,以养护阳气,尤其要注意腰部和下肢保暖;居住坐北朝南房子,居住环境以温和的暖色调为宜,不要贪凉而室外露宿或在温差变化大的房子中睡眠,不宜在阴暗、潮湿、寒冷的环境下长期工作和生活,以免受风寒而患病。

(2)培补阳气:春夏季节,阳气升发,可借自然界阳气之力培补阳气,如坚持做空气浴或日光浴等,同时注意夏季暑热多汗,要避免强力劳作,导致大汗伤阳,阳气外泄,使阳气虚于内;按摩气海、足三里、涌泉等穴位可以补肾助阳;督脉能总督一身之阳气,为"阳脉之海",捏脊法也是改善阳虚的好方法。

3. 饮食调养 阳虚体质的食养重点是甘温温阳、温补脾肾。常用的动物性食物可选择羊肉、狗肉、黄鳝等,谷物及豆类食物可选择糯米、高粱等,果蔬类食物可选择韭菜、刀豆、栗子、龙眼、荔枝等,肉桂、花椒、茴香、生姜等调味品也有很好的温阳效果,也可选用药膳调养,如当归生姜羊肉汤、韭菜滚花蛤汤、肉苁蓉粥等;忌苦寒生冷之品,如梨、西瓜、荸荠、田螺、螃蟹、冬瓜、绿豆、海带、紫菜、冷饮等,少饮绿茶。

4. 运动养生 阳虚体质之人运动锻炼要以振奋阳气、促进阳气的生发和流通为目的,运动方法、内容、时间等需要合理安排,才会获得理想的效果。应加强有氧锻炼,以振奋、提升阳气,尤其在春夏季应适当增加户外活动,运动时间最好选择在阳光充足的上午,最好每天进行1~2次,其他时间锻炼则应当在室内进行。运动量不能过大,尤其注意不可大量出汗,以防汗出伤阳。可选择适合自己的项目,如散步、慢跑、跳绳,参加球类活动,习练太极拳、八段锦等,另外"五禽戏"中的虎戏有益肾阳、强腰骨的作用。

四、阴虚体质特征及养生

阴虚体质是指体内津液、精血等亏少,以相关组织器官失养和阴虚内热为主要特征的体质状态。多因先天不足,如孕育时父母体弱、年长受孕、早产,或久病耗血、纵欲伤精、积劳伤阴,或曾患出血性疾病等导致。

(一) 体质特征

1. 形体特征 体型瘦长。

2. 心理特征 性情急躁,外向好动。

3. 发病倾向 平素易患阴亏燥热之病,或病后易有阴亏症状。

4. 适应能力 平素不耐燥、热之邪,耐冬不耐夏。

5. 常见表现 面色潮红,有烘热感,手足心热,双目干涩,视物模糊,眩晕耳鸣,唇红微干,鼻咽干燥,口渴喜冷饮,睡眠不佳,皮肤偏干,易生皱纹,小便短涩,大便质干;舌红少津少苔,脉细或细数。

(二) 体质养生

《黄帝内经》指出"阴虚生内热",阴虚体质之人常出现肾阴不足、肝肾阴虚,故养生应遵循滋阴潜阳、养阴降火、镇静安神的原则。

1. 情志调摄

(1)保持稳定心态：阴虚体质者常表现为心烦易怒,五志过极,易于化火,或暗耗阴血,或助火生热,加重阴虚质的体质偏颇,故应学会善于调节自己的情志,释放不良情绪,养成冷静沉着的习惯,学会喜与忧、苦与乐、顺与逆的正确对待,可以多听一些节奏舒缓的轻音乐,如《小夜曲》《梦幻曲》等以舒缓情志,少参加有竞争胜负的活动,少与人争,保持稳定的心态。

(2)提高心性修养,多静少动：遵循"恬淡虚无,精神内守"的原则,多静少动,通过在安静优雅的环境中阅读、绘画、写字等形式,提高心性修养,提升人生境界,亦可休闲旅游时到道佛的庙宇中感受心性的修炼,感悟人生,使自己的情绪维持在比较平和的状态。

2. 起居调养 居住环境宜安静,选择坐南朝北的房子,在燥气当令的季节尤其要注意居住环境及工作环境空气湿度的调节;保证充足的睡眠时间,以藏养阴精,避免工作紧张、熬夜、剧烈运动、高温酷暑的工作生活环境;节制房事,惜阴保精。

3. 饮食调养 阴虚体质者由于体内津液精血等阴液亏少,食养原则以滋阴潜阳、降火润燥、保养阴精为要务。

(1)食物宜甘凉滋润：动物性食物可选择鸭肉、猪皮、龟肉、蟹肉、海参等;谷物和豆类食物可选择绿豆、黑芝麻、小麦等;果蔬类食物可选择百合、荸荠、梨子、乌梅、枸杞、桑椹等。除此之外,蜂蜜、银耳、燕窝等也有很好的滋阴效果。药膳调养可选择蜂蜜银耳蒸百合、冰糖炖海参、麦冬团鱼汤、玉竹百合猪瘦肉汤等。

(2)忌辛辣香燥之品：如羊肉、狗肉、辣椒、茴香、葵花子、荔枝、核桃、栗子等,葱、姜、蒜等具有辛温性味的调味品亦应少吃。

4. 运动养生 阴虚体质之人宜选择中小强度、间断性的运动的项目,如可经常习练太极拳、八段锦、固精功、静气功等比较柔和的功法,也可经常练习传统动静结合的健身项目,如"六字诀"中的"嘘"字功,以涵养肝气;控制出汗量,及时补充水分,注意避免在炎热的夏天或闷热的环境中运动,不宜桑拿,以免出汗过多而损伤阴液。

五、痰湿体质特征及养生

痰湿体质是指水液内停而痰湿凝聚,以黏滞重浊为主要特征的体质状态。多为先天痰湿较盛或后天失养,如过食肥甘、生冷、油腻之品,或起居失常所致。

(一) 体质特征

1. **形体特征** 体型肥胖,腹部肥满松软。
2. **心理特征** 性格偏温和,善于忍耐。
3. **发病倾向** 易患消渴、中风、胸痹等病证。
4. **适应能力** 对梅雨季节及潮湿环境适应力差。
5. **常见表现** 面部皮肤油脂较多,多汗且黏,或面色淡黄而黯;身重不爽,容易困倦,目胞微浮,胸闷,痰多,喜食肥甘甜黏食物,大便正常或不实,小便不多或微混;平素舌体胖大,舌苔白腻,口黏腻或甜,脉滑。

(二) 体质养生

痰湿体质之人大多体形肥胖,中医学认为"肥人多湿""胖人多痰"。痰湿肥胖体质的发生多与中年之后肾气渐衰、脾肾阳虚、脾虚湿滞、水湿化痰密切相关,因此调养原则是健脾补气、祛湿化痰、畅达气血。

1. 情志调摄 痰湿体质之人的性格温和、善于忍耐而过度忍耐,日久则不利于健康的心态,故应经常注意保持心境平和、豁达开朗,避免体内各种气机郁结的发生;合理安排休闲、度假活动,培养广泛的兴趣爱好,如旅游、爬山、跳舞等,也可适当听一些节奏轻快振奋的音乐,可舒畅情志,调畅气机,改善体质,增进健康。

2. 起居调养 痰湿质之人以湿浊偏盛为特征,湿性重浊,易阻遏气机,易伤阳气,故有"一分湿气一分寒,寒生湿,湿生痰"的说法。也就是说,寒湿会加重体内的痰湿内蕴,加重痰湿体质偏颇状态。

(1)起居避潮湿:痰湿质者不宜久居潮湿环境,在阴雨季节要注意避免湿邪侵袭,在湿冷气候条件下要减少户外活动,避免受凉淋雨,居住环境宜温暖干燥,选择坐北朝南的房间居住。长夏季节自然环境温度高、湿度大,要特别注意防止湿邪的侵袭,但不可过于贪凉,以免内热不得发散而郁于体内。

(2)户外活动,舒展阳气:痰湿质之人嗜睡,应适当减少睡眠时间,不要过于安逸,应多进行户外活动,使身体活跃起来。鼓励痰湿质之人多参加集体旅游、爬山等项目,也可通过散步、慢跑、空气浴、日光浴等活动,借助自然界之力宣通人体之阳气。

此外,衣着应以棉、麻、丝等天然纤维为主,以透湿散气,利于湿浊的发散。

3. 饮食调养 痰湿质人的食养原则是祛湿化痰、健脾益气,同时还要从根本上改变不良生活方式。饮食宜清淡,多食宣肺、健脾、益肾、化湿、利尿及通利三焦之品,动物性食物可选择鲤鱼、鲫鱼、鲈鱼等,谷物及豆类食物可选择薏苡仁、赤小豆、白扁豆、山药等,果蔬类食物可选择冬瓜、荷叶、白萝卜等,养生药膳可选择山药冬瓜汤、薏苡仁粥、冬瓜荷叶薏米排骨汤、鲫鱼豆腐汤等;忌肥甘甜黏之品,以防加重脾胃气机郁滞,而使体质偏颇更甚;改变不良饮食方式,吃饭不宜过饱,忌暴饮暴食和进食速度过快。

4. 运动养生 痰湿质之人身重易倦,应根据自己的具体情况选择运动项目,如散步、慢跑、游泳、武术、健身操、打乒乓球、羽毛球、网球以及适合自己的各种舞蹈,以振奋阳气,发散湿浊,做到坚持不懈、持之以恒。同时,运动负荷强度较高时,要注意运动的节奏,循序渐进,一般热身 15min 左右,开始慢慢增加频率,运动量以 1h 为宜;运动时间应当在下午 14∶00—16∶00 阳气极盛之时,运动环境为温暖宜人之地。

六、湿热体质特征及养生

湿热体质是指以湿热内蕴为主要特征的体质状态。多由于先天禀赋、坐卧湿地、嗜食肥甘或长期饮酒等导致湿热内蕴。

(一) 体质特征

1. 形体特征 形体偏胖。

2. 心理特征 心烦懈怠,性格多急躁易怒。

3. 发病倾向 易患疮疖、黄疸等湿热病证。

4. 适应能力 对湿度大或气温偏高、湿热交蒸气候如长夏之际较难适应。

5. 常见表现 平素面垢油光,口苦口干,身重困倦,易生痤疮粉刺;眼睛红赤,大便燥结或黏滞,小便赤涩,男易阴囊潮湿,女易带下量多;舌质偏红,苔黄腻,脉象多见滑数。

(二) 体质养生

湿热体质状态的表现以湿热内蕴为主要特征,体内环境就像"桑拿天",胶着难解,排泄不畅,内外环境都显得不洁静。调养原则是分消湿浊、清泻伏火。

1. 情志调摄 湿热体质者性情较急躁、外向,好动活泼,为了避免五志过极,助火生热,加重体质偏颇的倾向,需调摄下述方面。

(1)提高心性修养,学会心理美容:中国文化有"养生莫若养性"的古训。心性修养是非常重要的,要想学会心理美容,就要提高文化修养。多学习道家和儒家的一些文化典籍,增强文化底蕴和生命的内聚力,也可培养广泛的兴趣爱好,如音乐、读书、下棋、游泳等,使心情保持平和。

(2)释放不良情绪:在调摄情志方面,应学习和掌握一些释放不良情绪的科学方法。当出现不良情绪时,可根据具体情况分别采用节制法、疏泄法、转移法等不同方法化解或释放不良情绪,舒缓情志,稳定心态,达到心理平衡。湿热体质者耐冬不耐夏,在气候炎热的季节尤其是长夏季节应注意调整情绪变化,减少或避免烦躁情绪的发生。

2. 起居调养 居室环境宜清洁通风,宜选择坐北朝南的房间居住,不宜居住在潮湿的环境中,注意防止湿热的侵袭,重视长夏季节的护养,不可过于贪凉,以免内热不得发散而郁于体内;选择款式宽松、透气性好、清爽舒服的棉、麻、丝质服装;做到起居有常、生活规律,不要长期熬夜或过度疲劳;保持二便通畅,防止湿热郁聚;注意个人卫生,预防皮肤病变。改正不良嗜好,烟草为辛热秽浊之物,易于生热助湿,久受烟毒可致肺胃不清、浊邪内生;酒为熟谷之液,性热而质湿,《本草衍义补遗》言其"湿中发热近于相火",堪称湿热之最,恣饮无度,必助阳热,生痰生湿,酿成湿热。嗜烟好酒是导致湿热体质的重要成因,必须力戒烟酒。

3. 饮食调养 湿热体质者体内同时存在湿和热两种不同性质的邪气,既不能过食辛辣燥烈,大热大补,又不能多吃肥甘厚腻的食物。食养要点在于合理饮食,祛湿清热,增强脾胃运化水湿的功能,清肝利胆,避免湿热内蕴。

(1)宜清热健脾利湿之品:动物性食物可选择泥鳅、田螺、鸭肉、鲫鱼等;谷物及豆类食物可选择绿豆(芽)、赤小豆、薏苡仁、莲子等;果蔬类食物可选择马齿苋、芹菜、黄瓜、苦瓜、冬瓜、丝瓜、莲藕、荸荠、梨等。养生药膳可选择玉米须煲蚌肉、白果扁豆猪肚汤、泥鳅炖豆腐、绿豆藕、金银花水鸭汤等。

(2)忌辛辣燥烈、肥甘厚腻、大热大补之品:如辣椒、狗肉、羊肉、白酒、韭菜、荔枝、芒果等,以防助湿生热,加重体质偏颇。

4. 运动养生

(1)宜强度较大的运动:强度较大的运动可以消耗体内多余的热量,排泄多余的水分,达到清热除湿的目的。中青年身体健壮者可选择大强度、大运动量的锻炼,如中长跑、游泳、爬山、各种球类、武术等,也可以将健身力量练习和中长跑结合进行锻炼,健身力量练习可在教练指导下进行。

(2)顺应四时,运动化湿:春秋季节要进行野外锻炼。春季的踏青、放风筝等可使人体气机调畅,水湿运化;秋高气爽,登高而呼,有助于调理脾胃,清热化湿。亦可选择中长跑、爬山、各种球类运动等。夏季应当避开暑热环境,避免在烈日下长时间活动,以免内伤脾胃,外助阳热之气。

(3)功法养生,健脾利湿:练习导引功法中的"呼""嘻"字诀,也可健脾清热利湿,有助于调整体质偏颇;八段锦完成整套动作后将"双手托天理三焦"和"调理脾胃须单举"加做1~3遍,能增强健脾利湿之功。

七、气郁体质特征及养生

气郁体质是指长期情志不舒、气机郁滞形成的以性格内向、忧郁脆弱、敏感多疑为主要表现的体质状态。多由先天遗传或因精神刺激、暴受惊恐、所欲不遂、忧郁思虑等导致。

(一) 体质特征

1. **形体特征** 体型多消瘦。

2. **心理特征** 性格内向不稳定,忧郁脆弱,敏感多疑,对精神刺激调节力差。

3. **发病倾向** 易患郁病、脏躁、百合病、不寐、梅核气等证。

4. **适应能力** 不喜阴雨天气。

5. **常见表现** 平素情志抑郁,多闷闷不乐,健忘,胸胁乳房胀满疼痛,走窜不定,善太息,或嗳气呃逆,咽有异物感,睡眠不佳,食欲减退,痰多,大便多干,小便正常;舌淡红,苔薄白,脉弦细。

(二) 体质养生

《黄帝内经》指出:"疏其血气,令其调达,而致和平。"气郁体质的调养原则是疏肝理气,调畅气机,通过调整和改善内外环境,使情志畅达,气血和顺,逐步改善气郁体质。

1. 情志调摄

(1)心态宽容平和:树立正确的名利观,在名利上不计较得失,知足常乐;以宽容的心态去对待周围的人和事,处世随和,克服偏执,不苛求他人,以赢得外界的认同和真挚的友情。

(2)开阔胸怀:多参加有益的社会活动,加强人际交往,在与各种类型的人的交流过程中改变内心的封闭状态,形成并逐渐适应比较开放的生活方式。同时,以多种形式的工作和生活充实自己的日常活动,以打破沉浸在个人狭小内心世界而解脱不开的恶性循环状态,最终增强对社会环境变化的适应,与社会发展和前进的步伐保持一致,激励积极进取的动力和精神,使自己生活在愉快的环境中,创造生活,享受生活。可适当安排外出旅游、参观访问等活动,增加学识和见识,开阔胸怀。

(3)主动寻求快乐:寻求生活的乐趣,广交朋友,热爱生活,丰富和培养生活情趣;多参加集体文娱活动,看喜剧、滑稽剧、听相声,以及富有鼓励、激励性的影视剧等,听节奏欢快、旋律优美、能振奋精神的音乐,怡情养性,精神愉悦,则气血和畅,营卫流通,有益于改善气郁质。

2. 起居调养 气郁质者有气机郁结的倾向,当理气、行气、舒畅气机,以协调脏腑生理功能,达到动态平衡。

(1)居处温馨:气血在温暖的环境就会运行通畅,在阴冷晦暗的环境就会运行不畅。气郁质者气血郁滞不畅,因此居室应选择向阳的朝向,向阳的居室温暖明亮,利于气郁质的调养;花草可怡情易性,房间内或阳台上可摆放一些带有香气的玫瑰花、月季花、茉莉花、夜来香、栀子花等,在养花赏花的过程中调畅气血。

(2)保证充足的睡眠:气郁质者容易失眠多梦,睡觉前可用温开水泡脚,以促进气血运行,缓解疲劳;养成睡午觉的习惯,午饭后可以散步半小时,然后休息,时间以 30~40min 为宜,不宜过长,以免影响晚上的睡眠;避免熬夜,睡前不宜喝咖啡、茶等饮料,也不宜看惊险刺激的节目,以免大脑过度兴奋。

此外,气郁质之人宜穿色彩鲜艳的衣服,如粉色、红色、黄色等暖色调的衣服,暖色调的衣服能使人心情愉快,同时衣着宜柔软、透气、舒适。

3. 饮食调养

(1)宜理气解郁之品:谷物及豆类食物可选择小麦、大麦、刀豆等;果蔬类食物可选择金橘、柑橘、柚子、黄花菜、薄荷、萝卜、香菜、洋葱、佛手等;玫瑰花、菊花也有很好的疏肝解郁功效,可泡水代茶饮;养生药膳可选择橘皮粥、佛手陈皮蚌肉汤、玫瑰花鸡肝汤、黄花菜养肝汤、楂麦佛手茶等。

(2)忌收敛固涩之品:乌梅、柠檬、杨桃、石榴、酸枣、李子、青梅等可以加重气机郁滞,气郁质者尽量少食。

4. 运动养生 运动可以促进气血的流通与运行,气郁质者应每天坚持适量的运动,如与同龄人一起跳广场舞、打门球、散步等,或晨起习练太极拳、八段锦、易筋经等,还可习练"六字诀"中的"嘘"字功,以疏畅肝气,或参加合唱、下棋、打牌等娱乐活动,促进人际交流,分散注意,提起兴趣,舒展气机,调畅情志。

大强度、大负荷的练习是一种很好的发泄式锻炼,如跑步、登山、游泳、打球、武术等,有鼓动气血、疏发肝气、促进食欲、改善睡眠的作用。

八、血瘀体质特征及养生

血瘀体质是指体内有血液运行不畅的潜在倾向或瘀血内阻的病理基础并表现出一系列外在征象的体质状态。多由于先天禀赋、后天损伤、忧郁气滞或久病入络而致。

(一) 体质特征

1. **形体特征** 体型消瘦者居多。

2. **心理特征** 性格急躁,健忘。

3. **发病倾向** 易患出血、疼痛、癥瘕、中风和胸痹等证。

4. **适应能力** 不耐受风、寒之邪。

5. **常见表现** 面色晦黯,皮肤偏黯或局部色素沉着,容易出现瘀斑;眼眶黯黑,鼻部黯滞,口唇黯淡或青紫,脱发,皮肤发干或粗糙,女性多见痛经、闭经,或经色紫黑,夹有血块,或有崩漏、出血倾向;

舌质紫黯,有瘀点、瘀斑,舌下络脉青紫曲张,脉细涩或结代。

（二）体质养生

养生家张介宾说:"凡富贵之家,过于安逸者,每多气血塞滞。"气行则血行,气滞则血凝,气滞和血瘀常常互为因果,故血瘀体质的人常与气郁状态同时出现。血瘀体质的调养,一方面要活血化瘀,另一方面要调畅气机,使血气流通,气血通畅,五脏六腑调和,可以促进体质改善。

1. 情志调摄　血瘀质者经常烦躁、健忘,或忧郁、多疑,在情志调摄上既要调畅气血又要疏理气机,以达到气血和畅,营卫流通,有益于血瘀体质的改善。

（1）提高心性修养:正确对待现实生活,正确对待自己和周围的人,建立良好的人际氛围。树立助人为乐的风尚,乐善好施,帮助别人,不计较个人恩怨,做到"发乎情""止乎理",多理解、支持、帮助他人,多一份关怀和爱心,光明磊落,襟怀坦白。也可以欣赏流畅抒情的音乐,帮助克服浮躁情绪,保持精神舒畅。

（2）培养兴趣,处事豁达:经常参加集体公益活动,培养广泛的兴趣爱好。在处世方面开朗豁达,在非原则问题上得理也要让人,使自己恬淡超然。

2. 起居调养　血得温则行,得寒则凝。血瘀质者具有血行不畅的潜在倾向,在起居方面应注意以下几点。

（1）居处避寒:居室宜温暖舒适,户外活动宜在阳光充足的时候进行,不宜在阴暗、寒冷的环境中长期工作和生活,夏季不可贪凉饮冷,冬季谨避寒邪,以免加重血行郁滞。

（2）劳逸结合:日常生活规律,注意动静结合,不宜贪图安逸,避免长时间打麻将、看电视等;春秋季春暖花开,秋高气爽,气候宜人,宜加强室外活动,回归自然,多做有益的健身活动,舒展肢体,活动筋脉,以免气血郁滞;作息有规律,不要熬夜,保证充足的睡眠,尤其是在春夏季节,最好养成午睡的习惯。

3. 饮食调养　血瘀体质者具有血行不畅甚或瘀血内阻的体质特征,食养多选用具有活血化瘀、行气散结功效的食物。

（1）饮食物宜调畅气血:谷物及豆类食物可选择黑豆、燕麦、小米等;果蔬类食物可选择山楂、油菜、桃仁、金橘、黑木耳、洋葱等食物;也可选用理气活血的食物,如玫瑰花、月季花等;对非饮酒禁忌者,可适量饮用葡萄酒,有利于促进血液运行;养生药膳可选择山楂红糖汤、黑豆川芎粥、红花三七蒸母鸡、通脉花果茶等。

（2）忌收敛固涩之品:如乌梅、醋、石榴等,以防加重气血瘀滞。

4. 运动养生　血气贵在流通。血瘀体质者气血运行不畅,通过运动可以使全身经络气血通畅,五脏六腑调和,应适当加强室外活动,不可贪图安逸,遵循因人施练的原则,根据年龄不同、身体强弱和疾病的兼夹等选用适合自己的运动项目,循序渐进,坚持经常性锻炼,方可取得满意的效果。

年轻人的运动量可适当加大,如跑步、登山、游泳、打球等,以促进全身气血运行,增强脏腑功能,改善体质;中老年人心血管功能较弱,不宜做大强度、大负荷的体育锻炼,而应该采用中小负荷、多次数健身锻炼,以促进全身气血运行,如习练易筋经、保健功、导引、按摩、太极拳、太极剑、五禽戏及各种舞蹈、步行健身法、徒手健身操等,达到改善体质的目的。

血瘀质的人心血管功能较弱,运动强度应视身体情况而定。无论选择何种项目,均应循序渐进,运动量因人而异,运动时要特别注意自己的感觉,若出现呼吸困难、胸闷、心前区疼痛、脉搏加快、疲劳、恶心、眩晕、头痛、四肢剧痛等症状,应立即停止运动,到医院检查。

九、特禀体质(过敏体质)特征及养生

特禀体质为特异性体质,多指由于先天禀赋和遗传因素造成的体质缺陷,如先天性遗传性疾病、过敏反应和原发性免疫缺陷等。先天因素、遗传因素、环境因素或药物因素是这种体质的主要成因。

（一）体质特征

1. **形体特征** 一般或无特殊体型，或有先天生理缺陷，或畸形。

2. **心理特征** 心理上因禀质不同而不同。

3. **发病倾向** 过敏体质者易患哮喘、荨麻疹、花粉症或药物过敏等；遗传性疾病如血友病、先天愚型等；胎传性疾病如五迟、五软、解颅、胎病等。

4. **适应能力** 对外界环境适应能力差，如过敏体质者对气候等因素适应力差，易引发宿疾。

5. **常见表现** 遗传性疾病有垂直遗传、先天性和家族性的特征。胎传疾病具有母体影响胎儿个体生长发育及相关疾病的特征。

（二）体质养生

特禀体质多是由于先天性或遗传性因素所形成的体质类型，对于先天性、遗传疾病或生理缺陷一般无特殊调治方法，或从亲代调治，防止疾病遗传。过敏体质是特禀质的一种特殊类型，调理之法以纠正过敏体质为要。这里只介绍过敏体质者的调养和保健。

由于过敏体质的免疫反应灵敏度超出了应有的程度和范围，通常会将一些对人体不会产生伤害的外来物质视作入侵者并对其进行中和或消化，这样就会伤害到机体的某些正常功能，从而引发局部甚至全身性的过敏性反应。中医的调养原则为益气固表，纠正过敏体质。

1. **情志调摄** 过敏体质的心理特征因情况不同而有所差异，但多数因对外界环境适应能力较差，表现出不同程度的心理反应，如内向、敏感、多疑、焦虑、紧张、烦躁或抑郁等，要根据具体情况采取相应的心理保健措施进行调理。若出现不良情绪，要采取有针对性的方法进行调摄，促使心态平和，情绪稳定，经脉畅通，气血调畅，以助于提高对环境的适应能力。

2. **起居调养** 过敏体质者由于容易出现对外界环境的适应力差的情况，因此要格外注意日常生活保健。

（1）做好日常防护，减少发作机会：随气候环境的寒热变化而增减衣服，可以增强对环境的适应能力。春季风气当令，最易使过敏症状加重，尤其是对花粉、柳絮、枯草等过敏者，要加强临时自我保护措施，如戴口罩、面罩等，或短期内减少户外活动，避免接触各种致敏的动植物，适当服用预防性药物，减少发病机会。

（2）远离过敏原：一旦明确过敏原，就要避免接触致敏物质，如花粉、刺激气味、某些致敏食物及药物等，减少过敏症状发生的机会。生活环境中接触的物品如枕头、棉被、床垫、窗帘、地毯等易附有尘螨，可引起过敏，应经常清洗、日晒。

此外，起居规律、保证充足的睡眠时间能够提高机体适应能力，改善特禀质者体质偏颇。

3. **饮食调养** 过敏体质的饮食调养原则要体现在"因时施膳""因地施膳""因人施膳"和"因病施膳"的具体过程中，以求达到人体自身的阴阳平衡和机体与生态环境的动态平衡。过敏体质者的饮食调养原则是均衡膳食、粗细粮及荤素搭配适当。

（1）食物宜益气固表，调理气血，调和营卫：如乌梅、白术、洋葱等有调整改善机体免疫功能的作用。养生药膳可选择白芷黄芪煲猪肉、葱白红枣鸡肉汤、灵芝黄芪粥、固表粥等。

（2）少食辛辣、腥发及致敏食物：如蚕豆、虾、蟹、辣椒、菠萝、浓茶、咖啡等，少食油腻甜食。

4. **运动养生** 过敏体质要遵循"辨体施练"的原则，选择适合自己的运动锻炼项目，坚持不懈地锻炼，促进气血流畅，百脉疏通，脏腑功能协调，使机体达到"阴平阳秘"的状态，则偏颇体质可向平和体质转化。

（1）辨体施练，增强体质：可根据体质状态选择有针对性的运动锻炼项目，如慢跑、游泳、球类运动及健美操等。

（2）做好运动锻炼保护：对环境因素过敏者，尤其要注意在春秋季节避免长时间在野外锻炼，防止过敏性疾病的发作。对冷空气过敏者，不宜在寒冷的环境中锻炼；对紫外线敏感者，要做好防护，不宜在烈日下暴晒等。

（3）多做增强内力的功法：在传统体育锻炼中，太极拳、五禽戏等都是强身健体的最佳选择。特禀质的形成与先天禀赋有关，可练"六字诀"中的"吹"字功，以调养先天，培补肾精肾气。

知 识 拓 展

兼夹体质的雷达图

兼夹体质是指同一机体同时具有两种以上体质特征的体质状态。雷达图能对多变量资料进行综合分析，并且能直观形象地反映多个指标的变动规律。具体制作方法：若有 n 个维度的评价指标，将整个圆（360°）作 n 等份，每一等份位置划一条半径，构成 n 个数轴，然后在每一单向轴（每个评价指标）上根据水平级数进行等分（如五分制、百分制等）。这样 n 个观察值就点映到相应轴的位置上去，连接起来就构成了雷达图。在雷达图轴上，偏颇体质倾向较强者具有较长的射线段。

（刘向荣）

思 考 题

1. 简述九种不同体质类型及发病倾向。

2. 患者，男性，65 岁。经常胃脘部不适，似饥而不欲食，口燥咽干，心烦易怒，消瘦乏力，口渴思饮，大便干结，舌红少津，脉细数。请根据该患者的体质类型指导其饮食。

3. 简述帮助气郁质之人宣泄负面情绪的方法。

Note:

URSING

第五章

因 时 养 生

05章 数字内容

学 习 目 标

- 知识目标:
1. 掌握:四季的季节特点及四季养生的整体原则、四季养生与脏腑的关系。
2. 熟悉:因时养生概念,四季的情志、精神、饮食、运动养生方法。
3. 了解:自然界阴阳消长的年节律、日节律与养生的关系,了解气候变化与养生的关系。
- 能力目标:
1. 能够根据不同人群、地域特点制订合理的四季养生方案。
2. 能够运用起居、精神、饮食、运动等相关知识和技能进行四季养生保健。
- 素质目标:
培养具有天人合一思想、理解环境保护的重要性、能够把天人合一和环保的观念融入工作和生活的护理人才。

　　因时养生就是按照自然界季节、节气、昼夜晨昏等阴阳变化规律,运用适宜的养生手段,以促进身体健康的方法。因时养生符合中医天人相应的理论,是中医养生学的特色之一。《黄帝内经》指出:"人以天地之气生,四时之法成。"人与自然是一个统一的整体,人体的脏腑功能活动和气血运行与节气变化关系密切,人类应顺应时序的变化,进行科学调摄护养,从而达到延年益寿的目的。

第一节　季节与养生的关系

 ———————————————— 导入情境与思考 ————————————————

　　在8月的上海,小丽正走在上班的路上。天气很热,今天的最高气温36℃,空气湿度89%,是个标准的桑拿天。早晨7点多气温已经很高了,小丽只能加快脚步。走了20min到了地铁站,她需要乘坐40min地铁去单位。小丽身上出了一身汗,上了地铁就走到了地铁空调出风口下吹冷风,终于感觉舒服了一些。她在单位工作了一天,晚上回到家里,打开冰箱拿出里边的冰镇西瓜和汽水,让胃冰爽一下。

　　请思考:

　　1. 情境中的主人公小丽在炎热的夏季外出应该注意哪些方面?

　　2. 从养生的角度来看,主人公小丽在情境中有哪些行为是不利于养生的?

　　3. 一年四季应该如何进行日常养生?

　　人在自然界当中,四季的阴阳消长变化对于人体机能影响较大。从养生角度讲,"春夏养阳,秋冬养阴"是四季养生的整体原则。人们的起居、饮食、运动、精神调摄等都应当遵循四季养生的整体原则。

一、时间与养生的关系

　　《道德经》提到:"人法地,地法天,天法道,道法自然。"告诫人们要顺应自然,顺应四时阴阳变化,只有法于自然才能长生久视。《素问·宝命全形论》有:"天覆地载,万物悉备,莫贵于人,人以天地之气生,四时之法成",阐释了人与自然的关系。

　　自然界的四季转换有年节律的特点。《四圣心源·天人解》有:"四象轮旋,一年而周。阳升于岁半之前,阴降于岁半之后。阳之半升则为春,全升则为夏,阴之半降则为秋,全降则为冬。春生夏长,木火之气也,故春温而夏热;秋收冬藏,金水之气也,故秋凉而冬寒。土无专位,寄旺于四季之月,各十八日,而其司令之时,则在六月之间。"这既描述了四季在时间上的变化,也反映了春夏秋冬的季节特点,即春温、夏热、秋凉、冬寒。四季变化体现了自然界阴阳消长的年节律特点。

　　《灵枢·岁露论》说:"人与天地相参,与日月相应。"自然界有四季更迭,人作为自然界的一部分,人体的脏腑阴阳气血盛衰也会随之发生变化。《素问·脏气法时论》记载:"肝主春""心主夏""脾主长夏""肺主秋""肾主冬"。伴随着季节性的脏腑气血盛衰,五脏所患疾病的发展趋势也有一定的季节规律。如《素问·脏气法时论》又记载:"病在肝,愈于夏,夏不愈,甚于秋,秋不死,持于冬,起于春";"病在心,愈在长夏,长夏不愈,甚于冬,冬不死,持于春,起于夏"等。人体受到季节变化的影响,体内气血盛衰也会引起脉象上的变化,如《素问·平人气象论》说:"春……微弦,夏……微钩,秋……微毛,冬……微石。"脏腑气血、疾病转归、脉象变化等都与四季变化有一定关系,了解季节变化对人体的影响对于顺应自然养生保健、临床证治及判断疾病预后都具有十分重要的意义。

　　一日当中也包括了阴阳变化的日节律。《素问·生气通天论》有:"故阳气者,一日而主外。平旦人气生,日中而阳气隆,日西而阳气已虚,气门乃闭。"说明人体阳气随平旦、日中、日西时间的不同而发生相应的变化。阳气在人体的晨昏变化对于判断疾病的转归也具有重要意义。如《灵枢·顺气一日分为四时》曰:"夫百病者,多以旦慧、昼安、夕加、夜甚……朝则人气始生,病气衰,故旦慧。日中人气长,长则胜邪,故安。夕则人气始衰,邪气始生,故加。夜半人气入脏,邪气独居于身,故甚也。"从一日之中阳气的变化阐释了疾病的变化规律,对于人们日常养生具有重要的指导意义。白天阳气隆盛的时候,可以适当运动,积极努力工作;夜晚来临,阳气渐收,人体也应顺应外界变化,逐渐收敛神气,减少剧烈运动,工作逐渐收尾;半夜,阳衰阴盛,人体应当进入休养生息的阶段,此时经常性熬夜甚至通宵达旦对于人体阳气的损伤是十分明显的。阳损及阴,日久可造成阴阳俱损,极大损害身体健康,甚至可能发生猝死的情况。此外,在日节律中还有子午流注理论,对于脏腑经络气血交接的时间规律给予了重要提示。在现代,子午流注理论对于养生保健及疾病治疗仍具有一定指导意义,如子午流注针法、子午流注服药法等。

时间对于人体的影响,还包括月廓盈亏的月节律影响。例如,《素问·八正神明论》记载:"月始生,则血气始精,卫气始行;月郭满,则血气实,肌肉坚;月郭空,则肌肉减,经络虚,卫气去,形独居。"指出人体脏腑经络气血的盛衰也同样受到月廓盈亏的影响。

二、气候与养生的关系

人们生活在天地之间,天人相应,应当遵循自然界气候变化的规律,才能有助于维护机体健康。如果自然界的气候变化违背常规,出现异常情况,在天人相应的影响下人也会受到一定程度的影响,甚至影响到人体健康。《伤寒论》记载:"春气温和,夏气暑热,秋气清凉,冬气冰冽,此四时正气之序也。"这是自然界正常的气候变化规律。在正常气候变化规律下,人体如果发病,也会一定程度上体现正常气候变化的特点。如《素问·金匮真言论》载:"春善病鼽衄,仲夏善病胸胁,长夏善病洞泄寒中,秋善病风疟,冬善病痹厥。"《伤寒论》又载:"凡时行者,春时应暖而反大寒,夏时应热而反大凉,秋时应凉而反大热,冬时应寒而反大温,此非其时而有其气。是以一岁之中,长幼之病多相似者,此则时行之气也。"说明如果气候变化违背常规,出现"非其时而有其气"的情况,就会发生人群的症状表现十分相似的病证,经常是由于"非其时而有其气"导致。

知 识 拓 展

四季与二十四节气

我国人民把太阳一年中在黄道(360° 圆周)上的运行轨道划分为 24 段,太阳在黄道上每运行 15° 便是一个"节气"。一年 12 个月,每月 2 个节气,一共 24 个节气。每 6 个节气为一季节,一年被划分为四季。立春、立夏、立秋、立冬这"四立"表示季节的开始,而春分、秋分的"二分"和夏至、冬至的"二至"则是季节的转折点。如冬至日虽是四季的阴之极,而阴阳互根互化,阴极阳长,所以也有冬至一阳生的说法。二十四节气蕴含在四季当中,气候变化也蕴含在节气当中。由于二十四节气比较准确地反映了一年中天气、气候、物候等自然特征,不仅可以用以指导农耕生产,对于人体日常养生也具有一定提示作用。

第二节 春 季 养 生

春季从立春之日起,到立夏之日止,包括立春、雨水、惊蛰、春分、清明、谷雨六个节气。春为四季之首,立春是一年中的第一个节气,揭开了春天的序幕。《素问·四气调神大论》有:"春三月,此谓发陈。天地俱生,万物以荣",描述了春回大地,阳气升发,自然界生机勃勃、欣欣向荣的景象。春应五脏之肝,属木,春季也是肝气条畅之际。从生理角度讲,春温春生,春季人体阳气升发于外,人们在起居调摄、精神、饮食、运动等方面都应该顺应春天阳气升发、万物始生的特点,保养"生发"之气。

一、起居调养

《素问·四气调神大论》这样表述春三月的日常起居,认为春三月应当"夜卧早起,广步于庭,被发缓形,以使志生……此春气之应,养生之道也。"春归大地,气温回升,人体的阳气也开始逐渐趋向于体表,皮肤腠理逐渐由冬季的闭藏变为舒展。而春季养生正是要注意阳气的升发和肝气的调畅,在起居方面要入夜睡眠、天明起床,免冠披发,松带宽衣,在庭院信步缓行,以舒展身体的气机和形体。

《礼记·月令》在描述孟春之月时有"东风解冻,蛰虫始振,鱼上冰",后人称其为"一候东风解冻,二候蛰虫始振,三候鱼陟负冰",形象生动地刻画出春季特别是早春气候变化较大、乍暖乍寒的自然和物候特点。天人相应,人们在春季腠理开始变得疏松,对寒邪的抵抗能力有所减弱,因此在衣着方面应当注意,即便天气转温,也不宜快速减衣,特别是年老体弱者以及有基础疾病的人群减脱冬装尤应审慎,不可骤减。《备急千金要方》主张春季着装宜"下厚上薄",《老老恒言》亦有:"春冻未泮,下体宁过于暖,上体无妨略减,所以养阳之生气。"这些都告诉我们,春季着装下肢衣物不能减太快,上身衣物可以酌情减脱。这也符合我国民谚"春捂秋冻"的春天之捂,以减少由于气候不稳定、乍暖还寒造成的寒气侵袭。在春季穿衣方面,应当做到随气温变化而增减衣服,使身体适应春天气候变化的规律。另外,我国北方春天常有大风天气,在衣物面料的选择上也应当根据天气的实际情况,适当选用防风面料。

二、情志调养

《素问·金匮真言论》记载:"五脏应四时,各有收受……东方青色,入通于肝,开窍于目,藏精于肝,其病发惊骇。"春属木,与肝相应,肝主疏泄,在志为怒,恶抑郁而喜调达,发病常可为惊骇之症。因此,春季尤应注意养肝护肝,从主观上注意调节自我情绪,力戒暴怒、忧郁,心脑血管疾病患者尤其要注意控制情绪。民谚有"菜花黄,痴子忙",提醒人们在春季注意精神情志疾病的复发。可以采用多种方式方法促进心胸开阔,保持愉快的精神状态。如踏青、吟诵、导引等都可以陶冶情操,调畅机体,有助于放松精神,保持情绪平稳乐观。

春温春生,万物欣欣向荣,生机勃勃,是个养"生"的季节。《礼记·月令》也强调这时候"禁止伐木,毋覆巢,毋杀孩虫、胎夭飞鸟,毋麛毋卵",一方面体现了古代朴素的环保思想,也是春季养"生"思想的体现。《素问·四气调神大论》也有:"生而勿杀,予而勿夺,赏而勿罚。"体现了春季护生的思想,这也是情志调摄的一种体现。

三、饮食调养

《素问·藏气法时论》说:"肝主春……肝苦急,急食甘以缓之……肝欲散,急食辛以散之,用辛补之,酸泻之。"春季宜食辛甘发散之品,而不宜食酸收之味。五味中酸味入肝,酸味有收敛的作用。春季多食酸不利于阳气的生发和肝气的疏泄。甘味补脾培中,有助于缓解肝强脾弱的情况。《摄生消息论》也指出:"当春之时,食味宜减酸增甘,以养脾气。"辛味有发散之功,有助于升发阳气,且辛甘化阳,有利于春季养阳。韭菜、大葱、洋葱、生姜等都是有助于养阳升阳的食物。

需要注意的是,五味不可过食,适当食用辛温升散的食物有助于升阳,过多则矫枉过正,可能造成腠理开泄过度。

四、运动调养

机体封藏了一个冬季,春季养生升发于表,肢体关节经络也需要通过适当的运动来增加气血运行,津液输布。通过适当运动,可以通经活络,通利关节,振奋阳气。春季气候逐渐变暖,衣物也随着气温的升高而逐渐减少,身体负担逐渐减轻。大自然冰雪消融,春风拂面,大地复绿,杨柳依依。前往空气清新之处踏青、登山、赏花都是春季运动养生不错的选择,使自己的精神情志与春季的大自然相

Note:

适应,充满勃勃生气,以利春阳生发之机。传统健身术也有利于阳气升发之术,如八段锦中两手托天理三焦、左右开弓似射雕之式,都有升发阳气、养肝护肝的作用。年老行动不便之人,应乘风日融和、春光明媚之时,在园林绿地缓步慢行,以畅升发之气。

在运动过程中需要注意,虽然我们需要通过运动来助阳气升发,吐故纳新,但不可运动过量,过犹不及,导致身体疲惫不堪。运动前要检查衣物、鞋子是否合适。为适应运动的需要,衣物宜宽松,裤脚宜适当收紧,防止在运动过程中出现羁绊。鞋子应有一定弹性,穿透气鞋袜。老年人特别是有基础疾病老人,尤其要注意运动过程中的安全,防止出现跌倒的情况。心脑血管疾病患者选择的运动要注意符合自身健康状况,不可运动过度,不可争强好胜。建议以户外运动为主,由于春季致病的微生物也开始活跃,是传染病高发的季节,建议减少室内人群聚集的运动,保持室内空气清新,经常通风。

第三节　夏 季 养 生

夏季从立夏之日起,至立秋之日止,包括立夏、小满、芒种、夏至、小暑、大暑六个节气。夏季是一年之中阳气最旺盛的季节。《素问·四气调神大论》有:"夏三月,此谓蕃秀。天地气交,万物华实。"夏季万物繁茂秀美,阳气旺盛,是长养万物的季节,也是阳极阴生、万物成实的季节。夏应五脏之心,属火。自然界夏热夏长,从生理角度讲,夏季机体阳气也旺于外,夏季养生要顺应夏季阳盛于外的特点,注意养护阳气,着眼于"养长",五脏重在养心。此外,长夏多湿多雨,天地之间湿热蒸腾,与五脏之脾相应,然而脾喜燥恶湿,因此此时最易伤脾,故长夏养生应重视健脾。

一、起居调养

《素问·四气调神大论》曰:"夏三月……夜卧早起,无厌于日。"夏季作息宜晚睡早起,以顺应自然界阳盛阴衰,昼长夜短。在夏季养生中防暑降温是重要内容,无论是日常起居活动还是生产劳动,都应当注意防暑降温。因暑易伤津耗气,高温可使汗泄太过,不仅耗损人体津液,而且导致气随汗脱,出现头晕头昏、胸闷心悸、口渴咽干等情况,严重者还可出现中暑,甚者昏迷。在酷暑季节,白天应减少剧烈活动,多去阴凉之处避暑,外出戴太阳帽、打遮阳伞、戴太阳镜等。宜穿透气吸汗的轻薄衣物,丝绸、棉麻衣物都是不错的选择。户外工作要加强劳动保护。盛夏季节汗出较多,应勤洗澡、勤换衣,保持皮肤和衣物洁净。如出现中暑,应立即将病人移至阴凉通风处休息,补充淡盐水或绿豆汤、西瓜汁、酸梅汤等,必要时应用仁丹、十滴水、清凉油等防暑药品。

午后宜安排午睡,既能避炎热之势,又可消除疲劳。子午觉是睡眠养生非常重要的内容。所谓睡子午觉,就是在每天子时(23 时至次日 1 时)和午时(11 时至 13 时)按时入睡,"子时大睡,午时小憩"。

夏季为了防暑降温,经常会使用空调、电风扇等电器,然而由于夏季腠理开泄,容易受到寒邪侵袭,因此空调温度不宜设置过低,应减少室内外温差。睡觉的时候应远离门窗缝隙,尽量避免在亭台水榭、凉台等处长时间睡眠,以防贼风入中而得阴暑症。

二、情志调养

《素问·四气调神大论》指出,在情志养生方面,夏三月应当"使志无怒,使华英成秀,使气得泄,若所爱在外,此夏气之应,养长之道也"。夏季在五行中属火,与心相应,夏季养生重在养心。夏季养生,情志应保持愉快,切勿发怒,要使精神之英华适应夏气以成其秀美,精神外向,对外界事物有浓厚的兴趣,这样能够使气机宣畅、通泄自如。夏季气候炎热,容易导致心浮气躁。嵇康在《养生论》中给出了夏季平静心绪的方法:"更宜调息静心,常如冰雪在心,炎热亦于吾心少减,不可以热为热,更生热矣。"即我们通常所说的"心静自然凉"的夏季养生法。《素问·上古天真论》也提出:"无恚嗔之心……外不劳形于事,内无思想之患,以恬愉为务,以自得为功。"在炎热的季节里保持平和的心态及愉悦心情,有益于减轻燥热感。听舒缓音乐、喝绿茶、练习书法等对于保持心静有一定帮助。

三、饮食调养

夏季为心之所主,其味在苦,因此应适当补充一些苦味的食物如苦瓜、蒲公英等,对于炎热夏季导致的心火亢盛可起到清心泻火的作用。孙思邈《备急千金要方》中主张:"夏七十二日,省苦增辛,以养肺气。"元代丘处机的《摄生消息论》比较清晰地解释了减苦增辛:"夏三月属火,主于长养心气,火旺味属苦,火能克金,金属肺,肺主辛。当夏饮食之味,宜减苦增辛以养肺。"心属火,肺属金,火可克金,心旺容易伤肺。而在炎热夏季,无论是吹空调还是吃冷食,都容易导致寒气入肺而伤肺。辛味入肺,夏季养肺气需适当减苦增辛。这也从侧面告诉人们,虽然苦味入心,也不可多食,否则可能会助心气而制肺气。可适当食用辛味食物,如萝卜、葱白、姜、蒜、韭苔等。辛味有发散、行气、活血、通窍、化湿等功用,有助于补益肺气,尤其对肺气虚的人更应如此,但不可过食。酸味食物具有一定的收敛、生津止渴的作用。夏季腠理开泄,汗出较多,可酌情食用酸味食物,有助于收敛肌腠,同时可以生津止渴。例如,很多水果具有一定的酸味,饮品中酸梅汤有比较好的生津止渴作用。

长夏的气候特点是暑湿,暑湿与脾土关系最为密切。长夏季节阴雨连绵、潮湿,人最易出现脾虚湿困。在长夏之际,饮食上要注意健脾利湿。薏苡仁、茯苓、山药、白扁豆等健脾利湿之品可在长夏之际与其他食物合理搭配。而甘味入脾,长夏之际过食甘味容易助湿生痰,所以在进食瓜果、甜食的时候要适度。在长夏之际还容易出现四肢倦怠、食欲差、精神萎靡、大便稀薄等脾虚湿困的情况。在饮食方面,要注意饮食清淡易消化,减少进食油腻生冷食物,每餐不宜过饱,可以适当食用健脾利湿之品,如薏米茯苓粥、荷叶粥、鲤鱼赤豆汤等辅助调理。

夏季由于阳气盛,腠理疏松,汗液排泄多,因此失水多,应多喝水。《备急千金要方》也提出了饮食养生需要注意的事项:"不欲极渴而饮,饮不可过多……渴饮过多,则成痰澼。"正确的饮水方式为少量频饮,不要等到极渴才饮,也不要一次喝得过多。饮料、茶、蔬果汁、汤羹都不能代替水。如活动量较大,汗出较多,体内电解质随着汗液散失过多,特别是一些高温作业人群或者参加体育比赛、汗出过多者,可以酌情考虑在饮水的同时补充少量运动饮料。普通人群不建议饮用运动饮料。

在春夏养阳的养生原则指导下,夏季虽然天气炎热,一些冷饮冷食能够清凉解暑,如西瓜汁、绿豆汤,但冷饮要适度,不可偏嗜寒凉之品,如大量摄入雪糕、冰镇饮料、冰镇酸奶等。生冷瓜果也不宜多食,脾主长夏,嗜食寒凉之品会损伤脾阳,影响脾胃的运化功能,导致饮食及水液的运化失常而生湿化痰。此外,夏季致病微生物极易繁殖,食物极易腐败变质,日常饮食尤其要注意饮食卫生,防止病从口入。

四、运动调养

夏季运动时要注意避光避暑,避免在日照强烈、温度最高的正午运动,防止出现中暑的情况。最好在清晨或傍晚较凉爽时运动。运动场地可选择公园、庭院、水边等空气清新之处。夏天不宜做过分剧烈的运动,防止出现汗泄太过、耗气伤津的情况,游泳、散步、慢跑、习练太极拳、广播操等运动量较为适宜。炎夏不宜远途跋涉。运动过程中注意补水,运动后不要立即用冷水冲头、淋浴。

第四节　秋季养生

秋季从立秋之日起,至立冬之日止,包括立秋、处暑、白露、秋分、寒露、霜降六个节气。《素问·四气调神大论》:"秋三月,此谓容平。天气以急,地气以明。"秋天气候由热转寒,气候干燥,万物成熟而平定收藏,阳气渐退,阴气渐长,也是万物成熟收获的季节。秋应五脏之肺,属金。自然界秋凉秋收,人体阳气也开始内敛,阴气渐生。因此,秋季养生,凡精神情志、饮食起居、运动锻炼皆以养收为原则。保持阴阳平衡,注意秋冬养阴,防止燥邪伤肺。

Note:

一、起居调养

《素问·四气调神大论》这样表述秋三月的日常起居,认为秋三月应当"早卧早起,与鸡俱兴"。在起居调养上,秋季应该早睡早起,以顺应秋季自然界阳气由疏泄趋向收敛的变化特点。

在衣着方面,天气渐凉,应注意根据天气变化适当增添衣被,但不要添加过早过多,以防内热不得宣散。民谚有"春捂秋冻",其中秋天就要适当"冻",一方面宣散内热,另一方面也可以逐渐增加机体耐寒能力。但某些特殊人群,如呼吸系统疾病、骨关节系统疾病、心脑血管疾病以及免疫力低下的人群,秋冻要适度,不必过度强调秋冻,要减少出现感寒的情况。秋天天气转凉,特别是深秋秋风四起,衣着方面应当穿抗风、保暖衣物,此时不必刻意"秋冻"。

秋季气候开始逐渐干燥,北方尤其明显,此时一些皮肤干燥的人群(老年人多见)容易出现皮肤脱屑、瘙痒的情况,所以日常洗浴不宜过于频繁,不宜过热,沐浴后应涂抹保湿剂。

二、情志调养

《素问·四气调神大论》在描述秋季情志养生时指出:"秋三月……使志安宁,以缓秋刑……此秋气之应,养收之道也。"秋季五行应金,五脏应肺,肺在志为悲。秋季自然界开始逐渐出现肃杀萧条之意,花木凋零,树叶枯落,时有凄风冷雨,这种环境容易让人产生悲秋的情况,尤其是老年人更易引起垂暮之感而情绪低落。因此,秋季应当安心静养,情绪应慢慢收敛,保持安宁平静,凡事不躁进亢奋,也不畏缩郁结,收敛神气,不使神思外驰,减缓秋季肃杀之气对精神情志的影响,使肺气清肃,这才能顺应自然界"秋气平"的特点,也才能符合秋季养"收"的养生要求。日常可通过外出秋游、登高远眺、采摘、赏菊花、观红叶等活动,保持心胸豁达、情绪乐观安和。

三、饮食调养

《素问·藏气法时论》有:"肺主秋……肺欲收,急食酸以收之,用酸补之,辛泻之。"辛散酸收,辛味入肺,过食辛味可能造成发散太过,而秋天宜收不宜散,适当辅以酸味有助于收敛肺气。很多辛味食物如辣椒、胡椒等味辛性温,长时间过量食用容易导致伤阴,不利于在秋天干燥气候时的养生。肺喜润勿燥,过食辛辣也容易造成肺燥阴伤的情况。因此,饮食上尽可能少食辣椒、胡椒、韭菜等辛味之品,适当增加酸味食物,如某些酸味水果。《饮膳正要》记载:"秋气燥,宜食麻,以润其燥。"润燥,首先要保持液体摄入量,如温开水、茶、蔬果汁、汤羹等;其次要多吃新鲜蔬菜和水果,以养阴润燥,如藕、菠菜、木耳、银耳、百合、荸荠、梨、香蕉等。

此外,《素问·金匮真言论》有:"西方白色,入通于肺,开窍于鼻,藏精于肺……其味辛,其类金……是以知病之在皮毛也。"秋天肺之病以在皮毛较多,以外感疾病为代表。饮食方面,可以常备生姜、大葱、紫苏等具有一定发散作用的食物,如遇外感风寒表证初期,可以食用姜汤、生姜葱白饮、姜糖苏叶饮等方法,以发汗解表散寒,解决疾病于萌芽之中。

四、运动调养

秋高气爽,是开展各种运动锻炼的大好时期,如跑步、跳绳、拔河、蹬车、打拳、练功等。运动时要注意在空气清新和避风的地方。运动不可过度,秋天阴精阳气都处在收敛内养的状态,要防止运动过量,出现劳累、大汗的情况,不利于秋季养"收"。传统导引术中的静养功、站桩等相对内敛的功法都有益于秋季养生。由于天气转凉,空气也干燥,秋季游泳次数宜适当减少。运动后注意不要汗出当风。

第五节 冬 季 养 生

冬季从立冬之日起,至立春之日止,包括立冬、小雪、大雪、冬至、小寒、大寒六个节气,是一年中气候最寒冷的季节。《素问·四气调神大论》曰："冬三月,此谓闭藏。水冰地坼,无扰乎阳。"冬季天寒地冻,大地龟裂,北风凛冽,草木凋零,蛰虫伏藏,生机潜伏,阳气内藏,是万物闭藏的季节。冬应五脏之肾,五行属水,此季节寒冷,与人体的肾和膀胱关系密切。自然界冬寒冬藏,从生理角度讲,人体在冬季阳气潜藏于内,新陈代谢较慢,阴阳消长也处于相对缓慢的水平,成形胜于化气。因此,冬季养生的基本原则为"藏"。《素问·金匮真言论》说:"夫精者,生之本也。故藏于精者,春不病温。"强调了藏精也就是封藏的重要性。在藏精养阴的同时,也要回避虚邪贼风。

一、起居调养

《素问·四气调神论》这样表述冬三月的日常起居,认为冬三月应当"早卧晚起,必待日光。"《备急千金要方·道林养性》也记载:"冬时天地气闭,血气伏藏,人不可作劳汗出,发泄阳气,有损于人也。"为了适应冬季日照减少、万物封藏的自然规律,人们在起居方面也要注意调整,最好在太阳出来后才起床,保证足够睡眠,不应当扰动阳气,这也是避寒的一种方式。日常活动,日出而作,日落而息,以利阳气潜藏,阴精积蓄。

在衣着方面,冬季穿衣应本着"去寒就温"的养藏原则,防寒保暖,不仅衣料选择要注意保暖,帽子、围巾、手套也都应配套。俗语有"寒从足下生",提示我们要注意足部保暖。寒冬季节穿鞋也要符合寒冷季节的要求,保暖有利于足部血液循环通畅,从而促进全身血液循环。

《素问·金匮真言论》说:"夫精者,身之本也,故藏于精者,春不病温。"说明在房事方面也应顺应冬季封藏的规律,节制房事,保养阴精,保证精气旺盛。

二、情志调养

《素问·四气调神大论》对于冬季情志养生的建议是:"使志若伏若匿,若有私意,若已有得,去寒就温,无泄皮肤,使气亟夺,此冬气之应,养藏之道也。"冬季应使神藏于内,精神安宁自若,不要妄事操劳,精神上保持一种满足感,就好像得到了自己渴望得到的东西一样,把它密藏起来。在冬季日照相对较少的地方,因受外界环境影响,人体容易出现精神抑郁、情绪低沉等情况,需要进行自我主观调节,如听欢快的音乐、与友人畅谈、读书、运动等,都有利于摆脱低落情绪。

知 识 拓 展

九九消寒图

我国大部分地区习惯自冬至起"数九",每九天为一个小节,共分为九九八十一天。围绕数九这一民俗,北方人绘制了九九消寒图。九九消寒图常见有三种形式:一种是一幅双钩描红书法,繁体的"亭前垂柳珍重待春风",九字每字九划,共九九八十一划,从冬至开始,每天按照笔画顺序填充一个笔画,每过一九填充好一个字,也叫"写九",九个字写完,春回大地;第二种是在白纸上绘制九枝寒梅,每枝九朵花,一朵对应一天,一枝对应一九,每天根据天气情况用特定的颜色填充一朵梅花,也称"画九";第三种是将宣纸等分为九格,每格用笔帽蘸墨印上九个圆圈,每天根据天气情况填充一个圆圈,填充规则通常为:上涂阴,下涂晴,左风右雨雪当中。

三、饮食调养

《遵生八笺·四时调摄笺》指出:"冬日肾水味咸,恐水克火,故宜养心。"冬季在五脏属肾,咸味入肾,肾水克心火,如果多食咸味,会导致肾气偏亢,则容易造成水克火。苦味入心,增加苦味食物摄入有助于强心。因此,冬季应当"多食苦,少食咸",使心气得到补养,避免肾水旺而克伤心火。冬季天寒地冻,阳气闭藏,人体处于能量蓄积状态,人体需要比夏季更多的热量御寒,宜食温性食物如大枣、果仁、龙眼肉、羊肉、牛肉、鹿肉等,做适当进补。特别是根据中医学"冬至一阳生"的观点,冬月三九天是进补的最佳时候,此时进补可扶正固本、培育元气,使闭藏之中蕴藏活泼生机。但要注意,进补不能违背"秋冬养阴"的原则,不要过食辛辣燥热伤阴之品。可适当进食养阴滋液之品,如兔肉、鳖肉、鸭肉、猪肉、鳗鱼、木耳、银耳等,使阴阳协调平衡,生化无穷。民间有"冬吃萝卜夏吃姜"的说法,其中萝卜辛甘凉,冬季由于温热食物进食相对较多,为避免体内蕴热,适当进食萝卜有助于清利内热,同时有调畅气机的作用。

四、运动调养

生命在于运动,虽然冬季要注意闭藏,但仍然需要保持一定的运动量,一方面有助于疏通经络,行气活血,另一方面运动能够促进血液循环,具有一定的御寒的作用。户外运动要在太阳已经升起后再进行。冬季不宜进行剧烈运动,避免汗出过多,防止风寒冰霜所伤。户外运动锻炼要做好防寒保暖,防止冻伤。在极端天气如大风、大寒、大雪、雾霾等情况下,不必过分强调户外运动,可以通过在室内运动取得一定效果。室内运动之前要注意开窗通风,保持空气清新,锻炼时不可站立在风口,防止寒邪直中。运动前要注意做好热身活动,防止运动损伤。老年人进行锻炼的时候,尤其是户外运动,要穿防滑鞋,避冰雪之地,预防跌倒的发生。

(张 聪)

思 考 题

1. 如何理解"春夏养阳,秋冬养阴"?
2. 民间有"冬吃萝卜夏吃姜"的说法,这种说法的理论依据是什么?
3. 在四季养生中不同季节侧重保养的脏腑分别是什么?

URSING

第六章

特殊人群养生

06章 数字内容

学习目标

- **知识目标：**

  1. 掌握：不同人群养生的方法。

  2. 熟悉：不同人群养生的原则。

  3. 了解：不同人群的生理特点。

- **能力目标：**

  能在实践中针对不同人群综合运用养生方法达到养生目的。

- **素质目标：**

  在不同人群养生实践中体现中医养生观和人文关怀。

人体是一个复杂的系统,存在着较大的个体差异。不同个体的生理及心理特点各不相同,对疾病的易感性也不尽相同。在《论语·季氏》中,孔子对不同年龄阶段的人提出不同的养生要求:"君子有三戒:少之时,血气未定,戒之在色;及之壮也,血气方刚,戒之在斗;及之老也,血气既衰,戒之在得。"中医养生学的特点在于整体观、辩证观和动态观,因人而治、因人而养是中医养生学的显著特点。因此,养生需要因人制宜,根据年龄、性别、体质、职业等不同特点,有针对性地选择相应的养生保健方法,保持身心健康,从而达到益寿延年的目的。

第一节　儿 童 养 生

一、儿童期养生

儿童期是指从出生到青春期之前这个阶段。儿童期养生保健的特点是养教并重,寓教于养,以达到启蒙发智、培养良好习惯、保养元真、教子成材为目的。

(一)儿童期生理特点

少儿处于生长发育的初期。古代医家在长期的临床实践中对小儿的生理特点已有较为深刻的认识,通常将小儿时期的生理特点概括为"纯阳之体"和"稚阴稚阳"。金代刘完素《素问病机气宜保命集》指出:"少儿和气如春,日渐滋长。"北宋钱乙《小儿药证直诀》说:"小儿五脏六腑,成而未全……全而未壮。"明代万密斋《育婴家秘》指出:"血气未充……肠胃脆薄,精神怯弱。"清代吴鞠通《温病条辨·解儿难》说:"小儿脏腑薄,藩篱疏,易于传变;肌肤嫩,神气怯,易于感触。"指出小儿时期有生机蓬勃、蒸蒸日上的一面,其从体格、智力以至脏腑功能均不断地向完善、成熟方面快速发展。年龄越小,生长发育的速度越快,好比春季和旭日阳气初生,有蒸蒸日上、欣欣向荣的"纯阳"特点;又有脏腑娇嫩、形气未充的一面,其机体柔嫩,精气不足,气血未充,经脉未盛,神气怯弱,有"稚阴稚阳"的表现,因此抗病力低下,易于发病,发病后病情发展较快。小儿的心理发育也未臻完善,其精神怯弱,易受惊吓致病,情志不稳;可塑性大,易于接受各方面的影响和教育。针对少儿期的生理和心理特点,不失时机地采取科学的养生保健措施,是促进少儿成长的重要保证。

(二)儿童期养生原则

1. 新生儿期　自脐带结扎时开始至28天之前为新生儿期。按年龄划分,此期实际包含在婴儿期内。此期以保温、合理喂养和预防感染为保健重点,还应保证充足睡眠及良好的睡眠姿势。

2. 婴儿期　从出生到1周岁之前为婴儿期。这是人一生中生长发育最迅速的阶段,被称作人生中第一个飞跃时期。此期的保健重点是合理喂养,注意寒温调护,按时进行各种预防接种。

3. 幼儿期　从1周岁到满3周岁之前为幼儿期。此期应重视早期教育,促进智力增长,以启蒙发萌。继续做好预防保健工作,培养良好生活、卫生习惯。

4. 学龄前期　从3周岁到6~7周岁入小学前为学龄前期。应有计划地进行幼儿园教育,开展适于幼童特点的各种活动,做好预防保健工作,防止意外事故发生。要注意培养优秀品德及初步的独立生活能力。

5. 学龄期　从入小学始(6~7周岁)到青春期之前为学龄期。此期应重视德、智、体、美教育,使之全面发展,继续做好儿童保健,要特别注意预防近视、龋齿和脊柱变形,预防扁平足,防止意外事故发生。加强体育锻炼,使体格和智慧进一步发展。

(三)儿童期养生方法

1. 新生儿期

(1)注意保暖:新生儿居室的温度、湿度应随气候变化调节。冬季应使室内温度保持在22~24℃,防止受凉。生火炉或烧炕的家庭需严防 CO 中毒和火炕烫伤。

(2)合理喂养:出生后应提倡母婴同室、尽早喂奶。母乳所含的多种营养物质含量适中、比例合适,既能满足婴儿的营养需要,又利于吸收,并且能增加抗病能力。尽早开乳有促进乳汁分泌的作用。若暂无乳汁,可先喂温开水,有乳汁后当母乳喂养。哺乳应有定时,每 3~4h 一次。

(3)预防感染:主要是预防脐带及皮肤感染。传统医学为防止新生儿"四六风"(破伤风),采用干净瓷器新打破锋刃断脐,或用烙铁、新破竹片断脐。《备急千金要方》提倡用蒸后晾干的新白布裹脐,用牙断脐。《幼科发挥》说:"儿之初生,断脐护脐,不可不慎。断时隔衣咬断者,上也;以火燎而断之,次也;以剪断之,火烙之,又其次之。护脐之法,脐既断矣,用软布缠裹,待干自落,勿使犯水也。三朝洗儿,当护其脐,勿使水渍人。脐落之后,当换包裙,勿使尿湿浸及脐中也。"现代医学提倡用 75% 乙醇消毒,95% 乙醇脱水,每日 2~3 次,直至脐带脱落为止。新生儿皮肤娇嫩易感染,故新生儿的衣物应舒适、柔软、清洁,皮肤勿用刺激性清洁剂,勤换尿布。会阴部潮湿或有红疹者应保持皮肤清洁干燥,或用适宜温水洗净局部后再使用外用药。

(4)起居保健:新生儿居室应有充足的阳光,通风良好。应尽量减少亲戚朋友探望,奶瓶、奶嘴及装奶的用具应每日消毒。接触新生儿的人需保持手部洁净,避免面对新生儿谈笑、咳嗽,避免去亲吻宝宝的面颊部。该阶段应接种乙肝疫苗及卡介苗。

2. 婴儿期

(1)合理喂养:婴儿生长发育迅速,对营养物质需求量大质高,母乳营养丰富易于消化,是婴儿最理想的天然食品。母乳喂养者,哺乳前应用肥皂洗手,用温水洗涤乳房及乳晕。应两侧乳房轮流喂,吸尽一侧再吸另一侧。每次吸乳后应无乳汁残留,若仍有残留者应用吸奶器吸出。

若无母乳或其他原因不能哺乳,可采用人工喂养,通常予以牛乳、羊乳或配方乳等代乳品。及时添加辅食,添加时应遵循由流质到半流质再到固体、由少到多、由细到粗的原则。辅食的数量、种类和添加的速度要视小儿消化吸收的情况而定,并逐渐向成人膳食过渡。

饮食当以七分饱为宜。婴儿每日所需糖牛乳 110ml/kg,每日需水 150ml/kg。小儿脾胃发育未全,饮食不知节制,喂养稍有不当就会损伤脾胃,即万全所云:"乳多终损胃,食壅即伤脾"。

(2)预防接种:婴儿应接种百日咳、白喉、破伤风、脊髓灰质炎、麻疹疫苗,以达到控制疾病的目的。婴儿期儿童计划免疫程序为:6 个月口服预防小儿麻痹糖丸,6~10 个月接种麻疹、百日咳、白喉、破伤风疫苗(初种)。

(3)培养习惯:应给婴儿养成良好的卫生习惯,如按时大小便、不吮手指等。同时还应注意婴儿的体格锻炼,以促进飞跃式的生长发育,提高抵抗力。

3. 幼儿期

(1)合理营养:对满 2 周岁的幼儿,每日应继续提供幼儿配方奶粉或其他乳制品;同时应根据幼儿牙齿的发育情况,适时增加细、软、烂、碎的膳食,种类不断丰富,数量不断增加,逐渐向食物多样化过渡。每日应摄入足量优质蛋白质以保证生长发育的需要,增加富铁食物以防止缺铁性贫血的发生。另外,鱼类脂肪有利于儿童的神经系统发育,可适当多选用鱼虾类食物,尤其是海鱼类。平时应注意幼儿的膳食习惯,吃饭定时,每餐定量,不随意吃零食。培养不挑食、不偏食的好习惯。同时可变换食物品种、花样,创造愉快的进食气氛,激发幼儿的进食兴趣。

(2)防范意外:幼儿胆小怯弱,易受惊吓,对外界危险事物没有识别能力,容易发生意外事故,故须谨慎看护,尤其注意异物吸入、烫伤、跌伤等预防。

(3)早期教育:由于感知能力和自我意识的发展,幼儿对周围环境产生好奇、乐于模仿,该期是社会心理发育最为迅速的时期。此时,儿童有较强的模仿能力和游戏能力,应重视与孩子的语言交流,通过游戏、讲故事等促进幼儿语言发育和运动能力的发展。帮助幼儿养成良好的生活习惯如睡眠、进食、排便等和健康的心理状态。若出现不良的生活习惯或行为,要注意引导、说教,并以身作则,周围人的榜样是非常重要的。此期是学习口语的最佳年龄,家长可适当教给幼儿一定的词汇和诗句。

4. 学龄前期

(1)品格培养:重视培养儿童的健康人格,使儿童在德、智、体各方面得到全面发展,以利于儿童形成意志坚强的性格,将来工作中有主见、善分析,具有一定的工作能力。应重视生活学习环境的净化,如选择合适的电视节目及画册等,多接受和模仿正面人物的形象。

(2)和谐环境:国外学者研究认为,社会和家庭环境对儿童人格健康与否都起着潜移默化的关键性影响,因此父母和家庭成员应和睦相处,不争吵,不打骂,不违法乱纪,创造一个良好的家庭生活环境。鼓励儿童充分表达情感,使其学会疏泄不良情绪,同时应教会儿童控制情绪。

5. 学龄期

(1)吃好早餐:此期儿童处于生长发育的旺盛阶段,早餐应注重补充丰富的蛋白质和碳水化合物,同时尽量少吃含糖量较高的食物,以防引起龋齿和肥胖。在条件许可的情况下,儿童的早餐通常以一杯牛乳、一个鸡蛋和适量碳水化合物为佳。牛乳可与果汁等饮料隔天交替饮用。

(2)培养习惯:养成良好的学习姿势,预防近视及脊柱变形等。学校和家庭共同培养,引导儿童在德、智、体、美各个方面全面发展,学校注意学习和游戏结合,而家庭提供充足的自由活动机会和学习环境。父母培养儿童的健康心理,应客观地爱子女,而不是主观和盲目地爱。进行法制教育,学习交通规则和意外伤害的防范知识。

二、青少年养生

青春期年龄范围一般是 10~20 岁,是从儿童到成人的过渡时期。女孩的青春期开始年龄和结束年龄都比男孩早 2 年左右。青春期的进入和结束年龄存在较大个体差异,可相差 2~4 岁。

(一)青春期生理特点

青春期是人生中生长发育的高峰期。其生理特点是体重迅速增加,第二性征明显发育,生殖系统逐渐成熟,其他脏腑也逐渐成熟和健全。机体精气充实,气血调和。此期身体各方面的发育和功能都达到更加完善和完全成熟的程度,最后的恒牙也长出来,女子的身高到 18~20 岁停止增长,男子的身高到 20~23 岁停止增长。随着生理方面的迅速发育,心理行为也出现许多变化,表现为半幼稚、半成熟以及独立性与依赖性相交错的复杂现象,具有较大的可塑性。他们热情奔放,积极进取,好高骛远,不易持久,在各方面会表现出一定的冲动性;对周围的事物有一定的观察分析和判断能力,但情绪波动较大,缺乏自制力,看问题偏激,有时不能明辨是非。他们虽然仍需依附于家庭,但与外界的人及环境接触日益增多,独立愿望日益强烈,不希望父母过多干涉自己,却又缺乏社会经验,极易受外界环境的影响,处于"染于苍则苍,杂于黄则黄"的阶段,如果能按照身心发育的自然规律,注意体格的保健锻炼和思想品德的教育,可为一生的身心健康打下良好的基础。

(二)青春期养生原则

中医学理论认为,青少年虽然接近成人,但组织器官发育尚不完善,情志发育也不成熟,故此期养生原则应加强情志调养,即思想意识的锻炼和修养,力求养成独立自觉、坚强稳定、直爽开朗、亲切活泼的个性;遇事冷静,言行适度,文明礼貌,尊老爱幼,切忌恃智好胜,恃强好斗;要有自知之明,正确对待就业问题,处理好个人与集体的关系,明确自己在不同场合所处的不同位置,善于角色变换,采用不同的处事方法,从而有利于社交活动,促进人事关系的和谐,有益于身心健康。

(三)青春期养生方法

1. 合理引导 青少年成长变化中,随着青春期的到来,性意识发展,性生理的逐渐成熟,其心理方面的最大变化反映在性心理领域,性意识开始萌发,处于朦胧状态。《素问·上古天真论》云:"丈夫……二八肾气盛,天癸至,精气溢泻""女子……二七而天癸至,任脉通,太冲脉盛,月事以时下。"男女青年肾气初盛,天癸始至,具有了生育能力,要教育此阶段男性青少年不要染上手淫习惯,女性青少年要做好经期卫生保健。要注意隔离和消除可能引起他们性行为的语言、书籍、画报、影视等环境因素。安排好课余时间,把主要精力放在学习上。帮助他们充分了解两性关系中的行为规范,破除性神秘感。正确区别友谊、恋爱、婚育的关系。提倡晚婚,力戒早恋,宣传优生和性病的预防知识。

2. 挫折教育 青少年心理脆弱,承受力差,意志薄弱,缺乏生活的锻炼,依赖心理强,交往能力和

Note:

适应能力极差,遇到挫折容易因绝望而轻生,因此培养坚强的性格对他们以后的人生道路有着重要的影响。要进行失败教育和挫折教育,使他们以一颗平常心态、以一股不服输的精神对待失败和挫折,使他们充分认识到任何时候、任何条件下挫折总是难以避免的,培养他们能够正确认识与对待挫折。

> **知 识 拓 展**
>
> 　　学生心理的发展和心灵的成长是一个复杂的过程,受到多种因素的影响。学校应引导和帮助学生树立正确的理想信念和思维方式,这是主流的方面。但也不能否认和忽视学生在成长过程中会受到的不良因素的影响。社会上一些不良风气和网络中一些错误言论都对校园和学生产生着影响,特别是一些错误思潮和敌对势力制造的舆论对一些学生有一定的影响。专业课要把建设性和批判性结合起来,在做好正面教育的同时,发挥好自己的批判功能,帮助学生抵御错误思想的影响,矫正出现的偏差,帮助他们真正树立起正确的世界观、人生观和价值观。

　　3. **合理作息**　根据具体情况,科学合理地安排作息时间,做到"起居有时,不妄作劳",既要专心致志地学习,又有适当的户外活动和正当的娱乐休息,保证充足的睡眠,保持精力充沛,提高学习效率,保持身心健康。

　　4. **卫生习惯**　养成良好的卫生习惯,读书、写字、站立时应保持正确姿势,以促进正常发育。变声期要特别注意保护嗓子,避免沾染吸烟、酗酒等恶习。青少年的衣着宜宽松、朴素、大方。女性青少年不可过度束胸紧腰,以免影响乳房发育和肾脏功能。男性青少年不要穿紧身裤,以免影响睾丸正常的生理功能,引起不育症或遗精。夏秋两季男女青年穿紧身裤容易引起腹股沟癣或湿疹而影响健康。

第二节　女性特殊生理时期养生

一、孕期养生

　　孕期养生又称养胎、护胎,是指从受孕至分娩期间,为促进胎儿体质和智力的良好发育所采取的一系列有利于孕妇和胎儿身心健康的养生措施。

　　(一) 孕期生理特点

　　妇女在孕期时肾气盛,冲脉充,气血满盈,此期妇女多内热较盛。

　　(二) 孕期养生原则

　　明代万全《妇女秘科》说:"妇女受胎之后最宜调饮食,淡滋味,避寒暑,常得清纯和平之气,以养其胎,则胎元完固,生子无疾。"

　　(三) 孕期养生方法

　　1. **做好胎教**　《大戴礼记·保傅》有"文王胎教"的记载,表明早在商周时期已有做好胎教能使小儿健康、聪慧、长寿的实例。胎教有广义和狭义之分。广义胎教是指胎孕养生保健的全部内容。狭义胎教是指在孕妇胎、孕、产的全过程中为孕妇创造舒适愉快的环境与心境,给胎儿以良好的影响,促进胎儿智力发育。此处所讲是狭义的胎教。孕妇要加强思想品德的修养,注意培养高尚的情操和美好的心灵。隋代巢元方《诸病源候论·妇人妊娠病诸候上》指出:"欲令子贤良盛德,则端心正坐,清虚和一,坐无邪席,立无偏倚,行无邪径,目无邪视,耳无邪听,口无邪言。"如此,胎儿禀气纯正,有助于良好的气质与性格特征的形成。孕妇应当精神内守,情绪稳定,喜怒哀乐适可而止,避免强烈的精神刺激,才能安养胎儿。孕妇可适当参加文体活动,陶冶性情,怡情养性,稳定情志。如《叶氏竹林女科》说:"宁静即是胎教"。北齐徐之才《逐月养胎法》亦指出,孕妇应"无悲哀思虑惊动。"

　　2. **饮食调摄**　胎儿的生长发育全赖母体气血的濡养。孕妇的合理饮食是确保优生优育的重要环节。孕妇的饮食应当富于营养,清淡可口,易于消化,进餐要按时定量。饮食禁忌过食生冷、辛辣、肥甘厚腻等食物,以免酿生胎寒、胎热、胎肥等病证。要戒烟戒酒,以免出现畸胎和先天性疾病。妊娠的第1~12周,应按孕妇的口味调配饮食,少食可能加重妊娠反应的味浓、油腻等刺激性食品。可选择适合自己口味的食品,以新鲜蔬菜瓜果为佳,少食多餐,避免过饥或过饱。妊娠的第13~31周,胎儿迅速增长,多食富含各种营养成分的食品,如富含蛋白质、钙、磷的食品。豆类、肉鱼、蛋类含有丰富的蛋白质,蛋黄、乳类、虾皮、动物骨骼及绿叶蔬菜中含有丰富的钙,豆类、肉食中含有磷,多吃此类食物有助于胎儿的生长发育。妊娠的第32~40周,胎儿生长发育迅速,而且是大脑发育的关键时期,饮食品种要丰富,营养要充足,应多吃优质蛋白,注意动物蛋白与植物蛋白的搭配食用,同时要防营养过度。妊娠后期要控制盐的摄入,防止妊娠水肿。

3. 谨慎起居 妇女怀孕之后,全身气血聚以养胎,卫气相对不足,易为虚邪贼风所乘,引起外感疾病。同时,外邪亦可对胎儿产生影响,致多种胎病,或造成流产、早产等。《诸病源候论》即提出,妊娠时气"重者伤胎也"。现代研究表明,各种感染性疾病尤其是病毒感染可能导致先天性畸形、流产或早产。因此,孕妇要比常人更重视寒温的调摄,顺应气温的变化,减少气候变化对人体造成的伤害。孕妇要谨防外伤,胎损常起于动作不慎,要注意保护腹部,避免受到挤压和冲撞,同时还要避免噪声、放射线等损害胎儿,诱发基因突变,造成染色体异常,以免产生胎儿发育畸形或流产。

(1)劳逸适度:适度运动可使孕妇和胎儿气血通畅,促进胎儿发育,利于分娩顺利进行。明代万全《万氏妇人科·胎前》说:"妇人受胎之后,常宜行动往来,使血气通流,百脉和畅,自无难产。若好逸恶劳,好静恶动,贪卧养娇,则气血凝滞,临产多难。"一般来说,妊娠的第1~12周应适当静养,谨防劳伤,以稳固其胎;第13~31周可适当增加一些活动量,以促进气血循行,适应胎儿迅速生长的需要;第32周以后宜做较轻的工作,保证每天有一定的活动量,分娩前2周应停止工作。孕妇要有充足的睡眠,每晚保证8h的睡眠时间,到了妊娠后期每日中午应卧床休息1h。临产前数周可适当增加睡眠时间,同时睡姿宜取左侧卧位。

(2)卫生衣着:孕妇的居室宜勤打扫,保持环境清洁和空气流通。孕妇宜常洗澡,勤换衣裤,保持皮肤清洁。需每日清洗外阴。妊娠第24周后还要经常擦洗乳头,并用手将乳头向外牵拉,以防乳头凹陷而影响产后哺乳。孕妇的衣着宜轻松宽大舒适,不要紧束胸部和腰部,以免影响气血运行和胎儿的发育。穿鞋应大小合适,鞋底宜厚不宜硬,忌穿高跟鞋。

(3)节制房事:房事不节易于伤肾而致胎元不固,造成流产、早产,也可因交合而酿成胎毒,使孕妇及胎儿宫内感染的机会增多。清代亟斋居士《达生篇》提出:"保胎以绝欲为第一义"。陈复正《幼幼集成·保产论》指出"古者妇人怀孕,即居侧室,与夫异寝,以淫欲最当所禁。"主张孕妇宜清心寡欲,分房静养。妊娠早期和产前3个月尤应谨戒房事。孕早期房事不节,相火动于内,阴气泄于外,可致胎毒、胎漏、流产。孕后期房室无度,往往引起半产、难产,即幸不堕,生子亦必愚鲁多疾早夭。

(4)审慎用药:中医学对妊娠用药历来十分审慎,主张无病不可妄投药物,有病也要谨慎用药,中病即止。妊娠期母体各系统都发生了一系列的生理变化,如果用药不当,可能造成医源性疾病,损胎致畸,甚则引起难产、流产。另外,部分西药如地西泮、阿司匹林、四环素、抗癫痫药等对胎儿发育影响较大,一般情况下禁用此类药,必需使用时须在医生指导下服用。

二、产褥期养生

从胎盘娩出到全身各器官除乳腺外恢复至正常未孕状态所需的一段时间称为产褥期,通常为6周。

(一)产褥期生理特点

分娩时由于耗气失血,故妇女产后机体处于气血虚少、脉络空乏、虚弱多瘀的状态。

(二)产褥期养生原则

《孕产集》曰:"产后调摄最宜谨慎,盖产后气血虚少,脉络空乏,肢节懈怠,腠理开张,皮毛不实,营卫不固,血道易塞,气道易滞,故致疾之易,而去疾之难,莫甚于此。"

（三）产褥期养生方法

1. 环境养护 产后气血俱损,百脉空虚,多见虚寒之象,而且腠理疏松,营卫不固,易受外邪侵袭。因此,产妇的生活环境必须清洁卫生,温暖舒适,特别强调避风寒,保温暖,不宜当风而卧,以免外邪侵袭或患产后身痛等。冬季当注意保暖,夏季不宜厚衣密室。《景岳全书·妇人规》曰:"产妇产室,当使温凉得宜,若产在春夏,宜避阳邪,风是也。产在秋冬,宜避阴邪,寒是也。故于盛夏之时,亦不可冲风取凉,以犯外邪;又不宜热甚,致令产妇头痛面赤……若冬末春初,余寒尚盛,产室不可无火,务令下体和暖,衣被亦当温厚,庶不为寒气所侵……产后胎元既落,气血俱去,乘虚感邪,此时极易,故不可不慎。"

2. 饮食调摄 产妇饮食应以补养为主,既可促进产妇身体的恢复,又使乳汁分泌充足,以滋补不碍胃、补虚不留瘀为原则。一般产后 1 周之内阴虚火旺,应以清补为主。特别是产后 1~3 天以内,由于体力消耗较大,气血骤虚,脾胃运化功能相对不足,可多饮汤汁丰富、味道清淡、富含营养、易于消化的食物,不宜进食过量的油腻食物。分娩 2 周以后多偏于虚寒,可予以温补,以温补气血,活血化瘀。产妇饮食宜少食多餐,每日可进餐 4~5 次,不可过饥或过饱。

3. 情志调摄 产妇分娩后多虚多瘀,血虚则神失所养,血瘀则气血失畅而情志易郁。气血郁结易引起产后郁证、恶露不行、缺乳等;若过度愤怒惊恐,则气血逆乱而导致恶露不尽、产后血晕等。因此,需给予产妇关心体贴,令其情志舒畅,精神愉悦,气血平和。《妇人大全良方》说:"初产时,不可问是男女,恐因言语而泄气,或以爱憎而动气,皆能致病。"《女科秘旨》云:"产后月内,宜戒怒气,勿受惊恐,勿劳神力,谨慎饮食。"

4. 保持卫生 产褥期血室正开,恶露排出,产后汗液较多,易感邪毒而致病,故宜经常洗浴,保持皮肤清洁。要特别注意外阴清洁,产后百日之内严禁房事,产后 4 周内不能盆浴,预防邪毒内侵而导致带下病、产后发热、产后腹痛及产后血崩等。每天宜用温水洗涤外阴,及时更换会阴垫,内衣裤要常洗晒。有分娩创伤者,应使用消毒敷料,亦可用药液熏洗。《备急千金要方·妇人方》说:"凡产后满百日,乃可合会。不尔……百病滋长,慎之。"

三、哺乳期养生

哺乳期是产妇以乳汁哺育婴儿、产后机体逐渐康复的阶段,一般为 10 个月至 1 年。

（一）哺乳期生理特点

妇女十月怀胎一朝分娩,耗气伤血,阴竭津亏。生产后不仅阳气损耗,阴血匮乏,同时又需内聚气血,变化乳汁哺育婴孩。故此期妇女容易出现身体机能下降,运化不利,出现畏寒、肢冷、食欲不佳等症状。

（二）哺乳期养生原则

《类证治裁》说:"乳汁为气血所化,而源出于胃,实水谷之精华也。"故哺乳期妇女应加强营养,同时注意哺乳卫生和起居保健。

（三）哺乳期养生方法

1. 哺乳卫生 产后半小时即可开奶。每次哺乳前均要用温水清洗乳头和乳晕,特别是第一次哺乳之前更要彻底清洗,以免不洁之物带入婴儿口内,同时乳母先要洗净双手,免致污染乳头。每次哺乳前,乳母要洗手,用温水清洗乳头。或用手由乳房四周向乳头方向轻轻按摩乳房,以疏通乳络,使乳汁得行,防止乳汁淤积而成乳痈。若出现乳头皲裂或乳痈,应及时医治。一般每隔 3~4h 哺乳一次,每次哺乳时间为 15~20min,不可让婴儿含乳头入睡。通常情况下,可母乳喂养至 1 岁。世界卫生组织建议纯母乳喂养至 6 个月,6 个月后在添加辅食的情况下继续母乳喂养至 2 岁。

2. 饮食营养 乳母应增进营养,强健脾胃,多进汤水,以保证乳汁充沛。产后缺乳虽有虚实之别,但总以调养脾胃、滋补气血为主。虾肉、猪蹄、母鸡、花生、黄豆、黄花菜、鲤鱼、鲫鱼、豆腐等均有生乳、催乳之效。《妇人大全良方》强调:"凡妇人乳汁或行或不行者,皆由气血虚弱、经络不调所致。"如气血不足之缺乳,可多喝鱼汤、鸡汤、猪蹄汤等,必要时加用当归、黄芪煲汤食用;如气血壅闭、经络不通之缺乳,可用漏芦、穿山甲、王不留行等疏通气血。乳母饮食宜清淡、富有营养,勿滥用补品,勿过食生冷,也不可过咸,忌食辛热刺激性食品。痰湿体质者若滥用滋补,则痰湿凝滞,不仅容易导致乳母形体肥胖,而且可以影响乳汁分泌而引起缺乳。

3. 起居保健 乳母须保持良好的精神状态、充足的睡眠和休息和有规律的生活,起居有时,劳逸适度,心情舒畅,避免不良情绪刺激。大多数妇女在哺乳期虽然无月经,但仍有怀孕的可能,故要注意避孕。最好用避孕工具,勿服避孕药,以免抑制乳汁的分泌。许多药物可以经过乳母的血液循环进入乳汁,因此乳母在哺乳期应慎服各类药物。

知识拓展

母乳喂养的优点

母乳喂养是指用母亲的乳汁喂养婴儿的方式。研究显示,用母乳喂养的婴儿发展更为健康,效果包括增强免疫力、提升智力、减少婴儿猝死症的发生、减少儿童期肥胖、减少罹患过敏性疾病等。有越来越多的证据证明母乳喂养对健康有益,对此付诸实践的建议也在持续增加。目前世界卫生组织认为,母乳喂养可以降低儿童的死亡率,对健康带来的益处可以延续到成人期。以人口基础而论,出生后最初 6 个月的纯母乳喂养是推荐的喂养婴儿方式,接着以持续母乳喂养并添加适当的补充食品方式进行喂养,直至 2 岁或更长。为了使母亲们能够实行和坚持在最初 6 个月的纯母乳喂养,世界卫生组织和联合国儿童基金会建议在婴儿出生的 1h 内就开始母乳喂养。

四、经期养生

女性经期保健应从青春期开始。

(一) 经期生理特点

行经期间,冲任气血下注,血室正开,邪气易于入侵。《妇人大全良方·调经门》说:"若遇行经时,最宜谨于将理,将理失宜,似产后一般受病,轻为宿疾,重可死矣。"

(二) 经期养生原则

《广嗣纪要》指出:"女子以血为主。"《灵枢·五音五味》记载:"妇女之生,有余于气,不足于血。"妇女无论是月经形成,还是孕育胎儿、泌别乳汁等,均以血为物质基础。女子以血为本,以血为用,因此妇女经期养生保健以养血补血为要。月经期保健应以保持经血泄而有度为主。由于行经期间血室开放,极易感邪,若调摄失宜,每易致病。行经期间应当于情志、饮食、起居各方面谨慎调摄。

(三) 经期养生方法

月经是女性周期性子宫出血的生理现象。正常而有规律的月经是女性生殖机能成熟的标志。一般无特殊症状,某些妇女可以在月经期出现乏力、少腹或腰脊下坠等不适症状,经后自然消失,不影响正常生活,一般不以病态论。

1. 寒温调摄 血得寒则凝泣不行,故在行经期间,应寒温适宜。清代萧埙《女科经纶》说:"寒温乖适,经脉则虚,如有风冷,虚则乘之,或寒或温,寒则血结,温则血消,故月水乍多乍少,为不调也。"指出经期应注意寒温调摄,尤当注意保暖,避免受寒,切勿涉水、淋雨、冒雪、坐卧湿地、下水田劳动,严禁游泳、冷水浴,忌在烈日高温下劳动,否则易致月经失调、痛经、闭经等证。

2. 饮食调摄 清代沈金鳌《女科玉尺》指出:"若经来时,饮冷受寒,或吃酸物,以致凝积,血困不流。"月经期间应摄取清淡、富有营养之食品,忌食生冷、味酸、辛辣、香燥食物。生冷、酸味食物令经脉凝涩,血行受阻,致使经行不畅、痛经、闭经;辛辣、香燥食物能助阳耗阴,致血分蕴热,迫血妄行,令月经过多。经期不宜饮酒,以免刺激胞宫,扰动气血,影响经血的正常进行。

3. **情志调摄**　月经期间要保持心情舒畅,避免精神刺激和情绪波动。《女科经纶》说:"忧思过度则气结,气结则血亦结……急怒过度则气逆,气逆则血亦逆,气血结逆于脏腑经络,而经于是乎不调矣。"强调情志因素对月经的影响极大。经期若产生紧张忧郁、烦闷易怒之心理,则经血不得正常疏泄,出现乳房胀痛、腰酸疲乏、少腹坠胀等症。因此,在经前和经期都应保持心情舒畅,避免七情过度,否则会引起脏腑功能失调,气血运行逆乱,轻则加重经间不适感,导致月经失调,重则出现闭经等症。

4. **气血调畅**　经期以溢泻经血为主,需要气血调畅。适当活动有利于经行畅利,减少腹痛,但要避免重体力劳动和剧烈活动,不应过度疲劳。劳倦过度则耗气动血,致月经过多、经期延长、崩漏等证。元代朱震亨《丹溪心法》云:"若劳动过极,脏腑但伤,冲任之气虚,不能约制其经血,故忽然而下。"

5. **保持卫生**　女性月经期间要保持外阴部的清洁卫生,用温水洗擦外阴,保持外阴、内裤、卫生巾的清洁,勤洗勤换内裤、卫生巾。已婚妇女忌房事。洗浴宜淋浴,不可盆浴、游泳、阴道检查。如因诊断必须做阴道检查者,应在消毒情况下进行。

第三节　老年人养生

 ——————————————————　导入情境与思考　——————————————————

患者,男性,70岁。近期喜欢"撞树养生",今晨起撞树时胸部闷痛,后搬抬重物时不慎扭伤腰部,因"胸部闷痛,呼吸受限,伴呼吸困难"而急诊入院。经检查发现"肺大疱"破裂,引起"突发性气胸"。

请思考:

1. 引起此病最有可能的原因是什么?

2. 哪些运动是适合老年人的运动?

3. 依据此案例,老年人应该如何科学运动养生?

人体60岁以后进入老年期。世界卫生组织认为,60~74岁为年轻的老年人或老年前期,75~89岁为老年,90岁以上为长寿老人。

一、老年人生理特点

人到老年,机体会出现生理功能和形态学方面的退行性变化。《灵枢·营卫生会》说:"老者之气血衰,其肌肉枯,气道涩,五脏之气相抟。"即言老年人的生理特点为脏腑气血精神等生理机能自然衰退,机体调控阴阳平衡的稳定性降低。老年人肺活量下降,动脉弹性减低,血压升高,脑部和冠状动脉的血流量明显减少,消化道的蠕动和分泌功能减弱,膀胱括约肌和尿道括约肌萎缩,抗病能力减弱等,易导致冠心病、高血压、糖尿病、关节炎等疾病发生。正如《素问病机气宜保命集》所说:老年人"精耗血衰,血气凝泣""形体伤惫……百骸疏漏,风邪易乘。"《灵枢·天年》有"六十岁,心气始衰,若忧悲,血气懈惰,故好卧;七十岁,脾气虚,皮肤枯;八十岁,肺气衰,魄离,故言善误;九十岁,肾气焦,四脏经脉空虚;百岁,五脏皆虚,神气皆去,形骸独居而终矣。"老年人生理功能的衰退是逐步变化的,最早出现的是皮肤毛发的改变,然后是容颜、牙齿及形体的改变。老年人由于生理和社会的原因,会产生诸多心理上的变化,易出现失落感、忧郁感、遗弃感、孤独垂暮、多疑、烦躁易怒等心理,甚至产生性格变异、自我封闭、固执、刻板、保守和易猜疑等。老年人对亲情非常渴望,甚至有"返老还童"的心理特点,有时会提出"过分"的要求,渴求心灵上的关注和安慰。

二、老年人养生原则

由于老年人特殊的生理和心理特点及各种因素的影响,其适应环境及自我调控能力低下,若遇不良环境和刺激因素,易诱发多种疾病。因此,老年人的养生保健关键在于保持健康的生命状态,抵御外邪,合理饮食,保证睡眠,适当活动,心情愉快,定期体检,及早发现一些不良征兆,及时进行预防或治疗。

三、老年人养生方法

(一) 修养品德

修养品德是老年人控制过度欲念和不良情绪的根本措施,有助于增强理智。孔子最早提出"大德必得其寿",指出了养德与增寿的关系。明代龚廷贤《寿世保元·延年良箴》指出:"积善有功,常存阴德,可以延年""谦和辞让,敬人持己,可以延年"。老年人要明理智、存敬戒、常知足,处事宜豁达宽宏,谦让和善,保持良好的人际关系,从容冷静地处理各种矛盾,从而保持家庭和睦,社会关系和谐,有益于身心健康。

(二) 回避刺激

老年人应回避各种不良环境、精神因素的刺激。根据自己的性格培养兴趣爱好,可到户外从事一些自己喜欢的轻微体育活动,如散步、慢跑、习练气功或太极拳等,呼吸新鲜空气,充分享受阳光;还可以通过澄心静坐、益友清谈、写作绘画、临池观鱼、披林听鸟等,增添生活的情趣,使精神有所寄托。《万寿丹书·养老》中提出:"养老之法,凡人平生为性,各有好嗜之事,见即喜之。"

(三) 饮食调摄

宋代陈直《寿亲养老新书·饮食调节》指出:"高年之人,真气耗竭,五脏衰弱,全仰饮食以资气血。若生冷无节,饥饱失宜,调停无度,动成疾患。"根据老人五脏虚衰、气血不足的特点,补益养生是老年人食养的重要原则,尤以健脾补肾为要。每天通过饮食调养,补益脏腑,化生气血,使老人生命机能畅旺。

1. 合理搭配 年高之人精气渐衰,饮食应保持多样化,做到各种食物合理搭配,满足各种生理功能的基本要求,以补益精气、延缓衰老。老年人要保证足够的蛋白质,以食入优质蛋白为主。老年人脾胃虚衰,消纳运化力薄,饮食宜清淡,不宜吃浓浊、肥腻或过咸的食品。饮食宜新鲜、营养丰富、易于消化,保持营养平衡。营养学提出,老年人的饮食应是"三多三少",即蛋白质多、维生素多、纤维素多,糖类少、脂肪少、盐少,符合"清淡"原则。老年人食物应依据少而精的原则,避免过多过杂,以免肠胃受累、引发疾病。老年人不要偏食,不要过分限制或过量食用一类食品,要适当补充机体缺乏的营养物质,使其获得均衡的营养。例如,老年人由于生理机能减退,容易发生钙代谢的负平衡,出现骨质疏松症及脱钙现象,同时老年人胃酸分泌相对减少,也会影响钙的吸收和利用,因此在饮食中宜选用含钙高的食品,适当多补充钙质,防止骨折,这对老年人具有特殊意义。

2. 食饮有节 老年人宜谨记"食饮有节",不宜过饱。《寿亲养老新书》强调:"尊年之人,不可顿饱,但频频与食,使脾胃易化,谷气长存。"主张老人少量多餐,既保证营养供给,又不伤肠胃。进食不可过急过快,宜细嚼慢咽,不仅有助于饮食的消化吸收,还可避免"吞、呛、喧、咳"的发生。

3. 健脾补肾 老年人阳气日衰,而脾又喜暖恶冷,故宜食用温热之品护持脾肾,勿食或少食生冷,以免损伤脾胃。但不宜温热过甚,以"热不炙唇,冷不振齿"为宜。老人脾胃虚弱,加之牙齿松动脱落,咀嚼困难,故宜食用软食,忌食黏硬不易消化之品。明代医家李梃于《医学入门》中提倡老年人食粥,曰:"盖晨起食粥,推陈致新,利膈养胃,生津液,令人一日清爽,所补不小。"粥不仅容易消化,且益胃生津,对老年人的脏腑尤为适宜。

(四) 起居调摄

老年人气血不足,卫气不固,易致外感,当谨慎调摄生活起居。《寿亲养老新书》指出:"凡行住坐卧,宴处起居,皆须巧立制度"。老年人的居住环境以安静清洁、空气流通、阳光充足、湿度适宜、生活方便为宜。要保证良好的睡眠,不可嗜卧,嗜卧则损神气,也影响人体气血营卫的健运。宜早卧早起,注意避风防冻,应慎衣着,适寒暖,根据季节气候的变化随时增减衣衫。要注意胸、背、腿、腰及双脚的保暖。保持良好的卫生习惯,面宜常洗,发宜常梳,早晚漱口。常用热水洗泡双足,定时排便,经常保持大小便通畅,排除导致二便障碍的因素,防止因二便失常而诱发疾病。

(五) 节制房事

老年人的肾气逐渐衰退,房室之事应随增龄而递减。年高体弱者要断欲独卧,避忌房事;体质刚强有性要求者不要强忍,要量力而行。

(六) 劳逸适度

老年人较易疲劳,尤当注意劳逸适度。要尽可能做些力所能及的体力劳动或脑力劳动,切勿过度疲倦,以免"劳伤"致病,尽且做到"行不疾步,耳不极听,目不极视,坐不至久,卧不极疲""量力而行,勿令气之喘,量力谈笑,才得欢通,不可过度"。宋代蒲虔贯《保生要录》指出:"养生者,形要小劳,无至大疲……欲血脉常行,如水之流……频行不已,然宜稍缓,即是小劳之术也。"老年人最大的变化是从"多动"到"少动",由于活动减少,不仅会加速机体衰老,同时也会导致心理衰老,因此老年人要经常坚持健身运动。选择适宜的环境和锻炼项目,循序渐进,持之以恒,但运动量不宜过大,每次运动的时间不宜过长。老年人应掌握自我监护知识,运动时要根据主观感觉、观测心率及体重变化来判断运动量是否合适,并酌情调整。必要时可暂时停止锻炼,不要勉强。锻炼 3 个月以后进行自我健康小结,总结睡眠、二便、食欲、心率、心律正常与否。若出现不适,应及时就诊,采取措施。

(七) 慎用药物

老年人由于生理上的退行性改变,机体功能减退,无论是治疗用药还是保健用药,都应遵循以下原则:多进补,少用泻;药宜平和,药量宜小;注重脾肾,兼顾五脏;辨体质论补,调整阴阳;掌握时令季节变化,规律用药,定期观察;多以丸散膏丹,少用汤剂;药食并举,因势利导。如此,才能起到补偏救弊、防病延年之效。

(邓婷婷)

思 考 题

1. 结合中医养生的观点,试阐述不同人群养生的原则与方法。
2. 如何理解因人而养? 中医养生与西医的异同点在哪里?
3. 老年人应如何选择适合自己的锻炼方法?

中医食疗

NURSING

第七章

中医食疗的概述

07章 数字内容

———— 学习目标 ————

知识目标：

1. 掌握：中医食疗的特点。

2. 熟悉：食疗等相关概念；食物疗法与药物疗法的关系。

3. 了解：中医食疗的历史沿革及历代发展成就。

能力目标：

能举例说明"审因施膳"的方法。

素质目标：

对食疗学感兴趣，能主动阅读相关专著。

中医食疗学有着数千年的发展史,是中华民族宝贵遗产的重要组成部分。它是中医药学的分支学科,是在中医学理论指导下研究食物的性能、配伍、制作、食法和禁忌,利用食物来维护健康、防病治病、延年益寿的一门学科。

第一节　中医食疗的历史沿革

中医食疗的发展经历了漫长的历史时期,中华民族在长期的生活和医疗实践中形成了流传至今的饮食养生文化,并积累了丰富的食物保健治疗经验。

一、中医食疗的古代发展史

(一)远古至周朝

人类在最早的"茹毛饮血"时期,为了生存而摄取食物的过程中,发现某些食物在果腹的同时还具有增强体力、减轻或"治疗"疾病的作用。这使得人类从"偶然"进入主动寻求,这种"寻求"的本能和经验的积累即成为食疗的起源。但是在火的使用之前,人类仍然是疾病多而寿命短。《韩非子·五蠹》谓:"上古之世……民食果、蚌蛤,腥臊恶臭而伤害胃腹,民多疾病。有圣人做钻燧,取火以化腥臊,而民悦之,使王天下,号之曰燧人氏。"在《礼纬含文嘉》中有"燧人氏始钻木取火,炮生为熟,令人无腹疾,有异于禽兽"的记载。可见,自燧人氏之后人类进入了熟食时代,疾病减少,体质得到了增强。火的使用使人类的饮食得到了根本变革,也为食疗的形成开辟了全新的途径。

到了新石器时代,人类开始定居生活,发展农业。据《战国策》记载,夏朝时仪狄开始用粮食作酒,并渐渐发现它"善走窜",可以"疏经络""通血脉""引药势",所以产生了药酒。甲骨文"鬯其酒",后世解释为芳香的药酒。历史上酒的酿造也是中医食疗的重要发现,代表着中医食疗的一个巨大进步。

殷商时期伊尹所著《汤液经》一书记录了将烹调技术与食物药物相结合,制作汤药疗疾的过程。《吕氏春秋·本味》记载了伊尹和商汤谈及"凡味之本,水最为始,五味三材,九沸九变,火为之纪,时疾时徐,灭腥、去臊、除膻,必以其胜,无失其理。调和之事,必以甘酸苦辛咸,先后多少,其齐甚微,皆有自起",说明此时已开始认识到食物有"偏性"。其中"阳朴之姜,招摇之桂"之说,不仅阐述了烹调技艺,还指出姜、桂是药食两用食材。《周礼》记载了"食医",食医主要掌握调配周天子的"六食""六饮""六膳""百馐""百酱"的滋味、温凉和分量。食医所从事的工作与现代营养医生的工作类似,同时书中还涉及了其他一些有关食疗的内容。另外,周朝还设有检查监督饮食卫生的"内饔"官职,"辨腥臊膻香之不可食者",以确保饮食清洁卫生,这充分说明我国古代已经非常重视饮食与疾病的关系,对中医食疗的形成起到了积极意义。

春秋时期出现了许多有关食物宜忌的文献论述。《礼记》指出,五味的运用应为"春多酸,夏多苦,秋多辛,冬多咸",记载了药食调配的四时运用原则。《诗经》中记载了一些既是食物又是药物的物品。《山海经》中也提到一些食物的药用价值,如"栎木之实,食之不老"。《淮南子》描写了神农氏"尝百草之滋味,水泉之甘苦,令民知所避就。当此之时,一日而遇七十毒"。"知所避就"就是懂得百草的基本性能及毒性,为后世本草学打下了基础。

成书于战国时期的《黄帝内经》是我国现存最早的一部医学经典著作。它不仅奠定了中医学发展的理论基础,也初步建立了中医食疗学的理论体系。其中大量篇章阐述了饮食的意义、饮食的种类、食物的配伍,而且对脏腑生理功能和食物性味的关系以及性味的选择与配合等也进行了较为详细的论述。载有:"凡欲诊病,必问饮食居处""治病必求其本""药以祛之,食以随之",并说"人以五谷为本""天食人以五气,地食人以五味""五味入口,藏于肠胃""毒药攻邪,五谷为养,五果为助,五畜为益,五蔬为充,气味合而服之,以补精益气"。

在这段漫长的历史中,从原始人类的茹毛饮血,及至酒的发明,火的充分利用,食医的出现,预示着食疗已正式进入人们的视野,影响人们的生活。东周以前有关食物防病治病的论述尽管散在,但为中医食疗学的发展和食疗本草的形成奠定了基础。

(二)秦汉时期

秦汉之际,社会经济繁荣,科学文化、内外交通日益发达,人们的医药知识日趋丰富,沿海地区和少数民族地区的药材如犀角、琥珀、羚羊、麝香,以及龙眼肉、荔枝等食物,为广大医家使用。在汉代,张骞通西域,获得石榴、胡桃、胡瓜、苜蓿、西瓜、无花果等多种食物,东汉马援又从交趾地区获得薏苡仁,这些食物也先后被人们作药用,为食疗增加了很多新品种。随着中医学理论体系的形成,食疗的学术思想和临床实践经验也逐渐积累起来。长沙马王堆出土的医书记载了先秦时期的医学实践,其中涉及大量药食结合的药膳方。如治外伤的"金伤毋痛方",即是"取鼢鼠干而冶,取薤鱼燔而冶",再加辛夷、甘草,用酒饮服。治性功能障碍,用犬肝置蜂房内,令蜂螫之,与陵藁共浸美醯中五宿后用;另方用春鸟卵入桑枝中蒸食,雀卵合麦粥服食等。《五十二病方》出土于湖南长沙马王堆三号汉墓,是现存最早的一部方书,成书年代当不晚于秦汉之际,书中收载280余首方,药物近250种,食物类药品占1/4,如秫米、青粱米、鸡、羊肉、鲋鱼(鲫鱼)、乳汁、蜜、猪脂、牛脂、食盐等,其中所载50余种疾病,有一半左右可行食疗。由此,食疗的认识与中医药发展是同步的,食物始终是中药的重要组成部分。

《山海经》则有一些更加详细的描述,如"嘉果,其实如桃,其叶如枣,黄华而赤木付,食之不劳""梨,其叶状如荻而赤华,可以已疽"等。这说明此时已对膳食用于保健防病、改善体质等有了很多实践应用的经验。

汉末成书的《神农本草经》集前人的研究,载药365种,属五谷六畜、菜蔬果品的就有数十味之多。其中大枣、人参、枸杞、五味子、地黄、薏苡仁、茯苓、沙参、生姜、葱白、当归、贝母、杏仁、乌梅、鹿茸、核桃、莲子、蜂蜜、龙眼、百合、附子等都是具有药性的食物,常作为配制药膳的原料。

汉代名医张仲景的《伤寒杂病论》进一步发展了中医学理论,在治疗上除了用药外,还采用了大量饮食调养方法来配合,如白虎汤、桃花汤、竹叶石膏汤、瓜蒂散、十枣汤、百合鸡子黄汤、当归生姜羊肉汤、甘麦大枣汤等。在食疗方面,张仲景不仅发展了《黄帝内经》的理论,突出了饮食的调养及预防作用,更开创了药物与食物相结合治疗重病、急症的先例,而且记载了食疗的禁忌及应注意的饮食卫生。

秦汉时期食疗的理论基础已经形成,诗歌类古籍、史地类古籍中对食物的种类记载和总结丰富多样,医学著作广泛而深入地认识了食物选择、配伍、服用时间等,标志着中医食疗学已经初步形成,这为后来食物治疗的广泛运用打下了坚实基础。

(三)晋唐时期

晋唐时期为食疗学的形成阶段。这一时期的食疗理论有了长足的发展,出现了一些专门阐述。晋代的著名医药家陶弘景《本草经集注》、葛洪《肘后备急方》、北魏崔洁《食经》、梁代刘休《食方》等著述对中国药膳理论的发展起到了承前启后的作用。唐代孙思邈在其所著的《备急千金要方》中设有"食治"专篇,至此食疗已经开始成为专门学科,其中《备急千金要方》第二十六卷专门论述食养食治,涉及食治原料162种,其中果实类30种、蔬菜类63种、谷米类24种、鸟兽类45种,这是食治原料学的奠基。孙思邈还指出,"食能排邪而安脏腑,悦情爽志以资气血,凡欲治疗,先以食疗;既食疗不愈,后乃用药耳";并认为,"若能用食平疴,适性遣疫者,可谓良工,长年饵老之奇法,极养生之术也"。

孙思邈的弟子孟诜在《备急千金要方》的基础上广搜民间之所传、医家之所创,参以己见,著成《补养方》三卷,收载食品138种,内容翔实。十年后又由食疗名家张鼎改编为《食疗本草》,是我国现存最早的一部食疗专著。该书不仅重视食物的营养价值,而且特别重视食物的治疗作用,详细分析了食物的性味、配伍、功效、禁忌等,对食物的加工、烹调皆有阐明,内容相当丰富。

唐代昝殷所著《食医心鉴》以食治为主,共列15类食方,是一部比较系统和完备的食疗法专书,很有实用价值。杨晔撰写的《膳夫经手录》载有植物18种、鱼2种、禽5种,除记载性味食法外,还对茶的不同产地、品种详加描述。唐代时期的食疗已形成了专科,并在食物的品种及治疗上均大大拓宽了应用范围。五代陈仕良的《食性本草》是专门论述食疗功效的专著,将食疗、药膳作为专门的学科进行详细论述。

唐代名医王焘所撰《外台秘要》有关食疗内容非常丰富,如治疗气嗽用杏仁煎方,久咳用久咳不瘥方和疗咳喘唾血方,寒痢用生姜汁加白蜜方,赤痢用崔氏黄连丸方,卒下血用赤小豆取绞汁饮之法等。该书谈到了食禁,如治咳嗽方忌生葱、生蒜或海藻、菘菜咸物等,治疗痔疮忌鱼肉、鸡肉、酒等。

由此可见,从专门的"食疗篇",到大量的"食疗本草"专著的出现,其中关于食物的性味、功能主治、宜忌等内容的详细论述,这些从实践中总结出来的宝贵经验大部分至今仍为临床常用。这表明晋唐时期食疗本草发展已到了一个鼎盛阶段,大大促进了后世食疗本草的发展。

(四)宋元时期

宋元时期为食疗学全面发展时期。由王怀隐等集体编撰,官方修订的《太平圣惠方》专设"食治门",记载药膳方剂 160 首,可以治疗 28 种病症,且药膳以粥、羹、饼、茶等剂型出现。官方修订的大型方书《圣济总录》记有食治方 285 个,书中列出食治门在 188、189、190 三卷中。三卷 285 首食疗方,治疗包括诸风、伤寒后诸病、虚劳、吐血、消渴、腹痛、妇人血气、妊娠诸病、产后诸病以及耳病、目病等 29 种病证。从膳食的制作上,在《太平圣惠方》的基础上又增加了酒、散、饮、汁、煎、饼、面等各种制作方法,做成膳食,又较多地加入药物而成药膳。如用乌鸡酒治疗中风、背强口噤,用白蜜饮治疗吐血等。

陈直所撰《养老奉亲书》是一本老年疾病治疗保健学,特别在老年食疗方面强调"节制饮食,调治疾病"的学术思想。他论述了食疗在老年病中的重要性:"主身者神,养气者精,益精者气,资气者食。食者,生民之本,活人之事也。其高年之人,真气耗竭,五脏衰弱,全仰饮食,以资气血。"书中以动物及脏器为食物予老人食养,是其一大特色。书中共收食治方 169 首,对老年人的食疗贡献甚大,并详细介绍了这些食疗方的烹调方法、适用证候及注意事项,至今仍有较高的指导意义。陈达叟著《本心斋蔬食谱》载蔬食 20 谱,别具一格;林洪著《山家清供》载各种食品 102 种,有荤有素、琳琅满目、美不胜收,不但治病,且赏心悦目,促进食欲。

元朝的统治者也重视医药理论,提倡蒙、汉医的进一步结合和吸收外域医学的成果。由饮膳太医忽思慧所编著的《饮膳正要》是一部食、养、医相结合的著名食疗专著,为我国最早的营养学专著,收载食物 203 种。其中除了谈到对疾病的治疗,首次从营养学的观点出发,强调了正常人应加强饮食、营养摄取,用以预防疾病,并详细记载了饮食卫生、服用药食的禁忌及食物中毒的表现,颇有见解;同时也收载和创制了不少优秀的药膳方,其中抗衰老药膳方 29 首,治疗其他疾病的药膳方 129 首,对保健药膳的发展起到了极大的推动作用。元代另一养生家贾铭以"慎饮食"为养生要旨,寿至 106 岁,著有《饮食须知》8 卷,送给明太祖朱元璋,书内选饮食物 325 种,简述性味宜忌,亦对食治的推广卓有殊劳。

吴瑞所著《日用本草》也是一部有价值的食疗专著。所谓日用本草,意即日常生活中所饮食者,如李泛在序中谈到"夫本草曰日用者,摘其切于饮食者耳"。全书分米、谷、菜、果、禽、兽、鱼、虫等 8 门,共载录食物 540 多种,对食治方药记述颇多,极有参考价值。

金元时期很多著名医家都十分重视食养食疗。补土家李杲补脾胃养元气,论病识证多强调饮食不当引起脾胃受伤,饮食不节是致病的重要原因,从另一角度深化了食养的重要性。攻下派张子和更直接强调食养,说"养生当论食补""精血不足当补之以食",认为食养与药治处于同等重要位置。

此外,贾铭的《饮食须知》、娄居的《食治通说》、郑樵的《食鉴》等从不同侧面论述食疗,对中医食疗学的发展都作出了贡献。

(五) 明清时期

明清时期中医食疗药膳学更加完善。医家们从整体观念出发,详细论述食物的效用,并主张辨证施食,把食疗与临床学科紧密联系在一起,在疾病的预防、治疗和康复过程中起到重要的作用。这一时期几乎所有关于本草的著作都注意到了本草与食疗的关系,对于药膳的烹调和制作也达到了极高的水平,且大多符合营养学要求。明代李时珍的医药学巨著《本草纲目》为中医食疗提供了丰富的资料,仅谷、菜、果三部就收有300多种,虫、介、禽、兽有400余种;保存了不少有关食疗内容的佚文,以及引用其他有关食疗专著的内容,如《孙真人食忌》《延年秘录》《食医心镜》《日用本草》《食性本草》《食物本草》等;收集大量的食疗方法,如在"劳倦内伤"型脾胃疾病的治疗中,有大麦、小麦、糯米、粳米、胡萝卜、苜蓿、茼蒿、牛肉等数十种食物,在谷、肉、果、菜、禽等各部的附方中也有不少食疗方,这些内容都是作者广泛搜集而来的,其中专门列有饮食禁忌、服药与饮食的禁忌等,这是极其珍贵的。

朱橚撰写《救荒本草》2卷,记载414种野生食用植物的产地、形态、性味、毒性、食用部位、食用方法等,结合食用,以备荒年之用。此书目的是以救荒为主,详细介绍了对有毒植物的加工处理方法,十分详尽。明代医家徐春甫编纂《古今医统大全》详细记载了药膳的烹制方法,如第98卷记载了各种类型的饮食,如酒、醋、酱、茶汤、菜蔬、肉类、鲜果类、酪酥、蜜饯诸果等。这一时期还有汪颖的《食物本草》、宁源的《食鉴本草》、吴禄的《食品集》、孟伯的《养生要括》等书籍,对研究食疗都有很大的参考价值。其中较为著名的是贾铭的《饮食须知》、王孟英的《随息居饮食谱》,至今在临床及生活中仍有较大的实用价值。这一时期食疗学的特点是提倡素食思想。如黄云鹄所著的《粥谱》,共载药粥方200多个,成为现存的第一本药粥专著;曹庭栋的《老老恒言》重视素食,对于食疗、养生学的发展很有帮助。费伯雄撰有《费氏食养三种》,尤以"食养疗法"一词为费氏首先明确提出。清代随着温病学说的创立,对热性病的食疗也积累了很多经验。如叶天士《温热论》中应用甘蔗、梨、鲜芦根、生荸荠、生藕汁组成的"五汁饮",养胃阴以善后,用于治疗阴虚津涸,就是典型的食疗方。

这一时期医家们从整体观念出发,详细论述食物的效用,并主张辨证施食,把食疗与临床学科紧密联系在一起,在疾病的预防、治疗和康复过程中起到了重要的作用。由此可见,中医食疗学从理论到实践已经初步形成了一门独立的学科,也标志着明清时期食疗学已经逐渐走向了成熟。

二、中医食疗的近现代发展史

中医食疗学经过了漫长的发展历程,理论和应用经验不断丰富,现代科学技术的飞速发展也为食疗药膳产品的开发研究带来了生机与商机。

在著作方面,许多专业工具书,如食养食疗及保健医疗食品类书和辞书等,以及大量科普书也相继问世。如翁维健编著的《中医饮食营养学》,叶橘泉编著的《食物中药与便方》,钱伯文等主编的《中国食疗学》,窦寇祥主编的《饮食治疗指南》,顾奎勤等编著的《家庭药膳》,是食疗方面的普及读物;施杞、夏翔主编的《中国食疗大全》为食疗方面的专著;王者悦编著的《中国药膳大辞典》是大型药膳工具书。同时,如《药膳食疗》与《东方食疗与保健》杂志这样的药膳食疗专刊,以众多的栏目,从理论研究、实验研究及临床应用等各方面向人们传播了大量的药膳食疗信息。《中国烹饪》《中国食品》《东方美食》《中国食品报》等报刊开辟了药膳食疗专栏,介绍药膳知识,为增强体质、普及药膳食疗起到了非常重要的作用。此外,还出版了大量食疗的临床专著,如《防治儿科疾病药膳大全》《妇科疾病食疗与药膳调养》《百病饮食宜忌和食疗药膳》等。从各地医家应用的经验来看,现代食疗学的辨证施食已经涉及内科、外科、妇科、儿科以及咽喉口腔等各科的疾病。辨证施食与药物、针刺、推拿疗法等一起成为防病治病、养生保健不可缺少的方法。

除了大量出版发行各类中医膳食食疗著作之外，食疗实践方兴未艾。不少中医单位开展食疗的临床工作，研制药膳。有些中医院设立了食疗科或食疗门诊，中医的传统保健食品被广泛推广应用。传统保健餐馆、药膳餐厅、药膳饭店不仅出现在国内许多城市，在东南亚地区以及欧美各国也有开设，中医食疗以其独特的魅力受到国外民众的喜爱。至此，中医食疗学已经成为中医学领域中的一门独立学科。

在现代生活中，人们越来越重视食疗养生，一些健康美味药膳的需求量快速增长。为了促进开发研究，许多地方成立了食疗药膳的研究机构，对药膳的现代化展开了深入的、有组织的、多方合作的研究工作，同时这方面的工作也得到国外有识之士的高度重视。近年来举办了多次食疗药膳的国际研讨会，进行了广泛的国际交流合作。从人们对食疗药膳的喜好，到食疗药膳业的蓬勃兴起，特别是在"回归自然"的强烈呼声中，作为生态疗法的中医食疗药膳已经展现出光明美好的发展前景。

纵观几千年的中医食疗学发展历程，从遥远的上古时期萌芽生，至商周已具雏形，经春秋战国、秦汉其学科理论体系基本形成，至晋唐时进一步提高，宋元时不断发展，明清时日趋完善，终使食疗文化得以在现代发展为一门相对独立的分支学科。中医食疗理论及方法已为越来越多的人所接受和使用。回顾中医食疗悠悠 3 000 余年的发展史，其中充满了艰辛的探索与辉煌的成就，现已积累了丰富的经验，形成了较系统的理论，使食疗的应用长盛不衰，为我国民族的繁衍、昌盛作出了不可估量的贡献，成为中医学的重要组成部分。在科学技术日益发展、生活水平不断提高的今天，人们对食疗学更加认可，药膳食疗业蓬勃兴起，中医食疗学必将大放异彩，为保障人类的健康长寿发挥重要作用。

第二节　中医食疗的概述及特点

一、食疗的概念

(一) 食物疗法

食物疗法又称食治、食疗，是在中医学理论指导下利用食物的特性来调节机体功能，以达到防病治病、保健强身、延年益寿目的的一种治疗方法。

中医食疗学是在中医药理论指导下，研究食物的性能、配伍、制作和服法，以及在人体医疗保健中的作用、应用规律的一门学科。它是中医学的重要组成部分，尤其在预防医学、康复医学、老年医学等领域中占有极其重要的地位。

(二) 食疗相关概念

所谓食物，是指能够满足机体正常生理和生化能量需求并能延续正常生命的物质。食物通常是由糖类、脂肪、蛋白质或水构成，为人类或者生物提供营养或愉悦的物质。

将食物原料经过不同的配制和加工处理，形成形态、风味、营养价值不同及花色品种各异的加工产品，这些经过加工制作的食物称为食品。随着时代发展，现今绿色食品、无公害食品、转基因食品、有机食品、太空食品、保健食品、健康食品等丰富了食品的内涵。

食养，即饮食养生之意，是应用食物于健康人群，以防治疾病、延年益寿，达到养生的目的，贯彻了预防为主的思想。

(三) 中医食疗与药膳的关系

我国自古就有"寓医于食""医食同源"之说。"食疗"，顾名思义，即以膳食作为治疗疾病的手段，又称饮食疗法。药膳是指包含传统中药成分、具有保健防病作用的特殊膳食。药膳可分为保健药膳与治疗药膳两类，保健药膳可用于长寿、美容、补益、病后调养，治疗药膳则根据不同病种及病情需要而对症治疗。

"食疗"重在"疗"，主要应用于患病人群，以达到治疗疾病的目的：一方面，根据不同的体质或不同的病情,选取具有一定保健作用或治疗作用的食物,通过合理的烹调加工形成具有一定的色、香、味、形及疗疾效能的美味食品;另一方面,在中医学理论指导下,将药物和食物相配伍,采取独特的烹调技术制作成的特殊食品,这样的特殊食品被称为"药膳"。食疗是药膳发挥防病治病作用的具体体现。食疗中"食"的概念远比药膳广泛,包含了药膳在内的所有饮食。故食疗不一定是药膳,但药膳必定具备食疗功效。历代食养、食治所涉及的膳食主要是药食和膳食,因此药膳学的学术范畴基本上属于古代食养食疗的内容。

二、中医食疗的特点

(一) 历史悠久,影响广泛

中医食疗起源于数千年前,历史悠久。在现存医药文献及药膳的专科文献中可以看到,药膳原料在不断增多,临床适应证在不断扩大,药膳理论在不断完善,药膳疗效在不断增强。中医食疗在中华民族的繁衍中起到了重要作用,广泛流传于我国各民族中,并流传到海外如日本、韩国,乃至欧美等国家和地区,越来越多的人开始青睐中医食疗。其悠远的历史、独具特色的原则与方法、在人类发展中的贡献都成为中医食疗的重要特点。

(二) 防治并重,注重调理

中医食疗学在理论体系上和中医"治未病"的思想有着密切的联系。《素问·四气调神大论》中有"圣人不治已病,治未病,不治已乱,治未乱"的记载。高濂在《遵生八笺·饮馔服食笺》中提出"饮食,活人之本也。是以一身之中,阴阳运用,五行相生,莫不由于饮食。故饮食进则谷气充,谷气充则血气盛,血气盛则筋力强""疾病可远,寿命可延",说明了饮食在疾病预防中的重要作用。人体在患病之后更需要注意饮食,并以饮食作为调治疾病、防止病情加重或疾病愈后复发的重要手段。药膳固然对某些疾病具有治疗作用,而其基本立足点则是通过药物与食物的结合,对机体进行缓渐调理。无病防病、有病防变的原则始终贯穿于饮食疗法的整个过程之中,也是食疗学的特色之一。

(三) 注重整体,立足五脏

整体观念贯穿中医学的各个方面。中医学非常重视人体本身的统一性和完整性,以及人与自然和社会的相互关系。中医学认为,人体以五脏为中心,而在五脏之中又以心为主导,配以六腑,通过经络系统"内属于脏腑,外络于肢节",形成一个有机的整体。在阐述人体的生理功能、病理变化以及对疾病的诊断治疗时,都贯穿着"人体是有机的整体"这个基本观点。整体观念贯穿于中医食疗学的理论体系中,指导食养食疗实践活动的具体实施和开展。

人具有自然属性和社会属性,人和社会环境是辩证统一的。《内经》主张"上知天文,下知地理,中知人事,可以长久",说明中医从一开始就把人与社会看作为一个整体,并坚持从人与社会的整体上治疗并预防疾病。

中医常根据天人合一的整体营养观,运用食物来达到补虚、泄实、调整阴阳的目的。药膳施用的目的是调理脏腑气血,协调机体阴阳。人体作为一个有机整体与自然息息相通,人体内环境与自然环境之间呈动态平衡,食养食疗时应根据不同体质,结合季节和地域环境,采取与之相应的食养食疗方法。

(四) 审因用膳,辨证施食

辨证论治是中医认识疾病和治疗疾病的基本原则,也是中医学的基本特点之一。

中医食疗学遵循审因用膳、辨证施食原则。所谓辨证施食,就是根据不同的病证来选择具有相应治疗作用的食物。食疗养生方在原材料和调料选择、配伍、烹饪技法等方面都要遵循中医学辨证论治、辨证组方的理论原则与方法,在辨证的基础上配伍组方。如感冒之病,由于病因、体质、季节的不同,可表现为不同的证,选择的膳食亦有区别:风寒感冒,可选用葱白粥、生姜粥、姜糖苏叶饮等,辛温解表,祛风散寒;风热感冒,可选用菊花茶、桑菊豆豉饮、薄荷芦根饮、银花饮等,辛凉解表,疏风清热;暑湿感冒,可选用藿香饮、香薷饮、荷叶冬瓜汤等,祛暑解表,清热化湿;气虚感冒,可选用黄芪苏叶饮、葱白鸡肉粥等,益气解表,调和营卫。又如肾阴不足、肝阳上亢的高血压病人,久病阴虚的肺痨病人,肾阴不足、虚热内生的慢性肾炎病人,由于均具有头晕、耳鸣、腰酸、低热、手足心热、失眠、盗汗、心悸、舌红少苔、脉数等症状,同样可以用雪羹汤、冰糖清炖银耳、梨浆粥等来治疗,这是"异病同治"的实例。

辨证施食是根据疾病的本质,有针对性地选择饮食,是提高食疗效果的基本原则,是中医食疗学的重要特点。科学饮食健康观念提倡审因施膳、三因制宜,根据不同的人群、季节、地域,做到"三因制宜",即"因人施膳""因时施膳""因地施膳"。

1. **因人施膳** 因人施膳是根据所患疾病,综合年龄、体质、性别和生活习惯等不同特点考虑治疗用药和食疗的原则。

(1)年龄:人体的生理病理状况随着年龄的变化和体质的不同有明显区别,食养食疗应根据年龄、体质特征来配制膳食,以起到防病治病、保持健康的作用。如儿童生机旺盛,但脏腑娇嫩,为稚阴稚阳之体,有"小儿脾常不足"之说,故给小儿的食养方中常以健脾开胃、实卫固表、固本培元等养疗方法,调理脏腑功能,充养正气。老年人气血衰少,生机减退,患病多虚证或正虚邪实,此时的饮食治疗应以补养为主,且应长期坚持,选择清淡、熟软、易消化吸收的食物,可适当多服用具有健脾开胃、补肾填精、益气养血、活血通脉、润肠通便及延年益寿作用的药粥、汤等。

(2)体质:由于每个人的先天禀赋和后天调养不同,个体素质不仅有强弱之分,而且还有偏寒偏热、素有某种慢性疾病等不同情况。常见的中医体质类型是根据《中医体质分类与判定》,主要分为平和质、气(血)虚质、阳虚质、阴虚质、痰湿质、瘀血质、湿热质、气郁质、特禀质九种。不同体质的人对食物的选择亦有区别。气(血)虚质者需遵循健脾益气的食养原则,忌食滋腻、生冷、苦寒、破气、耗气之品;阳虚质者需遵循温补阳气、多食温热、忌食生冷的食养原则;阴虚质者的食疗调养原则是滋阴潜阳,平素多食用一些滋阴的食物,以保养阴精,少食辛辣刺激食物,以免损耗津液。痰湿质者在食疗调养上以温暖肺、脾、肾为主,需遵循健脾化湿的原则,多食清淡,忌用肥甘、油腻、煎炸等不易消化的食物,同时在饮食上不宜贪凉饮冷,过食生冷瓜果或燥热的食品;气郁质者食养原则需遵循行气解郁、芳香开郁,少食肥甘黏腻、收敛酸涩之品,多食行气解郁的食材,以助于气机调达,心情舒畅。

(3)性别:男女各有其生理特点。男性为阳刚之体,《素问》指出"男子二八肾气盛,天癸至,精气溢泻"。由于男性以肾精为本,精气易泄易亏,因而男子精病多,其养生贵在节制房事以养其精,以注重保养肾精为重要原则。肝肾同源,精血互生,肝脏藏血输血以滋养肾脏。肝主疏泄,调畅情志,肝气调达则情志舒畅。故男子食养注重养护肾肝。女性为阴柔之体,阴盛阳衰。女性体质有两个特点:女子以血为本,有余于气,不足于血;女子以肝为先天,主冲任二脉。特别是妇女有经期、怀孕、产后等情况,因经孕产乳而伤于血,肝为藏血之脏,血伤则肝失所养,肝气横逆,易致诸疾。至女子天癸竭,气血皆虚,肾气渐衰,当益血之源。脾主运化而为统血之脏,故此时注意健脾。女性一生应注重保养肾、肝、脾三脏。

总之,充分利用食物的各种性能,结合不同的体质特点,调节和稳定人体的内环境,使之与自然环境相适应,方能保持健康、祛病延年。

2. **因时施膳** 四季有"春温、夏热、秋凉、冬寒"的气候变化,对人体的生理功能、病理变化均产生一定的影响。顺应"春生、夏长、秋收、冬藏"的自然规律,根据不同季节气候的特点来考虑治疗用膳的原则,就是因时施膳。

春季属木,在人体对应于肝,其气候特征是以风气为主令。春季养生应遵循助阳,须食用温补肾阳的食物;减酸益甘,宜多食甜而少食酸;多食能补充津液的食物;多食用有助于疏肝养气的绿色时蔬,饮食宜清淡。忌食黏硬生冷、肥甘厚味等食物,以减轻脾胃压力。

夏季属火,在人体对应于心。夏季食养应遵循饮食清淡、多食酸苦、少食生冷、长夏化湿、卫生饮食的原则。忌食温热助火的食品,油腻黏糯、煎炸爆炒等难以消化的食物,辛辣香燥、伤津耗液的食品,以及变质食品;忌暴食生冷性寒之物;少吃荤腥之物。应补气养阴,清热祛湿。另外,孕妇和哺育

Note:

期妇女、体力劳动者应多饮水,出汗多时还应注意饮盐水,忌贪冷饮,免伤脾胃。

秋季属金,在人体对应于肺。秋季食养应遵循甘润养肺,少辛增酸,多吃粥食,兼顾脾胃。以"甘平为主",即多吃有清肝作用的食物,少食酸性食物。秋季气候渐冷,瓜果也不宜过多食用,以免损伤脾胃的阳气。忌食补药补品,如人参、鹿茸等。

冬季属水,在人体对应于肾。冬季食养应遵循进补养阴,减咸增苦,少食生冷,顺应体内阳气的潜藏,以"敛阴护阳"为本。冬季为封藏之令,加上天气寒冷,根据中医"虚者补之、寒者温之"的原则,宜服食具有补气填精、滋养强壮作用的食品,宜吃温性或热性特别是温补肾阳的食品进行调理,以提高机体的耐寒能力和抗病能力。忌食生冷黏腻。

知 识 拓 展

祛寒娇耳汤

饺子原名"娇耳",相传是医圣张仲景首先发明的。张仲景从长沙告老还乡后,正好赶上冬至这一天,走到家乡白河岸边,见很多穷苦百姓忍饥受寒,耳朵都冻烂了。于是他就向穷人舍药治伤,在家门口架起大锅,用羊肉、辣椒和一些祛寒中药做成"祛寒娇耳汤",分给大家吃。人们吃下祛寒汤后浑身发热,血液通畅,两耳变暖。老百姓从冬至吃到除夕,治好了冻耳。张仲景距今已近1800余年,但他"祛寒娇耳汤"的故事一直在民间流传。每逢冬至和大年初一,人们吃着饺子,心里仍记挂着张仲景的恩情,赞美他高尚的医德。

3. 因地施膳 根据不同地理环境特点来考虑组方用膳的原则即为因地施膳。我国幅员辽阔,物产资源丰富,但人们生活的地理位置、生态环境、人文环境差别较大,因而人们的生活方式、饮食习惯、体质以及所患疾病有一定差异。其中具有代表性的是八大菜系,即川菜、鲁菜、苏菜、粤菜、浙菜、湘菜、闽菜、徽菜。由于我国的自然与人文环境存在一定的差异,且有众多民族,各民族的饮食习惯也不同,因此各地都具有其独特的饮食文化。由于不同地区的地势环境、气候条件及生活习惯不同,人的生理活动和病变特点也不尽相同,故施膳时应区别对待。如东南沿海地区潮湿温暖,宜食清淡、长于除湿的食物;西北高原地区寒冷干燥,宜食性质温热、长于散寒生津润燥的食物。

(五)隐药于食,味美效佳

食物的选择必须适合人的口味,食之胃中舒适。药膳是将药物的保健、治疗、预防及增强体质的作用融入日常膳食,使人们能在必需的膳食中享受到食物营养和药物防治调节两方面的作用。作为一种特殊膳食,食疗膳食除具有一定的防病治病功效外,很重要的一点就是服用方便、美味可口。食疗原料可根据各个民族和地区独特的烹饪、饮食习惯,制作成丰富多彩、色香味形效兼具的美食,供人们享用,以达到治病、保健和强身的目的。

(六)合理配伍,平衡膳食

在辨证的前提下,各种食疗药膳原料经恰当配伍组合,能够起到相互协同、增强疗效、限制偏性等作用,使食疗发挥更好的功效。如《素问·藏气法时论》载有"五谷为养,五果为助,五畜为益,五菜为充,气味合而服之,以补精益气",说明了饮食中各种食物的四气五味、归经功效均有差异,健康的膳食应该合理分配各类食物的比例,使之与机体的需要保持平衡,全面摄取,避免偏食。若不进行科学的食物搭配,一味偏食,将会导致体内某些物质缺乏或过剩。如过食辛辣食物,可产生口渴咽干、便秘;过食肥甘厚味食物,可引起体内痰湿凝聚、神倦、痰多、胸闷等。古代医家早就认识到这一点,如《素问·五藏生成》提出"多食咸,则脉凝泣而变色;多食苦,则皮槁而毛拔;多食辛,则筋急而爪枯;多食酸,则肉胝皱而唇揭;多食甘,则骨痛而发落",说明五味入五脏,一味偏食会损伤本脏生理功能,危害健康,滋生疾病,因此均衡营养需要全面搭配。

(聂 宏)

思 考 题

1. 简述中医食疗的特点。
2. 试述《养老奉亲书》的作者及学术思想。
3. 简述四季养生的原则。

第八章

中医食疗基础知识

08章　数字内容

学 习 目 标

- 知识目标：

  1. 掌握：食物的性能及其作用。

  2. 熟悉：饮食宜忌,包括配伍禁忌、禁忌人群、卫生禁忌等。

  3. 了解：食物的性、味、归、经。

- 能力目标：

  能根据各类人群的特殊性,结合食物的四性、五味、升降浮沉及归经来确定饮食养生的方法。

- 素质目标：

  了解中医"药食同源"的历史起源,能用"药食同源"理论指导中华饮食文化的传播。

患者,女性,47岁,自述入睡困难,睡眠轻浅易醒,平时会莫名烦躁,同时伴有身体燥热。医生建议该患者可以适当食用小米粥或茯苓枣仁粥,以促进睡眠。

请思考:

1. 小米、枣仁和茯苓各自的性、味、归、经是什么?

2. 上述三种食物可对王阿姨起到何种作用?

3. 食用上述三种食物时需要注意什么?

中医学理论认为"药食同源",许多食物既是食物也是药物,《黄帝内经》有"空腹食之为食物,患者食之为药物"。食物和药物同样能够防治疾病,《太平圣惠方·食治》中提到:"夫食能排邪,而安脏腑,精神爽志,以资气血,若能用食平疴适情遗病者,可谓上工矣。"食物可以药用,药物可以食用,这也是中医食疗的基础。

第一节　食物的性能

食物的性能古称"食性""食气""食味"等,这些性能是古人在长期的生活与临床实践中对食物的保健和医疗作用的经验总结。选择食物必须"于人脏腑有宜",这就需要运用中医药理论中的四气、五味、升降浮沉以及药物归经等学说来分析食物的作用。现代研究表明,各种食物所含的成分及其含量的多少均不同,因此对人体的保健作用也就不同,从而表现出各自的性能。食物的性能主要包括四气、五味、升降浮沉、归经等。

一、食物的"性"

历代中医食疗书籍所载的食性很多,如大热、热、大温、温、微温、平、凉、微寒、大寒等,中医称为"四性"或"四气",即指食物所具有的寒、热、温、凉四种不同的性质。其中温热与寒凉属于两类不同的性质。热与温、寒与凉有其共性,但在程度上有所不同,温次于热,凉次于寒。还有一类食物寒热性质都不太明显,作用比较和缓,则归于平性。概括起来,可以把食物分为寒凉、温热、平性三类。确定食物"性",是从食物作用于机体所发生的反应中概括出来的,与食物的食用效果一致。寒、凉性质的食物,如西瓜、绿豆、萝卜、茄子、紫菜、螃蟹等,具有清热泻火、凉血解毒、平肝安神、通利二便等作用,适用于热性病证,临床表现为发热、面红目赤、口渴心烦、小便黄赤、舌苔黄燥、大便秘结、脉数或沉实有力等,此类食物也是阳热亢盛、肝火偏旺者首选的保健膳食。热、温性质的食物,如羊肉、黄牛肉、狗肉、姜、辣椒等,具有温中散寒、助阳益气、通经活血等作用,适用于寒性病证,临床表现为喜暖怕冷、手脚冰冷、口不渴、小便清长、大便稀薄等,此类食物是冬季御寒的保健食品。常用食物"四性"归类举例见表8-1。

表8-1　常用食物"四性"归类举例

归类	举例
寒性食物	龙须菜、海带、茼蒿、马齿苋、梨、苦瓜、螃蟹、蛤蜊、田螺、苦菜等
凉性食物	荠菜、茄子、荸荠、丝瓜、莴苣、绿豆、橙、枇杷、橄榄等
热性食物	胡椒、芥末、干姜、肉桂、辣椒、花椒等
温性食物	荔枝、洋葱、龙眼肉、糯米、胡桃仁、羊乳、鳝鱼、大枣等
平性食物	粳米、小麦、菠菜、胡萝卜、黄豆、蘑菇、花生、带鱼等

Note:

二、食物的味

食物的味概括为辛、甘、酸、苦、咸五味。除此五味之外,还有"淡"味和"涩"味,长期以来将"淡附于甘""涩附于酸",以合五行配属关系,所以习称"五味"。辛,实际上包括麻、辣等刺激性滋味和芳香气(本草多称辛香);甘,除表示味甜外,也指一些食性平和、可食而近于淡味者;酸,有时也包括近于酸的涩味;只有苦、咸是单一的味。《食疗本草》中对食物确定的味大多数与其实际滋味相符,但也不尽如此。这是因为古人从实际尝试感知的味中找到了它们在功能上的一些规律后,不再只用尝试的办法来定味,而主要由其功能来推定。如已知咸味有软坚散结等作用,若某种食物有这种作用,即可定为咸味,如石莼、昆布、蛤蜊;具有滋养补益作用的肉类、内脏定为甘味,实际并无甜味。《黄帝内经》指出:"天食人以五气,地食人以五味,五味入口。藏于肠胃,味有所藏,以养五气,气和而生,津液相成,神乃自生。"认为人体五脏之气,气血津液的生成,神气的健旺,完全依赖于天地间五气、五味的供养,而五味的来源就是自然界的各种食物。食物的五味不同,其功效各异。

1. **辛味** 辛味能散能行,有发散、行气、活血、通窍、化湿等作用,主治外感表证、气滞、血瘀、窍闭、湿阻等。如风寒感冒者,可以选用生姜、葱白、大蒜等辛味的食材,以宣散风寒;痹证患者,可选用白酒或药酒,以散寒祛湿,温经活血。此外,辛味还有调味、健胃的效用,如寒凝气滞引起的胃痛患者可选用辣椒、砂仁、茴香等,以行气、散寒、止痛;辛味食物又多兼有香味或辣味,所以又是餐桌上必不可少的调味品。常用的辛味食材有葱、生姜、蒜、芥菜、薤白、酒、花椒、胡椒、辣椒、桂皮等。

2. **甘(淡)味** 甘味能补、能和、能缓,有补益、调和、缓急止痛等作用,主治虚证(或营养不良)、脾胃不和、拘急腹痛等。如脾胃气虚及胃阳不足诸证,可选用糯米、红枣等甘味食材,以补气、温中;气滞拘急的腹痛,可选饴糖、甘草缓急止痛。甘味又有较好的调味、矫味的作用,如白糖、红糖、蜂蜜、甜叶菊等。常用的甘味食材有山药、南瓜、银耳、鸡肉、桂圆肉、甜杏仁、荔枝、大枣、饴糖、甘草以及多种动物的肉。

3. **酸(涩)味** 酸味能收能涩,有开胃、生津、收敛、固涩等作用,主治体虚虚汗、肺虚久咳、久泻滑脱、遗精遗尿、崩漏带下等。如气虚卫外不固所致的多汗,可选用梅子、刺梨、五味子等止汗;泄泻不止、尿频、遗精、滑精诸症,可摄取莲子、芡实等酸味之食物。其次,酸味食物又有生津止渴或消食的功能。常用的酸味食材有梅子、酸角、柠檬、醋柳果、刺梨、山楂、醋等。

4. **苦味** 苦味能泄能燥,有清热、泻火、燥湿等作用,主治实热、实火及湿热等。如夏天热郁成痱时,多用苦瓜、西瓜清热解暑;热证的便秘心烦,可选用莲子、莴苣等清热除烦。常用的苦味食材有苦瓜、莴笋叶、青果、芥菜、枸杞苗、罗布麻、茶叶等。但是过食苦味易导致消化不良,尤其是骨病患者更不宜多食。

5. **咸味** 咸味能软能下,有泻下通便、软坚散结等作用,主治大便秘结、瘰疬瘿瘤、痰核、痞块等。如瘰疬、痰核、痞块,可选用海带、昆布等软坚散结;大便燥结,可选用海蜇、淡盐水润肠通便。淡菜、鸭肉补肾,乌贼、猪蹄补血养阴。常用的咸味食材有昆布、紫菜、海藻、蛤蜊、海蜇、海参等。

在进食时,味不可偏亢。偏亢太过容易伤及五脏,对健康不利。《素问·五脏生成》说:"多食咸,则脉凝涩而色变;多食苦,则皮槁而毛拔;多食辛,则筋急而爪枯;多食酸,则肉胝皱而唇揭;多食甘,则骨痛而发落。"即咸味的食物吃多了会瘀滞血脉甚至改变颜色,苦味的食物吃多了可使皮肤枯槁、毛发脱落,辛味的食物吃多了会引起筋脉拘挛、爪甲干枯不荣,酸的食物吃多了会使肌肉失去光泽、变粗变硬甚至口唇翻起,多吃甜味食品会使骨骼疼痛、头发脱落。

由于每种食物都具有性和味,因此两者必须结合起来看。如两种食物都是寒(凉)性,但一是苦寒(凉),一是辛凉,那么性虽相同而味不同,两者的作用就有差异,前者能清热泻火,后者可发散风热。同理,如两种甘味药味虽相同但性不相同,一是甘寒,一是甘温,其作用也不一样,前者能清热生津、除烦,后者可补气血、益阳气。因此,不能把性与味孤立起来看。

Note:

三、食物的归经

食物的归经是指食物对人体某经(脏腑及经络)或某几经产生明显的作用,而对其他经作用较小或没有作用。药食的这种归经理论在《黄帝内经》中就有记载,《素问·至真要大论》曰:"五味入胃,各归所喜,故酸先入肝,苦先入心,甘先入脾,辛先入肺,咸先入肾。"这种倾向性主要表现在食物对不同脏腑的作用上。严格地说,五味并不局限作用于某一脏腑,它是根据食物被食用后机体的反映并结合脏腑、经络理论概括而得来的。中医学认为,胃主受纳,又喜润恶燥,食欲减退、津少口渴之症属于胃,而生姜、胡椒能增进食欲,萝卜、西瓜能生津止渴,故以上四种食物归属胃经;肺为娇脏,司呼吸,又为贮痰之器,咽喉干燥、咳嗽咳痰之症属于肺,而柿子、蜂蜜能养阴润燥止咳,芥菜、荸荠能化痰,故以上四种食物归属肺经。

日常之用的一些食物,除了充养机体的精微物质、能在体内生化为气血之外,还具有调节胃肠道功能,养胃健脾,进一步促进食物的消化、吸收及糟粕转送等功效(如萝卜、马兰头、山楂、山药、莲子、芡实、薏苡仁、菠菜、芝麻等),故常归属脾、胃、大肠经。

性、味、归经只是食物性能各自的一个方面,必须把它们有机地结合起来,才能比较完整地表示一种食物的性能。如韭菜,味甘、辛、性温,归肾、胃、肝经,结合起来看,可以分析出韭菜的功能:味甘而辛温,归肾经,表示能补肾助阳;辛温,归胃经,表示能温中开胃;辛温,归肝经,表示能散瘀血。若只知食物的性、味,则难于判断其究竟作用于何经而发挥某种功能,如辛温的韭菜不归肺经,所以不能用于发汗解表、散寒,故须与其归经结合起来看;反之,若只知食物的归经,也难以判断其在某经究竟发挥何种功能,如韭菜归肾经而不滋肾阴,归胃经而不益胃生津。故三者必须结合起来,综合分析每种食物的功能。

四、食物的升降浮沉

升、降、浮、沉是指食物的四种作用趋势。升是药效上行,浮是药效的发散,降是作用的降下,沉是药效的内行泻下。在正常情况下,人体的功能活动有升有降,有浮有沉。升与降、浮与沉相互失调或不平衡,可导致机体发生病理变化。用食物本身升降浮沉的特性可以纠正机体的升降浮沉的失调。

古人从自然界阴阳升降的规律来认识食物的特性。如王好古说:"夫气者天也,温热天之阳,寒凉天之阴,阳则升,阴则降。味者地也,辛甘淡地之阳,酸苦咸地之阴,阳则浮,阴则沉。"李时珍则说:"酸咸无升,辛甘无降,寒无浮,热无沉。"认为升降浮沉的特性与四性的属性密切相关。

食物本身的质地轻重是归纳升降浮沉的又一依据。质地轻薄、性温、味辛甘淡的食物,其属性为阳,多具有升浮的作用趋向(如银花、姜、花椒等),具有发散、宣通开窍等功效;质重、性寒凉、味酸苦咸的食物,多有沉降功能,其属性为阴,多具有沉降的作用趋向(如杏仁、梅子、莲子、冬瓜等),具有清热、平喘、止咳、利尿、止泻、补益等功效。

第二节　饮食的作用

饮食对人体的作用主要由它所含的对人体有生物学作用的物质成分所决定的,这些物质成分的作用在中医学中体现为"性""味""归经""升降浮沉"以及"补泻"等特性。因此,饮食的作用与它的性能密不可分。

一、强身健体,预防疾病

饮食对人体的滋养作用本身就是一项重要的保健预防措施。明代张景岳感受深刻:"祸始于微,危因于易,能预此者,谓之治未病,不能预此者,谓之治已病。知命者,其谨于微而已矣。"充足的营养是人们身体健康的重要保证,合理安排饮食,保证营养供给,可使气血充足,维持机体正常新陈代谢及免疫功能,能更好地抵御致病因素的侵袭。

（一）强身健体

合理饮食,通过调整人体的阴阳平衡,可达到强身健体的目的。正如《素问·阴阳应象大论》中所说:"形不足者,温之以气,精不足者,补之以味。"根据食物的性质特点以及人体阴阳盛衰的情况,给予适合的饮食,既可补充营养,又可调整阴阳平衡,从而增强体质,强健体魄。

（二）预防疾病

预防思想是中医学理论体系中的重要内容之一。中医学理论认为,身体早衰和疾病发生的根本原因就在于人体自身功能失衡。正如《素问·刺法论》所言:"正气存内,邪不可干。"人体正气旺盛而又能避免邪气的侵袭,就会保持健康状态,反之则易发生疾病。一切有利于维护正气、抗御邪气的措施都能预防疾病,一切损害正气、助长邪气的因素都能引起疾病,从而导致早衰甚至死亡。

在漫长的人类历史中,人们通过自身体会,发现某些食物的特异性作用可直接用于某些疾病的预防,从而积累了大量的宝贵经验。如食用大蒜预防胃肠道炎症,食用动物肝脏预防夜盲症,食用海带预防甲状腺肿大,食用谷皮、麦麸预防脚气病,食用生姜、葱白、大蒜、豆豉、薄荷等预防感冒,食用西瓜、绿豆汤预防中暑等。随着医学模式的改变,食物对疾病的预防作用越来越受到国际医学界的重视。

1. 各类矿物质与微量元素含量高的食物

（1）含钙元素高的食物:牛奶、豆类及豆制品、花生、芝麻酱、虾皮、海带、榛子仁、鱼、虾、鸡蛋等。

（2）含铁元素高的食物:猪肝、动物血、蛋黄、黑木耳、红枣、胡萝卜、绿叶蔬菜、金针菜、龙眼肉、萝卜干等。

（3）含铜元素高的食物:动物肝脏、牡蛎、肉类(尤其是家禽的肉)、硬壳果、青豌豆、紫菜、巧克力等。

（4）含硒元素高的食物:动物的肝脏、海产品、蘑菇、洋葱、大蒜等。

（5）含碘元素高的食物:海带、紫菜、鳝鱼、虾米、乌贼鱼、海蜇、碘盐等。

（6）含铬元素高的食物:动物肝、肉、蛋类、酵母等。

（7）含磷元素高的食物:大豆、酵母、谷类、花生、葡萄、南瓜子、虾、栗子、蛋黄等。

（8）含镁元素高的食物:荞麦、小麦、玉米、高粱面、豆类、雪里蕻、冬菜、芥蓝、冬菇、紫菜、桂圆、紫菜等。

2. 各类维生素含量高的食物

（1）富含维生素 A 的食物:动物肝脏、蛋类、胡萝卜、黄绿蔬菜、黄色水果、鱼肝油、牛奶、奶制品、奶油等。

（2）富含维生素 B 的食物:松子、猪肉、鳝鱼、小米、玉米、糙米、麦粉、豆类、动物的肝脏和蛋类等。

（3）富含维生素 C 的食物:辣椒、鲜枣、樱桃、番石榴、柿子、草莓、橘子、猕猴桃、白菜等。

（4）富含维生素 D 的食物:鱼肝油、沙丁鱼、鲑鱼、牛奶、奶制品、动物的肝脏等。

（5）富含维生素 E 的食物:植物油、坚果类、菠菜、全麦、赤小豆、木耳等。

二、延缓衰老,延年益寿

保持人体健康、延年益寿为世人所向往,但年龄的增长、组织细胞的衰老、器官功能的衰退又是不可抗拒的自然规律。《灵枢·天年》提到:"五十岁肝气始衰……六十岁心气始衰……七十岁脾气虚……八十岁肺气衰……九十岁肾气焦……百岁五脏皆虚,神气皆去,形骸独居而终矣。"根据中医食疗学的理论,如果注重养生保健,及时消除病因,使机体功能协调,使衰老得到延缓,即可达到延年益寿的目的。

（一）延缓衰老

中医饮食调理预防衰老的方法很多,如辨证用膳,根据体质不同食用不同性质食物,对重要脏腑功能的调理等。中医经典理论认为,肺、脾、肾三脏的实质性亏损以及其功能的衰退会导致各种老年性疾病的提前出现,如肺虚或肺肾两虚所致的咳喘,脾虚或脾肺两虚所致的气短、消化不良、营养障碍,肾虚所致的腰酸腿软、小便失常、水肿、牙齿松动、须发早白或脱落。因此,中医饮食调养中特别强调须维持这三个脏器的正常功能来达到预防衰老的目的。

特别对于老年人,充分发挥饮食的防老抗衰作用尤其重要。《养老奉亲书》有:"高年之人真气耗竭,五脏衰弱,全仰饮食以资气血。"清代养生家曹廷栋认为,以粥调治颐养老人,可使其长寿,指出"老年有竟日食粥,不计顿,饥即食,亦能体强健,享大寿"。

(二)延年益寿

中医传统理论认为,"精生于先天而养于后天,精藏于肾而养于五脏,精气足则肾气盛,肾气充则体健神旺",肾脏功能的正常是延年益寿的关键,因此在选择食物种类时应注意选用具有补精益气、滋肾强身作用的食物来达到延年益寿的目的。如松子既是重要的中药,也有很高的食疗价值,久食健身心,滋润皮肤;小米粥的米油健脾养胃,滋阴补血;花粉可增强体质,有助延年益寿。

从中医饮食养生延年益寿所确立的法则来看,也多以补益肺、脾、肾为主。历代医家所列保健医疗食谱功效也以调补肺、脾、肾三者功能为多。脾胃在全身五脏六腑中占有非常重要的地位。《素问·五脏别论》中提到"胃者,水谷之海,六腑之大源也",只有脾胃功能旺盛,才能摄纳食物营养,进一步化生气、血、精、液,增强体质,维护机体健康,延年益寿。常用补益肺、脾、肾功能的食物主要有扁豆、豌豆、粳米、糯米、大枣、栗子、紫菜、海带、猪肝、牛肉、鸡肉、鸭肉、鲤鱼、鲫鱼、鳝鱼等。

三、滋养人体,治疗疾病

饮食的滋养是人体赖以生存的基础。2 000多年前的《难经》中就有"人赖饮食以生,五谷之味,熏肤(滋养肌肤),充身,泽毛"的记载。食物与药物都有治疗疾病的作用,古代医者在治疗过程中确实先以食疗,后以药疗,并认为能用食物治病的医者为"良工",可以通过补虚扶正、泻实祛邪等方法达到治病目的。

(一)滋养人体

饮食进入人体,通过胃的腐熟、脾的运化,成为水谷精微,然后输布全身,滋养人体脏腑、经脉乃至四肢、骨骼、皮毛等,以维持正常的生命活动和抗御邪气。如战国时期的名医扁鹊指出:"安身之本,必资于食。不知食宜者,不足以存生。"中医学认为,气、血、津液是构成人体的基本物质,是脏腑、经络等生理功能的物质基础,三者在维持人体生命活动中不断损耗,需要脾胃运化生成的水谷精微及时充养。

(二)治疗疾病

食物较之药物更加安全而易被人们所接受,且人们天生就有"喜食恶药"的心理,所以历代医家都主张"药疗"不如"食疗"。食物的治疗作用,其目的亦是调整机体的阴阳平衡,达到"阴平阳秘"。人体的生理机能只有在和谐、协调的情况下才能得以维持,从而处于健康状态,抵御外邪的侵袭。

1. 补法 生活中饮食得当可起到维持阴阳调和的作用。对阴阳失调所导致的疾病状态,利用饮食的阴阳偏性也可进行调节。人们通常用食补的方法来发挥饮食的滋养作用,在应用"补"法时当充分考虑不同的人群、季节、年龄、性别等因素。根据食物的性质,食补方法分为以下三种:

(1)平补法:应用不热不寒、性质平和的食物进行补益。大部分谷类、薯类、水果、蔬菜,部分禽、蛋、肉、乳类都属于这一类食物,如粳米、玉米、红薯、马铃薯、大豆、甘蓝、香菇、鸡蛋、猪肉、牛奶等。也可应用气阴双补或阴阳同补的食物进补,如山药、蜂蜜既补脾肺之气,又补脾肺之阴。这些食物适用于正常人群保健。

(2)清补法:应用偏凉或有泻实作用的食物进行补益,适用于偏实证体质的人。常用的清补食物有绿豆、萝卜、黄瓜、西瓜、冬瓜、茼蒿、马齿苋、小米、薏苡仁、苹果、梨、柿子等,以水果、蔬菜居多。

(3)温补法:应用温热性的食物进行补益,适用于阳虚或气阳两虚的人群,也常作为正常人群冬令进补食物,如羊肉、狗肉、核桃仁、大枣、龙眼肉、海虾等。补益作用较强的食物可达到急需补益的目的,如鹿肉、鹿胎、鹿尾、鹿肾、甲鱼等。

2. 泻法 人体各种组织、器官和整体功能低下是导致疾病的重要原因。如果病邪较盛,即为"邪气实",其证候称"实证"。此时宜审因论治,祛邪安脏,如大蒜治痢疾,山楂消食积,藕汁治咯血,赤小豆治水肿,猪胰治消渴等。有些食物有多方面的治疗作用,既可直接去除病因,又可全面调理病证。如李时珍所述"鸡子黄补阴血,解热毒,治下痢甚验",说明鸡蛋除营养作用外,还有调节脏腑功能、清解热毒等作用。祛邪类食物的种类较多,主要介绍以下几类:

(1)散风寒类:适用于外感风寒表证。药食常选生姜、荆芥、大蒜、葱白等。

(2)散风热类:适用于外感风热表证。药食常选薄荷、菊花、淡豆豉、荸荠等。

(3)化痰止咳类:适用于咳嗽咳痰症。药食常选半夏、陈皮、橘络、杏仁、莱菔子等。

(4)止咳平喘类:适用于咳喘症。药食常选苏子、白果、梨、鸭肉、枇杷等。

(5)清热祛暑类:适用于盛夏感受暑邪所致疾病。药食常选荷叶、藿香、绿豆、绿茶、苦瓜等。

(6)清热解毒类:适用于热毒证。药食常选绿豆、银花、马齿苋等。

(7)清热泻火类:适用于实热证。药食常选苦菜、蕨菜、芦根、苦瓜等。

(8)清热化湿类:适用于湿热证。药食常选生地黄、薏苡仁、扁豆等。

(9)通便类:适用于便秘。药食常选番泻叶、火麻仁、蜂蜜、香蕉、黑芝麻等。

(10)温里类:适用于里寒证。药食常选干姜、小茴香、肉桂、羊肉等。

(11)祛风湿类:适用于风湿证。药食常选木瓜、酒、鳝鱼等。

(12)利水祛湿类:适用于水肿、淋证、痰饮等病症。药食常选玉米须、赤小豆、茯苓、薏苡仁、鸭肉等。

(13)消食类:适用于食积证。药食常选山楂、麦芽、鸡内金、萝卜等。

(14)理气类:适用于各种气滞、气逆、气郁的病证。药食常选橘皮、佛手、胡萝卜、茉莉花等。

(15)活血类:适用于血瘀证。药食常选桃仁、山楂、益母草、酒、醋等。

(16)止血类:适用于出血证。药食常选阿胶、木耳、三七、槐花等。

(17)安神类:适用于失眠证。药食常选酸枣仁、莲子、猪心、龙眼肉等。

(18)固涩类:适用于滑脱不禁证。常用药食有乌梅、莲子肉、浮小麦、乌骨鸡等。

(19)驱虫类:适用于虫证。常用药食有南瓜子、槟榔等。

第三节 饮食宜忌

饮食宜忌有广义和狭义之分,狭义的饮食宜忌是指疾病期间对某些食物的禁忌,而广义的饮食宜忌则是根据人体的体质、疾病的性质、食物的成分和性味,将食物分为有益和有害两类。有关饮食宜忌最早的记载是《素问·宣明五气》中"五味所禁",以及《素问·五藏生成》所载的"五味之所伤"。汉代《金匮要略·禽兽鱼虫禁忌并治》云:"所食之味,有与病相宜,有与身为害,若得宜则益体,害则成疾。"用相宜食物治病养病,谓之"食养"或"食宜";而不相宜食物则禁之,谓之"食忌"或"食禁",俗称"忌口"(或禁口)。饮食之宜为其常,食忌则是指在某种情况下某些食物不能食用或慎用,否则会导致身体出现偏差,甚至引起病变。

一、食药配伍禁忌

在日常生活中常常把不同的食物搭配起来应用,以提高疗效和口感。食物的这种搭配称为配伍。食物之间或食物与药物之间通过配伍,相互影响,会使原有性能发生变化,可产生不同的效果,《神农本草经》云:"药有阴阳配合……有单行者,有相须者,有相使者,有相畏者,有相恶者,有相反者,有相杀者,凡此七情,合和视之。"

食物与食物配伍适当能增强原有食物的功效,若配伍不当会相互牵制而使应有的功能降低或丧失,甚至还会起到毒副作用。如银耳、番茄、香蕉之类养阴生津、润燥的食物,同食辣椒、生姜、大蒜等,则前者的功能会被减弱;羊肉、狗肉、鹿肉之类温补气血的食物,同食鲜萝卜、西瓜、地瓜等,温补气血的功能就会减弱。

食物与药物也有配伍禁忌,某些食物与药物因其性味相反,在功效上彼此有拮抗作用,合用时会降低疗效。如人参不宜与萝卜同食;鹿茸不宜与寒凉生冷的水果或蔬菜同食;地黄、何首乌忌葱、蒜、萝卜;党参、茯苓忌醋等。古人对某些食物禁忌经验性成分较多,应灵活分析看待,并运用现代科学技术进行研究。

二、妊娠、产后饮食禁忌

妊娠期,脏腑经络之气血皆归注于冲任以养胞胎,此时全身处于阴血偏虚、阳气偏盛的状态,故应忌用酒、干姜、桂皮、胡椒、辣椒、狗肉等辛温助火的食物,以免伤阴耗液和影响胎孕,可进食甘平、甘凉补益之品。出现妊娠恶阻者,避免应用腥臭味、油腻、不易消化之物。此时,还可根据孕妇的饮食爱好选择食物,少吃多餐,但须注意均衡营养。妊娠后期,由于胎儿逐渐长大,影响气机升降,易成气滞,故应少食胀气及收涩食物,如芋头、番薯、石榴等。孕期饮食禁忌主要包括以下几种:

1. **活血类食物** 活血类食物能活血通经,下血堕胎,孕期应忌食。如桃仁、山楂、蟹爪等。
2. **滑利类食物** 滑利类食物能通利下焦,克伐肾气,使胎失所系,导致胎动不安或滑胎,应避免食用。如马齿苋、荸荠、木耳、薏苡仁等。
3. **大辛大热类食物** 此类食物不仅能助生胎热,令子多疾,亦可助阳动火,旺盛血行,损伤胎元,故孕期避免食用或忌用。如肉桂、干姜、花椒、胡椒、辣椒、生姜、大蒜、羊肉等。
4. **其他食物** 昆布能软坚化结,麦芽能催生落胎,槐花能堕胎等,孕妇均应忌食。

孕妇产后失血耗阴,瘀血内停,多虚多瘀,同时还要化生乳汁以养婴儿,因此产后饮食应饥饱均匀,宜进营养丰富、易于消化的食物,慎食辛燥伤阴、寒凉酸收之品,生凉瓜果之类亦不相宜。正如《饮膳正要》云:"母勿太饱乳之,母勿太饥乳之,母勿太寒乳之,母勿太热乳之……乳母忌食寒凉发病之物。"孕妇产后瘀血内停,不宜进食酸涩收敛类食物,如乌梅、莲子、芡实、柿子、南瓜等,不利恶露排出。

三、病中饮食禁忌

病中饮食禁忌是指患有某种疾病则某些食物在此期间不宜食用。在疾病过程中,因进食某些食物会影响药效和疾病的治疗,所以应避免应用。一般来说,在服药期间不宜选生冷、黏腻、腥臭等不易消化的食物。不同的疾病又有不同的饮食禁忌,如热性病患者当忌辛辣、煎炸性食物;寒性病患者当忌生冷瓜果、清凉饮料等寒凉性食物;泄泻患者不宜生冷硬固、肥甘厚味等难以消化的食物;痔疮患者不宜辛辣刺激、煎炸及热性食物;水肿患者不宜过咸的食物;咳嗽患者忌辛辣等刺激性食物;胃病患者忌粗糙、生冷坚硬的食物;失眠患者忌饮咖啡、浓茶等饮料,不宜葱、韭菜和大蒜等兴奋刺激性食物;遗精患者忌动火助阳的食物;皮肤病患者忌食鱼、虾、蟹等腥膻发物及辛辣刺激性食物。《素问·宣明五气》将其归纳为:"五味所禁,辛走气,气病无多食辛;咸走血,血病无多食咸;苦走骨,骨病无多食苦;甘走肉,肉病无多食甘;酸走筋,筋病无多食酸,是谓五禁,无令多食"。

疾病初愈,"胃气未复",不宜进油腻厚味食物,而宜以粥食调养。《黄帝内经》还特别指出"病热少愈,食肉则复,多食则遗(腹泻),此其禁也",均应加以注意。病中所进食物须有助于药效的发挥,有利于疾病早日治愈,忌与药物性能相反、与疾病不相宜的食物。

四、饮食卫生禁忌

饮食应以新鲜干净、易于消化、有利健康为好。张仲景在《金匮要略》中告诫"秽饭、馁肉、臭鱼食之皆伤人""肉中有朱点者不可食"。《诸病源候论》亦指出:"凡人往往因饮食勿然困闷,少时致甚,乃致死者,名曰饮食中毒。"说明饮食不洁,食物染上了病菌、毒素或寄生虫,或误食有毒的食物,不仅会致病伤人,而且还有中毒致死的危险。因此,应注意不食变质、有毒、不卫生的饮食;不吃被有害化学物质或放射性物质污染的食品;不食用病死的禽畜肉;不生吃海鲜、河鲜、肉类等,饮食以熟食为主。

知 识 拓 展

"药食同源"是华夏饮食思想中极为重要和最具特色的内容之一

华夏先民从"天人合一"的宇宙观中生发出"视食为养"的思想。《淮南子》中记载神农"尝百草之滋味,水泉之甘苦,令民知所避就。"可见,上古时代药与食不分,无毒者可就,有毒者当避。这也是"药食同源"最早的缘起,食物与身体的保健、疾病的治疗建立了历史性的关系纽带。人在健康的时候,食物是保障身体机能得以运转的原料;而当人体处于非健康状态时,食物则可能成为医药,具有治疗疾病的效果。

(彭丽丽)

思 考 题

1. 谈谈食物的性、味、归经与食物的作用之间的关系。
2. 请举例说明食物在预防疾病中的积极作用。
3. 根据食物的性质,分别谈谈平补、清补、温补三种食补方法的适应人群。
4. 食物禁忌的内容有哪些? 如何理解?

NURSING

第九章

食物的应用

09章 数字内容

———— 学 习 目 标 ————

知识目标：

1. 掌握：常用食疗方的制作方法。

2. 熟悉：食物的"七情"及配伍原则。

3. 了解：食疗的常用剂型及各种剂型的特点。

能力目标：

能根据食物的特性，为不同人群配伍药膳方，并选择正确的制作方法。

素质目标：

能灵活运用中医食疗知识，为人民生命健康服务。

中医学很早就认识到,食物不仅可以提供营养,而且还能疗疾祛病。近代医家张锡纯在《医学衷中参西录》中指出,食物"病人服之,不但疗病,并可充饥,不但充饥,更可适口,用之对症,病自渐愈,即不对症,亦无他患。"可见食物本身就具有"养"和"疗"两方面的作用,而中医则更重视食物在"养"和"治"方面的特性。

在日常生活以及疾病的治疗中,人们为了增强食物的效用和可食性,常常把不同的食物搭配起来应用。在对食物的选择中也存在着食物与天然营养品、食物与药物等配伍的情况。这种搭配关系称为食物的配伍或食药配伍。

 导入情境与思考

周先生因腹部疼痛、腹泻前来就诊。自述前一日晚餐吃了螃蟹2只、贝类和虾仁若干,餐后半小时左右又食用柿子1个。医生进行诊治处理后,饮食方面建议周先生暂时食用粥类等易消化护胃的食物。

请思考:

1. 周先生腹部疼痛和腹泻的情况与其饮食有何种关系?

2. 适合周先生的粥都有哪些,该如何制作?

第一节　食物的配伍

根据食药同源同用的原理,食物的配伍或食药配伍基本依照药物配伍的"七情"理论,除了单行,可分为协同与拮抗两个方面。食物的协同配伍方面包括"相须"和"相使",拮抗方面包括"相畏""相杀""相恶"和"相反"。

一、单行

使用单味食物进行治病与保健者为单行。如用粳米煮成白粥可补中益气,健脾和胃;用玫瑰花泡茶饮可疏肝解郁,养血调经;西瓜可以清热解暑,利尿等。

二、相须

相须是指性能功效相类似的食物配合应用,可以彼此增强其原有疗效。如绿豆冬瓜汤,绿豆与冬瓜合用可以相互增强清热解暑和利尿的功效;青龙白虎汤,鲜青果与鲜莱菔同用可以相互加强清肺利咽、解毒消肿的功效;雪羹汤中的荸荠与海蜇合用可以相互加强清热化痰的功效。

三、相使

相使是指在性能功效方面有某种共性的食物配合应用,以一种为主,另一种为辅,辅助的食物可以加强主要食物的功效。如黄芪鲤鱼汤,黄芪补气利水,鲤鱼健脾利水,鲤鱼能加强黄芪补气利水的作用;葛根粥,葛根能发汗解肌,粳米能补中益气,粳米可以加强葛根的发表作用;姜糖饮,温中和胃的红糖可以增强生姜温中散寒的功效。

四、相畏

相畏是指一种食物的毒性反应或不良作用可以被另一种食物减轻或消除。如食用螃蟹时常配用生姜与紫苏,螃蟹之寒毒可被生姜与紫苏之热所解,故可言螃蟹畏紫苏、生姜;扁豆中植物血凝素的不良作用可被蒜减轻或消除。

五、相杀

相杀是指一种食物能减轻或消除另一种食物的毒性或不良作用。如上例中,紫苏与生姜皆可解螃蟹之毒,故可言生姜、紫苏杀螃蟹之寒毒。实际上,相畏和相杀是同一配伍关系从不同角度的两种说法。

六、相恶

相恶是指两种食物合用,一种食物能使另一种食物原有的功效降低甚至丧失。如人参恶萝卜,因人参补气,萝卜耗气,故两者合用,萝卜可使人参的补气作用降低。萝卜也可以减弱其他补气类食物(如鹌鹑、燕窝、山药、山鸡等)的功效。

七、相反

相反是指两种食物合用能产生或增强毒性作用或不良反应。如古代文献记载的牛肝不宜与鲫鱼同食,食之生风;羊肝不宜与辣椒同食,食之伤心;柿子与螃蟹同食易致腹痛、腹泻等。

在食物的配伍应用中,其变化关系可以概括为四个方面:增效、减毒、减效、增毒。相须、相使因产生协同作用而增进疗效,可以在配制药膳时充分加以利用;相畏、相杀由于相互作用,能减轻或消除原有的毒性或副作用,在使用时必须考虑选用;相恶可能互相拮抗而抵消、削弱原有功效,故使用时应加以注意;相反因相互作用而产生毒副作用,属于配伍禁忌,应避免配用。在实际应用中,我们应多利用食物之间的相须、相使、相畏、相杀关系,以减毒增效,避免食物的相恶、相反配伍,以减少毒副作用。

第二节　常用食疗剂型

食疗所需的食品,除可供直接食用的干鲜果品及一些蔬菜外,皆需要进行烹调。常见的食疗所用的食品有粥、羹、饮、菜肴等类型。

一、粥

粥,即用米加水煮制而成,如加入药物同煮便称作药粥,亦可将适量药汁兑入粥中食用。药粥是药膳的一个重要组成部分,是按照药谱的要求,选用一定的中药材和米谷之物共同煮制而成,包括了食疗与药疗的双重效果。如干姜与粳米合煮粥服食,就成为具有温补脾胃、治疗脾胃虚寒的食疗良方。用谷米煮粥加入药,特别是补益性的药粥,可以当作早餐或点心食用,既可充饥,又作食疗,尤其对于疾病初愈、身体虚弱者是很好的调养剂。

药粥的特点是吸收快,不伤脾胃,制法简单,服用方便,老少皆宜,长期服用能够滋补强壮,防病抗衰,延年益寿。药粥的品种繁多,功效各异,煮粥的方法也各不相同,主要有两类。

1. 药、米同煮　主要适用于药物可以食用,又适宜与米谷之物同锅煮制的药粥。这种药粥不仅具有一定的功效,而且还能够增添药粥的滋味和形色,如莲实粥、红枣粥。

2. 药、米分制　具体制作方法有两种。

(1)提汁:先将药物提成浓汁,再与米谷同煮成粥。其法又分为"汁煮粥"和"粥渗汁"两种。①汁煮粥:是先将药物榨汁或提汁,再与米谷同煮成药粥,适用于不适宜食用或不适宜与米同煮的药物,如甘蔗粥、竹叶粥。②粥渗汁:是先将药物榨汁或提汁,待米谷已经煮成粥之后,再将药汁渗入粥内调匀而成药粥,适用于鲜嫩汁多的药物,如地黄粥。

(2)打粉:即将药物打成细粉,待粥煮熟后,下药粉搅匀,粥稠即成。主要适用于不宜久煮而又可以食用的药物,如砂仁、肉桂等。

Note:

二、羹

羹,又称汤,是以肉、禽、海味、蛋、奶等为主体原料制成的稠浓的汤液。羹可作为正餐,亦可作为佐餐食用。营养食疗汤羹是在一般的汤羹基础上适当加入味甘或味淡的药物制成。如百合银耳羹,具有安神健脑之功效。煎煮食料或药料时,如不宜直接食用者,可以先单独煎煮,留汁去渣,用汁再与主料一起烹饪;也可以把不宜食用者用纱布包扎后,再与主料一起烹饪,食用前把包扎的料包捞出即可。

三、饮

饮,是一种液体食疗剂型,多数情况下以质地轻薄、具有芳香挥发性成分的食物或药物为原料,经沸水冲泡或温浸而成的一种专供饮用的液体。制饮原料有植物的花、叶、果实、茎叶等,常用的有金银花、白菊花、金莲花、玫瑰花、月季花、梅花、荷花、槐花、蔷薇花、木蝴蝶、苏叶、薄荷叶、绞股蓝、大青叶、藿香叶、生姜、乌梅、山楂、枸杞子、麦冬、陈皮、苦瓜、决明子、甘草、大枣等。如治疗风寒感冒的姜糖茶,由生姜、红糖组成;菊花茶,以中药菊花用水沏后频服,可治头晕、目眩,具有清热、明目之效。

此外,还有一些速溶饮料,是将药料或食料的干品或鲜品汁液煎煮去渣、浓缩,加入干燥糖粉制成颗粒,最后经过干燥而得到,用时以水冲沏,具有方便、味美、速效等优点。常用的有速溶冲剂、橘红糖、梨膏糖等,也属饮类。

饮的制作特点是只宜冲沏、浸泡,不宜煎煮。饮可以不定量、不定时频频饮用。

四、菜肴

菜肴,是食疗品种中的一个大类,包括各种具有治疗或保健作用的荤素菜肴。菜肴以蔬菜、肉类、鱼、蛋等为原料,配以一定比例的药物,经烹调制成的具有色、香、味、形的特殊菜肴。其烹调加工的方法有炖、蒸、炒、煮、烧、煨等。此类食品种类繁多。

五、酒、醴、醪

酒,亦称"药酒",即用中药与酒相结合的一种液体剂型,可用浸泡法或酿制法制备。中医学认为,酒能通血脉,去寒气,行药势。因此,药酒的主要作用是使药物之性借酒之力遍布到身体的各个部位,多用于风湿痹痛以及气滞血瘀之证。但药酒的缺点是不能饮酒或肝肾功能不全者不宜饮用。传统的药酒有酒、醴、醪之分:①酒,是用药材加入酒中浸泡而成。②醴,除含有药材、酒的成分之外,尚含有糖的成分。③醪,除含有药材、酒和糖的成分之外,尚含有酒渣(醪糟)的成分。

六、鲜汁

鲜汁,多由富含液汁的植物果实、茎、叶、根块经捣烂或压榨取得。常用的鲜汁有西瓜汁、雪梨汁、水蜜桃汁、苹果汁、葡萄汁、橙汁、甘蔗汁、柠檬汁、枇杷汁、石榴汁、藕汁、姜汁、芹菜汁、白菜汁、菠菜汁、萝卜汁、胡萝卜汁、苦瓜汁等。

鲜汁既可以一汁单用,也可以多汁合用;饮用时既可以用原汁,也可以调入适量的酒和水。鲜汁的饮用量和时间、次数较为灵活,可以按病情酌情掌握。

鲜汁多现用现做,不宜存放。需要长期贮存时应做好防腐处理。

七、蜜膏

蜜膏,亦称膏滋,是将食物或药物鲜品榨出的汁液或将药物水煎所取得的药汁再继续以小火煎熬浓缩至黏稠,兑加蜂蜜一倍调匀而成。如治疗支气管哮喘的加味贝母梨膏、川贝枇杷膏,用于治疗月经不调的益母草膏等。服用时用热开水冲化饮用。

八、其他类

(一) 米面类

以粳米、糯米、大麦、小麦、小米、玉米、大豆等谷物(或制成的面粉)为基本原料制成食品。按形式可分为米饭、馒头、饼、饼干、糕、卷、水饺、馄饨、面条等种类;按制作方法可分为蒸食、煮食、烙食、烤食、炸食、凉食等。

(二) 糖果类

糖果类是将药物的加工品加入熬炼成的糖料中混合后制成的固态或半固态、供含化或嚼食的药膳食品。常用的有薄荷糖、梨膏糖等。

(三) 蜜饯类

蜜饯类是一类以果蔬等为主要原料,经糖、蜂蜜或食盐腌制等工艺制成的食品,包括凉果类、果脯类、话化类、果糕类和果丹类等。

第三节　常用食疗方制作

膳食的主要功能是提供能量和营养,需保持一定的质与量,同时为适应"胃口"不同而需要不断改变膳食原料与烹调方法;而食疗药膳则需根据不同体质状态、不同病证,有针对性地选取原料。药膳原料的选用与组合强调的是科学配伍,需在中医药理论指导下进行。由于药膳含传统的中药成分,即主要起"疗效"作用的原料,对这一部分原料的烹饪,除了在原料准备过程中科学加工外,在制作过程中必须尽可能地避免有效成分流失,以更好地发挥药效,因而必须讲究制作形式和方法。传统的药膳加工以炖、煮、熬为主,这样使药物在加热过程中能最大限度地溶解出有效成分,增强功效。

一、炖

炖法是把食物原料加入汤水及调味品,先用旺火烧沸,然后转成中小火长时间烧煮的烹调方法。炖法是制作滋补药膳最常用、最简单的一种方法。炖煮时,先将原料在沸水锅内焯水,去血污和腥膻味,然后放入炖锅内,另将所用药物用纱布包好或放入带孔的不锈钢调料盒中,用清水浸漂几分钟后放入锅内,再加入姜、葱、胡椒及清水适量,先用武火煮沸,撇去浮沫,再改用文火炖至熟烂。一般炖的时间需 2~3h。本法所制药膳的特点是质地软烂,原汁原味,如雪花鸡汤、十全大补汤等。

二、煮

煮法是将药物和食物原料按初加工的要求加工后放入锅内,加入调料,注入适量的清水或汤汁,用武火煮沸后再改文火煮至熟。煮法适用于体小、质软的一类原料。本法所制药膳的特点是口味清鲜,煮的时间比炖法短,如石斛花生等。

三、熬

熬即久煮,是将原料用水涨发后拣去杂质,冲洗干净,撕成小块,锅内先注入清水,再放入原料和调料,用武火烧沸后撇净浮沫,改用文火熬至汁稠味浓即可。熬的时间比炖的时间更长,一般在 3h 以上,多适用于烹制含胶质量重的原料。本法所制药膳的特点是汁稠味浓,如冰糖银耳等。

四、焗

焗法是以汤汁与蒸气或盐或热的气体为导热媒介,将食物加热至熟的方法。先将原料冲洗干净,切成小块,烧热锅倒入油炼至六成热时下入食物,油焗之后再加入药物、调料、汤汁,盖紧锅盖,用文火焗熟。本法所制药膳的特点是烂、汁浓、味厚,如枣杏焗鸡、参鸭条等。

五、煨

煨法是用文火对药物和食物原料进行较长时间加热的烹饪方法。操作方法有两种：其一，是将药物和食物原料经炮制后置于砂锅中，加入调料和一定量的水慢慢地将其煨至软烂，本法所制药膳的特点是汤汁浓稠、口味醇厚；其二，是沿袭民间单方的烹制法，即将药物和食物原料预先经过一定的处理后，再用阔菜叶或湿草纸包好，埋入刚烧过的草木灰中，利用其余热将其煨熟，这种方法时间较长，中间要添几次热灰保持一定的温度，如川椒煨梨、黄精煨肘等。

六、蒸

蒸法是利用水蒸气加热的烹制方法。其特点是温度高于100℃，加热及时，有利于保持原状的完整。此法不仅用于药膳烹调，还可用于药膳的炮制和消毒灭菌等。操作方法：将药物和食物原料经炮制加工后装入碗、小盆或小砂锅内，加入调味品、汤汁或清水，待水沸时置蒸笼或蒸锅上蒸熟。火候视原料的性质而定，如蒸熟不烂的药物可用武火，具有一定的形状要求的则用中火徐徐蒸制，这样才能保持原状和色泽。除此之外，采用蒸法所制的药膳还具有减少有效成分散失的特点。

蒸制的种类有粉蒸、包蒸、封蒸、扣蒸、清蒸、汽锅蒸等六种。

1. **粉蒸** 粉蒸是将药物和食物原料拌好调料后，再包玉米粉、黄豆粉等上笼蒸制，如荷叶粉蒸鸡。

2. **包蒸** 包蒸是将药物和食物原料拌好调料后，用菜叶或荷叶包牢上笼蒸制，如荷叶凤脯。

3. **封蒸** 封蒸是将药物和食物原料拌好调料后，装在容器中加盖用湿棉纸封严后上笼蒸制，如虫草鸭子。

4. **扣蒸** 扣蒸是将药物和食物原料拌好调料后，整齐有序地排放在合适的特定容器内上笼蒸制。其法分明扣与暗扣两种，明扣为面形朝上排列，暗扣为面形朝下排列，蒸好后再翻扣在汤碗或盆中，如八宝饭。

5. **清蒸** 清蒸是将药物和食物原料放在容器内，加入调料、少许白汤或清水后上笼蒸制，如田七鸡。

6. **汽锅蒸** 汽锅蒸是将药物和食物原料拌好调料后放在一种特制的陶土汽锅内蒸制。此锅的底部有一汽柱直通锅内，蒸汽由汽柱冲入锅内的原料之中，由于上面有盖子，蒸汽一方面作为热量传递的媒介，另一方面蒸汽和原料结合的生成物又随汽凝沉于锅内。本法制作药膳的特点是有利于保持原汁和药性，如虫草汽蒸鸡。

七、炒

炒法多采用先将药物提取成一定比例的药液，然后再加入食物中一起炒制。炒的原料多为刀工处理后的丁、丝、条、片等。操作方法：先用药液拌食物，或将药液直接加入锅内，或成膳后勾汁等。炒法先将锅烧热，注入适量的油烧至适宜的温度，下入原料后翻炒，断生即起锅。有些直接可以食用的味美色鲜的药物，也可以与食物一起炒成。而芳香性的药物大多采用在临起锅时勾汁加入，以保持气味芬芳。

八、炸

炸法是武火多油的烹调方法，一般用油量比原料多几倍。具体操作方法是将药物制成药液或打成细末，调糊裹食物，再入油锅内加热至熟。要求武火、油热，原料下锅时有爆炸声。炸法应掌握好火候适度，防止过热烧焦。本法所制药膳的特点是味香酥脆。

九、卤

卤法是将经过初加工后的食物原料先按一定的方式与药物结合，再放入卤汁（用肉汤、绍酒、八角、桂皮等制成的汁水)中,用中火逐步加热烹制,使其渗透卤汁直至成熟。本法所制药膳的特点是味厚气香。卤汁每次使用过后要注意保持清洁,避免腐败变质,同时为了使其制品的色香味一致,可适时加炒糖汁(冰糖)和食盐于卤汁中。

十、烧

烧法一般是先将食物经过煸、煎、炸处理后进行调味调色,然后再加入药物和汤或清水,先用武火烧滚,后用文火焗透,烧至味入、食熟、汤汁稠浓即可。本法所制药膳的特点是汁稠味鲜。烹制时所加的汤或清水必须适量,且要依次加足,避免烧干或汁多。

(彭丽丽)

思 考 题

1. 举例说明单味食物的应用及食物之间的配伍关系。
2. 举例说明常用食疗剂型的制作方法。
3. 常用的食疗方制作出的药膳有什么不同特点?

URSING

第十章

常 用 食 物

学 习 目 标

- 知识目标：
  1. 掌握：重点食物的性味归经、功效主治和食用注意。
  2. 熟悉：常用食物的功效主治。
  3. 了解：常用食物的性味归经、食用注意。
- 能力目标：
  1. 能根据病人的体质和疾病证候，结合食物的性味功效选择不同的食物进行调护。
  2. 能运用所学知识对病人进行饮食健康宣教。
- 素质目标：
  具有尊重病人不同饮食习惯的人文关怀意识。

食物是指各种可供人们食用的物品,是人类摄取营养、维持生命活动的必需品。食物主要分为植物类食物和动物类食物两大类,其中植物类食物主要包括谷物类、蔬菜类、果品类等,动物类食物主要包括肉蛋奶类、水产类等。此外,尚有一些食物是常用调料或佐料,如食盐、糖、酒、酱等。

第一节 谷 物 类

10章01节
数字内容

——————— 导入情境与思考 ———————

患者,男性,50 岁。1 年前出现双下肢水肿,呈凹陷性,晨轻暮重,不伴恶寒发热,无胸闷胸痛,无咳嗽咳痰等不适,在医院做相关检查,心、肺、肾均正常,服用利尿剂后稍好转,停药后加重。常自觉烦热口渴,胸闷泛恶,小便短赤,大便干结,舌红苔黄腻,脉沉缓。

请思考:

1. 根据病情资料判断该患者的中医病名和证型。

2. 制订该患者饮食调养的原则。

3. 该患者宜选择的谷物类食物有哪些?

"民以食为天",其中谷物是饮食中的基石,《素问·藏气法时论》即有"五谷为养",五谷原指黍、稷、稻、麦、菽。李时珍《本草纲目》中记载谷类有 33 种、豆类有 14 种之多。谷物中包含了谷类、豆类等,性味多甘平,具有健脾和胃、补中益气、缓急止痛等功效,适用人群广泛。

现代研究表明,谷物的主要成分是淀粉,并富含膳食纤维、蛋白质及维生素等。

1. 粳米(大米、硬米、杭米)

[性味归经]甘,平。归脾、胃经。

[功效主治]具有健脾和胃、除烦渴、补中益气之效,能使五脏血脉精髓充溢、筋骨肌肉强健。常用于腹痛、腹泻、虚劳损伤者,对于发热或久病初愈、产后妇人、老年人或消化力减弱的婴幼儿也较为合适。现代研究表明,粳米可改善慢性腹泻,可能与其所含的直链淀粉和支链淀粉促进钠钾离子吸收、改善肠道运动功能有关。

[食用注意]不要食用加工过于精细的粳米,以免其胚乳、糊粉层中营养成分损失过多而使营养价值降低。此外,食用前淘洗次数不宜过多,以免使谷皮与谷膜内的维生素和无机盐流失。

知 识 拓 展

杂交水稻之父——袁隆平

袁隆平(1930—2021),江西省九江市德安县人,中国杂交水稻育种专家,中国研究与发展杂交水稻的开创者,被誉为"世界杂交水稻之父"。袁隆平是杂交水稻研究领域的开创者和带头人,致力于杂交水稻技术的研究、应用与推广,发明"三系法"籼型杂交水稻,成功研究出"两系法"杂交水稻,创建了超级杂交稻技术体系。2018 年 9 月 8 日获得"未来科学大奖"生命科学奖;2018 年 12 月 18 日党中央、国务院授予袁隆平改革先锋称号,颁授改革先锋奖章,获评杂交水稻研究的开创者。2019 年 9 月 17 日国家主席习近平签署主席令,授予袁隆平"共和国勋章"。

2. 糯米(江米、元米、酒米)

[性味归经]甘,温。归脾、胃、肺经。

[功效主治]具有补脾和胃、止泻、止虚汗、安神养心、除烦止渴之效。对于脾胃虚弱、体疲乏力、多汗、呕吐与经常性腹泻、痔疮、产后痢疾等有舒缓作用。现代研究表明,糯米所含的支链淀粉经糊化

Note:

后可刺激胃肠道产生抵抗病原微生物的乳酸,从而改善肠道菌群状态,调节胃肠功能紊乱,增强机体免疫力,从而缓解腹泻症状。

[食用注意]最好不要使用冷自来水煮食,以免水中大量氯气破坏糯米营养成分。发热、咳嗽、痰黄、腹胀者应避免食用。婴幼儿、老年人及病后消化力弱者不宜多食。

3. 粟米(小米、谷子、黏米)

[性味归经]甘咸,寒。归脾、胃、肾经。

[功效主治]具有益肾和胃、除热、利小便之效。对脾胃虚热、反胃呕吐、腹泻与产后、病后体虚或失眠有益。

[食用注意]应将小米放于密封罐中,置放于通风、阴凉、干燥处或冰箱中,以防发霉、虫蛀。食用前不要淘洗次数太多或用力搓洗而使小米外层的营养素流失。《日用本草》中记载:"与杏仁同食,令人吐泻。"

4. 玉米(玉麦、珍珠米、番麦)

[性味归经]甘、淡,平。归胃、膀胱经。

[功效主治]具有健胃益智、宁心活血、利小便之效。可用于脾胃不健、饮食减少、小便不利或水肿诸证。玉米可降低血脂,对高血脂、动脉硬化、冠心病等心血管疾病有益;并能延缓人体衰老,预防脑功能退化,增强记忆力。

[食用注意]玉米容易导致胃闷胀气,应避免一次食用过多。不食用因受潮发霉产生黄曲霉毒素等致癌物质的玉米。

5. 高粱米(木稷、芦粟、芦黍)

[性味归经]甘、涩,温。归脾、胃经。

[功效主治]具有温中、涩肠胃、止霍乱、利小便、止喘满之效。可用于脾胃虚弱、食积不消、食少腹泻等症。

[食用注意]高粱在烹煮过程中最好不要加盐,以免使所含的维生素 B_1 遭到破坏。糖尿病患者忌食,便秘、体质燥热者不宜食用。

6. 薏苡仁(薏仁、六谷米、薏米)

[性味归经]甘、淡,微寒。归脾、胃经。

[功效主治]具有健脾渗湿、清热除痹之效。适用于久病体虚、泌尿系统感染者,还可缓和肠胃轻度炎症,达到止泻目的。薏苡仁所含的薏仁素为镇痛活性成分,有温和的镇痛抗炎作用;薏苡内酯对肌肉具有收缩作用,对中枢神经系统具有镇静、抑制、镇痛及降温与解热作用。

[食用注意]本品为凉性食物,脾胃虚寒者不宜食用,女性生理期间、排便困难者、孕妇、小便多者不宜多用。

7. 荞麦(乌麦、甜荞、荞子)

[性味归经]甘,凉。归脾、胃、大肠经。

[功效主治]具有消积下气、健脾除湿之效。可用于胃肠积滞、胀满或腹痛,也适合脾虚而有湿热的腹泻、痢疾、白浊、带下病等。荞麦含有丰富的维生素 E 和可溶性膳食纤维,还含有芦丁和烟酸。芦丁有降低血脂和胆固醇、软化血管、保护视力和预防脑血管出血的作用;烟酸能促进机体的新陈代谢,增强解毒能力,还具有扩张小血管和降低血液胆固醇的作用。

[食用注意]若治疗肠胃积滞、胀满,本品宜炒熟研末服用。

8. 燕麦(雀麦、野麦)

[性味归经]甘,温。归脾、胃经。

[功效主治]具有补益脾胃、润肠止汗、止血之效。可补虚,适合老弱妇孺食用。燕麦可增强老年人的体力,延年益寿;还可抑制胆固醇,预防心脏病、高血压,缓解糖尿病等。

[食用注意]无特殊食用禁忌。

9. 小麦(麸、淮小麦)

[性味归经] 甘,凉。归心、脾、肾经。

[功效主治] 具有养心益肾、清热止渴、利小便、调理脾胃之效。适合虚汗过多者食用。对心血不足导致的失眠、心悸、情绪波动大者有良好效果,并可缓解自汗、盗汗、多汗、脚气病等。小麦中含有的维生素 E 具有抗氧化作用,亚油酸具有降低胆固醇作用,能预防动脉硬化等心血管疾病。

[食用注意] 若长期食用加工过于精细的面粉,因其胚乳、糊粉层中的营养成分损失过多,容易导致食欲减退、皮肤干燥等。

10. 绿豆(青小豆、文豆、青豆子)

[性味归经] 甘,凉。归心、胃经。

[功效主治] 具有清热消暑、利尿消肿、解毒、润喉止渴及明目之效。对于热病或中暑所致的心烦口渴、咽喉炎、脓疮,或服用巴豆、附子等热药引起的中毒或不良反应等有疗效。另外,绿豆还可清心安神、治虚烦,改善失眠多梦及精神恍惚,能有效清除血中胆固醇和脂肪堆积,防治心血管病变。夏季食之有清热解暑之效。

[食用注意] 绿豆性凉,脾胃虚寒、腹泻之人尽量不要食用;容易导致胀气,消化不良者不宜大量食用。

11. 黄豆(大豆、黄大豆)

[性味归经] 甘,平。归脾、胃经。

[功效主治] 具有健脾利湿、润燥消水、解毒之效。可用于脾胃虚弱、气血不足、消瘦萎黄、脾虚水肿、脚气病等,还能预防及改善乳癌、前列腺癌等,舒缓女性围绝经期症状、骨质疏松症等,也可用于误食毒物或热药所致的中毒或不良反应。此外,黄豆有降低胆固醇、软化血管、改善缺铁性贫血和神经衰弱、预防便秘等作用。

[食用注意] 黄豆不易被肠胃消化,易有饱胀感,应避免过量食用。其嘌呤含量较高,故不适合尿酸高者。此外,生黄豆中含有抑制蛋白质消化的胰蛋白酶抑制剂,加热后此成分会消失,故不宜生食。

12. 黑豆(乌豆、黑大豆)

[性味归经] 甘,平。归脾、肾经。

[功效主治] 具有补肾益阴、健脾利湿、解毒之效。用于肾虚消渴多饮或肝肾不足、头昏目暗,还可用于脾虚水肿、脚气病或服用乌头、巴豆等热药所致的中毒或不良反应。黑豆中的黑豆油、维生素 K 具有促进胆固醇代谢、降血脂、预防动脉硬化、血管栓塞的作用。黑豆皮提取物能有效抑制人体内铁调素的活性,提高机体对铁的吸收,故食用带皮黑豆可改善贫血症状。

[食用注意] 由于豆类的嘌呤含量较高,尿酸过高者不宜一次食用太多。

13. 白扁豆(茶豆、峨眉豆)

[性味归经] 甘,微温。归脾、胃经。

[功效主治] 具有健脾化湿的功效。用于脾虚生湿导致的倦怠乏力、食少便溏、白带过多,及暑湿之吐泻、烦渴、胸闷等。白扁豆的提取物白扁豆非淀粉多糖具有抗氧化性和抑菌作用,对 OH 自由基和 DPPH 自由基具有清除作用,对李斯特菌和大肠杆菌具有一定的抑制能力。

[食用注意] 不宜一次食用过多,以免气壅伤脾。健脾止泻宜炒用,消暑养胃解毒宜生用。

14. 赤小豆(赤豆、红豆、红小豆)

[性味归经] 甘,平。归脾、大肠、小肠经。

[功效主治] 具有利水消肿、健脾除湿、止泻利尿、清热解毒之效。内服用于脾虚水肿、脚气、小便不利、腹泻、肠痈,或痢疾、痔疮、大便带血;外用可排脓,治疗疗痈丹毒等。哺乳期妇女多食红豆能增加奶水分泌。另有药用之红豆,形状较细长,临床上消除水肿及利尿效果更显著。

[食用注意] 红豆有利尿效果,尿多者应避免食用。红豆药性较平缓,若用于治疗水肿症状,宜长期食用。

Note:

15. 芝麻（胡麻、脂麻）

［性味归经］甘、平。归脾、胃经。

［功效主治］芝麻分为黑芝麻和白芝麻两种。具有补益肝肾、强身健体、润燥滑肠、乌须发、驻容颜、通乳的作用,适合产后乳汁缺乏的女性。此外,芝麻能够降低胆固醇、脂肪,防止高血压、动脉硬化等心血管疾病发生,具有抗癌、补脑的效果。现代研究表明,芝麻中含有防病抗衰老的物质,如亚油酸、棕榈酸、花生酸等不饱和脂肪酸达 60%。黑芝麻可以降血糖,增加肝脏及肌肉中糖原含量。芝麻油是一种促凝血药,对于血小板减少性紫癜和出血性体质有一定疗效。

［食用注意］患有慢性肠炎、腹泻、牙痛、皮肤病者忌食。燥热体质者食用炒后的芝麻可引起牙疼、出血等症状,不宜多食。

知 识 拓 展

芝麻的寓意——"芝麻开花节节高"

芝麻,在古人的眼中,是被称为"八谷之冠"的王者。《本草纲目》和《神农本草经》都记载了芝麻的营养和价值。诗人们更是吟诗作对,一首"小磨不知梦深处,香名美誉贡王侯",赞誉的就是芝麻。

第二节　蔬　菜　类

10章02节
数字内容

导入情境与思考

患者,女性,45 岁。反复泄泻半年余,前两日稍进油腻之物,大便次数即增多,夹见水谷不化。平素面色少华,肢软乏力,胃脘胀闷不舒,舌淡苔白,脉细弱。

请思考:

1. 根据病情资料判断该患者的中医病名和证型。

2. 制订该患者饮食调养的原则。

3. 该患者最适宜选择蔬菜类食物是什么?

蔬菜是可以作为副食品的草本植物的总称,"凡草菜可食者通名曰蔬"。菜是指供作副食品的植物,可分为陆生植物和水生植物。而陆生植物又分为栽培和野生两种,其中栽培者大多具有补益作用,如土豆;野生者大多具有清热解毒作用,如荠菜。水生植物又分为淡水植物(如莲藕)和咸水植物(如海带)。

《素问·藏气法时论》指出以"五菜为充"(原指葵、藿、葱、韭、薤)补益人体精气。大多数蔬菜性寒凉(如苦瓜、旱芹、莲藕等),功效以清热除烦、通利二便、化痰止咳为主;少数蔬菜性温热(如胡荽、辣椒等),具有温中散寒、开胃消食的作用,适用于脾胃健运功能失常所致的食少、食积、胀满、四肢倦怠等症。

现代研究认为,一般蔬菜水分在 70% 以上,尤以新鲜者水分含量更高,味道更美味,是人体所需维生素、无机盐、膳食纤维、碳水化合物的主要来源,可提供食物多样化的食感、香味和色泽等。蔬菜中丰富的维生素不但具有维持生命的作用,还是维持机体健康所必需的一类低分子有机化合物,这类物质在体内不构成人体组织,也不是能量的来源,但是对体内物质代谢起着调节作用。如蔬菜中富含的维生素 C,能促进胶原蛋白的合成,促进叶酸还原成四氢叶酸,具有排毒、抗氧化作用,促进铁的吸收和储备,预防贫血等。此外,蔬菜的最终的代谢产物呈碱性,可保持人体内的酸碱平衡,使血液的

Note:

pH 稳定在 7.35~7.45。因此,当人们久不食蔬菜,便会感到胃中不适或食饭无味。

1. 韭菜(草钟乳、壮阳草、长生韭)

[性味归经]甘、辛,温。归肾、胃、肝经。

[功效主治]具有补肾壮阳、温中开胃、散瘀血之效。可用于肾虚阳痿、遗精遗尿、腰膝酸软,噎嗝反胃、呕吐、饮食减少;也可用于胸痹疼痛。韭菜含有挥发油、硫化物、蛋白质、纤维素等,具有清除肠道有害细菌的功效。

[食用注意]本品热食偏于温补,生食偏于散瘀。若熟食,不可加热过久。阴虚有热或疮疡、目疾患者不宜服食或慎食。

2. 白菜(大白菜、白崧)

[性味归经]甘,微寒。归肺、胃、膀胱经。

[功效主治]具有清热除烦、利小便之效。可用于肺胃有热、心烦口渴,或肺热咳嗽,膀胱热结,小便不利。白菜含有大量的粗纤维,可促进肠壁蠕动,帮助消化,防治大便干燥,保持大便通畅。白菜能够预防肠癌、乳腺癌的发生。

[食用注意]肺气虚寒、咳嗽痰白而多或脾气虚寒、腹泻腹痛者不宜服用。

3. 空心菜(蕹菜、空筒菜)

[性味归经]甘,微寒。归肝、心、大肠、小肠经。

[功效主治]具有清热凉血、利小便、通大便、解毒之效。可用于血热所致咯血、吐血、便血、尿血,热淋、小便不利,或湿热带下、大便涩滞不利、食物中毒、疱疹、毒蛇咬伤、维生素 B_2 缺乏症等。本品含有丰富的蛋白质和钙,可治疗食物中毒、小儿胎毒及防治阳痿。

[食用注意]据历年本草记载,多用于解药食中毒。无特殊禁忌。

4. 黄花菜(金针菜、萱草花)

[性味归经]甘,微寒。归心、肝经。

[功效主治]具有清热凉血、利湿、安神、明目之效。可用于血热所致的便血、痔疮出血、小便短赤不利、忧郁不乐、心烦不安。若肝虚有热、视物不清或夜盲者,可用本品同猪肉炒食。本品含丰富的维生素 B_1,能刺激肠胃蠕动,促进排空,增加食欲,并具有安神作用。本品所含成分钾高钠低,有利尿作用,高血压、肾炎患者常食有益。

[食用注意]本品鲜品清热凉血功效较好。

5. 芥菜(春菜、辣菜)

[性味归经]辛,温。归肺、胃经。

[功效主治]具有温中健胃、散寒解表之效。可用于寒痰咳嗽、胸膈满闷、胃寒少食、呕逆、牙龈肿痛、风寒感冒轻证。芥菜含有丰富的食物纤维,能促进结肠蠕动,有预防便秘的作用。芥菜特殊的香气有增进食欲的作用。

[食用注意]目疾、疮疡、痔疮患者或素体热盛者不宜食用。

6. 卷心菜(蓝菜、包心菜、甘蓝)

[性味归经]甘,平。归肺、胃经。

[功效主治]具有益脾和胃、缓急止痛之功效。可用于脾胃不和、脘腹拘急疼痛、上腹胀气疼痛。新鲜的卷心菜汁对胃十二指肠溃疡有止痛及促进愈合作用,且含有能分解亚硝胺的酶,能消除亚硝胺的突变作用。本品有一定的抗癌作用,还可防治酒精中毒。

[食用注意]无特殊食用注意。

7. 旱芹(药芹、香芹、芹菜)

[性味归经]辛,甘,凉。归肝、胃、膀胱经。

[功效主治]具有清热平肝、健胃下气、利小便之效。可用于热病或饮酒过度、烦热口渴、肝热阳亢、头晕目眩、烦热不安、胃热呕逆、饮食减少、热淋、尿血、尿浊、小便不利。芹菜含蛋白质、糖类、脂

Note:

肪、维生素及矿物质,长期服用对高血压、血管硬化、神经衰弱、小儿软骨病等有辅助治疗作用。

[食用注意]本品含有挥发油,不宜久煎、久炒。

8. 菠菜(菠棱、赤菜根、鹦鹉菜)

[性味归经]甘,凉。归大肠、胃、肝经。

[功效主治]具有润燥滑肠、清热除烦、生津止渴、养肝明目之效。可用于老年人大便涩滞或肠燥便秘、高血压、痔疮、消渴多饮,或胃热烦渴、肝热头昏目眩,或肝阴虚、头昏眼花。常食菠菜可以有助于维持正常视力和上皮细胞健康,防治夜盲症,增强抵抗力及促进儿童生长发育,对预防口角溃疡、唇炎、舌炎、皮炎、阴囊炎也有效果。

[食用注意]脾虚易泻者不可服。本品含草酸较多,与含钙丰富的食物共煮会变成草酸钙,不利于钙的吸收,易生结石。

9. 胡荽(香菜、芫荽、园荽、胡菜、满天星)

[性味归经]辛,温。归脾、胃、肺经。

[功效主治]具有发表透疹、消食开胃、止痛解毒之效。可用于流行性感冒、小儿痘疹不透、小肠积热、小便不通或牙痛等。胡荽中的全草汁液可抑制体内铅的积累,有预防铅中毒的作用。胡荽根中的皂苷能保护血管内皮细胞,防止细胞老化,促进血液循环,预防高血压。胡荽含雌二醇、雌三醇等成分,能调整女性体内性激素,促使排卵,治疗女性不孕症。胡荽子所含的挥发油有抗菌和抗真菌的作用。

[食用注意]气虚感冒或产后、病后初愈的气虚患者不宜多食。有口臭、胃溃疡、脚气、疮疡者均不宜食用。

10. 荠菜(地菜、花花菜、鸡心菜)

[性味归经]甘、淡,凉。归肝、胃经。

[功效主治]具有凉血止血、清热利尿、清肝明目之效。可用于高血压、细菌性痢疾、肾结核、乳糜尿,治疗水肿、淋病、吐血、便血、血崩、月经过多、目赤肿痛。研究证明,本品有兴奋子宫、缩短凝血和出血时间、降血压等作用。

[食用注意]治疗目赤涩痛等症,可用鲜品绞汁点眼。

11. 南瓜(番瓜、倭瓜、金瓜)

[性味归经]甘,温。归脾、胃经。

[功效主治]具有补中益气、化痰排脓、驱蛔虫之效。可用于脾虚气弱,或营养不良、哮喘、腹水、水肿、脱肛、肺痈、咳唾脓痰、蛔虫病。南瓜子还具有很好的杀灭血吸虫幼虫的作用,对蛲虫病、钩虫病等均有疗效。

[食用注意]湿阻气滞、胸脘胀闷者不宜食用。连续大量吃南瓜2个月以上,可出现皮肤黄染(柑皮症),一般可在停食2~3个月后逐渐消退。

知 识 拓 展

红米饭南瓜汤——追忆红色情怀

在井冈山地区有这样一首歌谣广为传唱,"红米饭、南瓜汤,秋茄子,味好香,餐餐吃得精打光。干稻草,软又黄,金丝被儿盖身上,不怕北风和大雪,暖暖和和入梦乡。"这反映的是当年红军在艰苦条件下那种乐观向上和艰苦奋斗的革命精神,这也是军民鱼水情的真实写照。

12. 冬瓜(水东瓜、水青冈)

[性味归经]甘、淡,微寒。归肺、胃、膀胱经。

[功效主治]具有清热化痰、除烦止渴、利尿消肿之效。可用于水肿、肝硬化腹水、带下病、慢性支气管炎、肺痈、高血压。由于冬瓜含有维生素C较多,且钾盐含量高,钠盐含量低,高血压、肾病、水肿

等患者宜服用。

[食用注意]一般以老熟被霜者为佳。脾胃虚寒者不宜食用。

13. 苦瓜（癞瓜、锦荔枝）

[性味归经]苦，寒。归胃、心、肝经。

[功效主治]具有清热解暑、明目之效。可用于热病或暑热烦渴，肝热目赤或疼痛。苦瓜中维生素 B_1 含量居瓜类之首，苦瓜中的苦味物质是生物碱类中的奎宁，有促进食欲、利尿、活血、消炎、退热、解劳乏、清心、明目等作用。研究发现，苦瓜中有类胰岛素物质，具有降低血糖的作用。

[食用注意]脾胃虚寒、腹痛者慎用。

14. 黄瓜（刺瓜、胡瓜）

[性味归经]甘，凉。归胃、膀胱经。

[功效主治]具有清热、止渴、利水之效。可用于胸中烦热、口渴、水肿、小便不利、腹泻、痢疾、高血压等。黄瓜中所含的维生素 B_1 对增强大脑和神经系统功能有利，并能辅助治疗失眠。黄瓜中所含的丙氨酸、精氨酸和谷氨酰胺对肝病特别是酒精性肝硬化有疗效，可防治酒精中毒。鲜黄瓜中含有丰富的黄瓜酶，能有效促进机体的新陈代谢，故黄瓜汁涂抹皮肤有润肤、舒展皱纹之功效。

[食用注意]脾胃虚寒者不宜食用。

15. 丝瓜（天丝瓜、天罗瓜、絮瓜）

[性味归经]甘，凉。归肺、胃、肝经。

[功效主治]具有清热、化痰、凉血之效。可用于热病发热烦渴、咽喉痛、肺热咳嗽、痰黄稠、血热便血、痔疮出血。丝瓜中含维生素 C 较高，可治疗维生素 C 缺乏病（坏血病）；其所含的维生素 B_1 对小儿大脑发育及中老年人保持大脑健康有益。

[食用注意]脾胃虚寒、便溏腹泻者不宜食用。

16. 番茄（西红柿、番柿、六月柿）

[性味归经]甘、酸，凉。归胃、肝经。

[功效主治]具有清热生津、养阴凉血之效。可用于热伤胃阴、烦渴咽干、肝阴不足、目昏眼干，或夜盲，或阴虚血热、衄血、牙龈出血。番茄中的柠檬酸、苹果酸和糖类可促进消化，对肾炎患者有利尿作用；番茄素对多种细菌有抑制作用，有助消化的功效；谷胱甘肽可推迟某些细胞的衰老，并具有降血压的作用。

[食用注意]无特殊食用注意。

17. 西蓝花（绿菜花、西蓝花菜、绿花椰菜）

[性味归经]平，甘。归胃、肝、肺经。

[功效主治]具有强肾壮骨、健脾养胃、清肺润喉之效。可用于放疗引起的气阴两虚证，也可用于因肺气不足、肾不纳气引起的咳嗽气短、痰喘乏力、干咳少痰、消瘦乏力等症，有美容之功，可丰润肌肤、减少皱纹。现代研究发现，西蓝花含有的硫代葡萄糖苷，能有效对抗乳腺癌和大肠癌；萝卜硫素化合物可减缓软骨损伤，并缓解关节疼痛，有预防关节炎的作用；二硫氢硫酮可防止放射性元素、紫外线对人体产生的伤害；黄酮类化合物、维生素 A、维生素 C 和胡萝卜素等抗氧化物，有保护机体组织细胞的功能，可预防高血压、心脏病的发生，延缓衰老。

[食用注意]凝血功能异常、肾脏功能异常、甲状腺功能失调者及儿童不宜多食。腹泻及脾胃虚寒者不宜食用。尿路结石者忌食。

18. 紫甘蓝（红甘蓝、赤甘蓝、紫包菜、紫圆白菜）

[性味归经]平，甘。归胃、肝经。

[功效主治]具有清利湿热、散结止痛、益胃补虚之效。紫甘蓝被誉为"天然的防癌食物"，也可用于胃及十二指肠溃疡、上腹胀气、脘腹拘急疼痛等。现代研究发现，紫甘蓝所含的芥子油苷有抗癌作用；花青素有较强的自由基清除能力，可预防高血压，改善视力，预防眼部疲劳；半胱氨酸和优质蛋

白对肝脏有解毒作用。紫甘蓝富含维生素 K,可维持血管弹性,有预防动脉粥样硬化和心脏局部缺血的作用。

[食用注意] 消化功能较差、腹胀、甲状腺功能失调者不宜多食;腹泻及脾胃虚寒者不宜食用。

19. 茄子(落苏、矮瓜、吊菜子)

[性味归经] 甘,微寒。归胃、大肠经。

[功效主治] 具有清热凉血、利大便之效。可用于血热便血、痔疮出血、乳头皲裂、皮肤溃疡、大便不利或肠风便血。现代研究表明,紫茄子维生素 P 含量丰富,可防止微血管破裂出血,使心血管保持正常的功能,并有预防维生素 C 缺乏病及促进伤口愈合的功效,常食可防治高血压、动脉硬化、咯血等。茄属植物中含有龙葵碱,此物质具有抗癌功效,能抑制消化系统肿瘤,因此可以作为肿瘤患者的食物。

[食用注意] 慢性腹泻、消化不良者不宜多食。

20. 辣椒(香椒、海椒、辣子)

[性味归经] 辛,热。归脾、胃、心经。

[功效主治] 具有温中健胃、散寒燥湿、发汗之效。可用于脾胃虚寒、脘腹冷痛、饮食减少、泻下稀水、寒湿郁滞、身体困倦、肢体酸痛,或感冒风寒、恶寒无汗。辣椒能刺激心脏跳动,加快血液循环,使人体发热出汗。辣椒含有的辣椒碱能刺激唾液及胃液分泌,故食用辣椒可增加食欲。外用对风湿痛及冻伤也有一定的疗效,适当食用可防治风湿性关节炎和冻伤。

[食用注意] 食用宜选味不甚辣而辛香油润者。阴虚火旺、咳嗽、失血、目疾、疮疡及消化道溃疡患者不宜或忌服。

21. 萝卜(莱菔、芦菔)

[性味归经] 辛、甘,凉(熟者偏于甘、平)。归肺、胃经。

[功效主治] 具有清热化痰、凉血生津、利尿通淋、益胃消食、下气宽中之效。用于肺热痰稠、咳嗽,热病口渴或消渴口干、热淋、石淋、小便不利,食积不消、脘腹胀满等。萝卜含有干扰素诱发剂,能抑制肿瘤发展,具有很好的防癌抗癌功效,可降低结肠癌的发病率。萝卜对于预防白喉、咽痛、脑膜炎、感冒等也有一定作用。

[食用注意] 脾胃虚寒之人不宜生食。熟食偏于益胃降气。一般认为,服用人参、地黄、何首乌等补药时不可同时服用本品。

22. 胡萝卜(胡芦菔、黄萝卜、丁香萝卜)

[性味归经] 甘,平(生者偏凉)。归脾、胃、肺经。

[功效主治] 具有健脾消食、补肝明目、下气止咳、清热解毒之效。用于消化不良、食积胀满或大便不利,肝虚目暗、夜盲或小儿疳积目昏眼干,肺热咳嗽、百日咳或小儿麻疹、发热、疹出不透等。胡萝卜富含胡萝卜素、糖类、多种维生素、钙、铁等营养成分。胡萝卜中的淀粉酶能分解食物中的淀粉,帮助消化,促进新陈代谢。

[食用注意] 脾胃虚寒者不宜生食。

23. 土豆(马铃薯、洋芋、馍馍蛋)

[性味归经] 甘,平。归脾、胃经。

[功效主治] 具有补益脾胃、缓急止痛、通利大便之效。可用于胃痛、十二指肠溃疡、湿疹、便秘、恶心反胃。土豆含有蛋白质、糖类、脂肪、钙、磷及少量的龙葵碱。适量的龙葵碱能缓解胃肠平滑肌痉挛,减少胃液分泌,但大量龙葵碱可引起中毒。

[食用注意] 服用发芽和皮色变绿、变紫的土豆,可因吸收过量龙葵碱而引起中毒,出现头痛、腹痛、呕吐、腹泻、瞳孔散大、精神错乱等表现。

24. 红薯(甘薯、地瓜)

[性味归经] 甘,平。归脾、胃、大肠经。

[功效主治] 具有补脾益胃、通利大便、生津止渴之效。用于脾胃虚弱、少气乏力,或大便涩滞不

Note:

通、烦热口渴。红薯中高含量的膳食纤维有促进胃肠蠕动、预防便秘和结直肠癌的作用；富含的钾、β
胡萝卜素、叶酸、维生素 C 和维生素 B$_6$有助于预防心血管疾病。

［食用注意］本品多食令人中满、泛酸。

25. 山药(薯蓣、山芋、淮山药)

［性味归经］甘，平。归脾、肺、肾经。

［功效主治］具有益气养阴、补脾肺肾、固精止带的功效。适用于脾气虚弱或气阴两虚之消瘦乏
力、食少便溏，或脾虚不运导致的妇女带下量多，肾虚导致的腰膝酸软、夜尿频多或遗尿、梦遗滑精、早
泄、形体消瘦，或肺虚所致的咳喘，以及消渴气阴两虚之证。山药主要含有淀粉、氨基酸、多糖、微量元
素、脂肪酸、皂苷、多酚等化学成分，具用抗氧化、抗炎、抗肿瘤、抗癌、调节血糖血脂、调节肠道菌群等
作用。其复方还被广泛应用于临床实践，治疗诸多的老年性疾病。

［食用注意］湿盛中满或有积滞者忌服。

26. 魔芋(蒟蒻芋、莒蒻、妖芋、鬼芋)

［性味归经］辛、苦，寒，有毒。归心、脾经。

［功效主治］具有活血化瘀、解毒消肿、润肠通便、化痰软坚之效。可用于高血压、高血脂、便秘、
咽喉肿痛、瘰疬痰核等。现代研究发现，魔芋的药用成分能清除沉积在心血管的脂肪和胆固醇；其含
有丰富的膳食纤维，能增加血液中胰岛素，降低血糖，对控制、预防和治疗糖尿病有辅助效果，并且膳
食纤维能加强肠道蠕动，促使排便。

［食用注意］本品不宜生服，内服不宜过量。误食生品及过量服用炮制品易产生舌、咽喉灼热、痒
痛、肿大等中毒症状。

知识拓展

魔芋大王——何家庆

何家庆(1949—2019)，安徽安庆人，因多年研究魔芋并传授魔芋技术而被誉为"魔芋大王"。
曾任南京大学生命科学学院植物标本室主任，安徽大学生命科学学院教授，1972 年安徽大学毕业
留校任教，2013 年 7 月受聘成为南京大学植物标本室主任；先后获得"全国劳动模范""全国第
七届扶贫状元""全国优秀科技工作者""全国师德先进个人""省劳动模范"、安徽省"五一劳动
奖章"等荣誉和称号。2019 年 10 月 19 日，何家庆在合肥去世，享年 70 岁。

27. 竹笋(竹芽、竹萌、春笋)

［性味归经］甘、微苦，寒。归肺、胃、大肠经。

［功效主治］具有清热化痰、除烦解渴、通利大便之效。可用于热痰咳嗽、胸膈不利、胃热烦渴、大
便涩滞不利。竹笋属于低脂肪、低糖、多纤维的蔬菜食品，有促进肠蠕动、助消化、去积食、防止便秘的
作用。

［食用注意］除通利大便之外，以用鲜笋为好。脾弱易泻者不宜食用。

知识拓展

孟宗哭竹的故事——孝感天地

孟宗是三国时期吴国江夏(今湖北黄冈西北)人，曾任雷池监渔官。他侍亲至孝。一天，他母
亲想吃笋，那时正是秋末冬初，山寒水瘦，万木萧条，孟宗在竹林穿来穿去，寻寻觅觅，可怎么也找不
到一根竹笋，于是抱头大哭起来。他的孝心感动了上天，竹笋破土而出，后在他哭竹处建"泣笋台"。

Note:

28. 洋葱(球葱、圆葱、玉葱、葱头、荷兰葱)

[性味归经] 甘、微辛,温。入肝、脾、胃、肺经。

[功效主治] 具有解表散寒、健脾理气、解毒杀虫之效。可用于风寒感冒、痢疾、便秘、百日咳、气喘。现代研究发现,洋葱含有的硫化丙烯具有杀菌作用,可用于金黄色葡萄球菌、白喉杆菌等感染;含有的二烯丙基硫化物及含硫氨基酸、前列腺素等物质能控制高脂饮食引起的血胆固醇升高,并使纤维蛋白溶解性下降,故可用于高血压、高血脂及动脉硬化等。

[食用注意] 表虚多汗者不宜食用。热病后不宜进食本品。

29. 大蒜(胡蒜、独蒜)

[性味归经] 辛、甘,温。归脾、胃、肺经。

[功效主治] 具有温中健胃、消食解毒、杀虫之效。可用于脘腹冷痛、饮食积滞(主要为肉食积滞)、饮食不洁、呕吐腹泻或痢疾,亦可用于肠毒下血或痈肿疔毒等。大蒜含有蒜氨酸,进入血液后转化为大蒜素,可用于伤寒杆菌、痢疾杆菌、流感病毒等感染;富含硒和有机锗化合物,具有抑制肿瘤生长、防止肿瘤转移的作用;大蒜苷和大蒜精油具有抑制血小板凝聚的作用,可预防血栓形成。

[食用注意] 本品生食有明显刺激性,可使口舌灼痛、胃感烧灼、恶心;熟食不宜加热过久;过食可使胃液分泌减少,出现目昏、口臭等。

30. 莲藕(菡苕、芙蕖)

[性味归经] 甘,凉。归脾、胃、心经。

[功效主治] 具有清热生津、凉血止血、散瘀之效。可用于热病烦渴,血热衄血、吐血、便血,噎嗝反胃或产后血晕、烦闷欲呕,脾胃虚弱、少食腹泻、血虚证。莲藕中含有大量的单宁酸,有收缩血管的作用,可用来止血。

[食用注意] 脾胃虚寒、腹泻腹痛者宜少食。

31. 香蕈(香菇、冬菇、香纹)

[性味归经] 甘,平。归脾、胃经。

[功效主治] 具有补脾胃、益气之效。可用于脾胃虚弱、食欲减退、少气乏力或小便频数、子宫出血。香蕈富含多糖,可调节人体内 T 细胞的活性,降低甲基胆蒽等致癌物质,对癌细胞有抑制作用;含有双链核糖核酸,能诱导产生干扰素,具有抗病毒作用;含有嘌呤、胆碱、酪氨酸、氧化酶等,具有降血压、胆固醇、血脂的作用,可预防动脉硬化、肝硬化等疾病。

[食用注意] 无特殊食用禁忌。

32. 猴头菇(猴头、猴菇、猴头菌)

[性味归经] 甘、淡,平。归脾、胃经。

[功效主治] 具有利五脏、补脾益气、助消化之效。适用于饮食减少、消化不良、神经衰弱、胃十二指肠溃疡、胃癌、食管癌人群。本品含有蛋白质、脂肪、维生素、糖类等,有增进食欲、增强胃黏膜屏障的作用,可提高淋巴细胞转化率、升高白细胞、增强免疫功能,有抗癌作用。

[食用注意] 无特殊食用禁忌。

33. 黑木耳(木蛾、耳子)

[性味归经] 甘,平。归肺、胃、肝经。

[功效主治] 具有润肺养阴、止血之效。可用于血痢、漏下崩中,阴虚肺燥、干咳无痰或痰黏量少,胃阴不足、咽干口燥,大便秘结,吐血、便血,痢疾、痔疮出血。现代研究证实,黑木耳有抗癌作用。炒炭存性入药,止血作用更明显。

[食用注意] 大便不实、便溏腹泻者不宜食用。

34. 银耳(白木耳、白耳子)

[性味归经] 甘、淡,平。归脾、胃经。

[功效主治] 具有润肺化痰、养阴生津、补脑强心、止血之效。银耳性平无毒,具有补脾开胃、益气

Note:

清肠的作用,可用于低热出汗、肺热咳嗽、胃阴不足、咽干口渴、大便燥结、肺燥咳嗽。另外,银耳能提高免疫力,增强肿瘤患者对放疗、化疗的耐受力。

［食用注意］不宜一次食用过多。感冒、风寒、湿痰咳嗽、大便不实、便溏腹泻者不宜食用。

35. 金针菇(毛柄小火菇、构菌、朴菇)

［性味归经］甘,微寒。归肺、胃、膀胱经。

［功效主治］具有补肝、益肠胃、抗癌之效。可用于肝病、胃肠道炎症、溃疡、癌症等。适合气血不足、营养不良的老人、儿童及癌症、肝病、胃肠道溃疡、心脑血管疾病患者食用。研究发现,从断奶起到学龄期长期食用金针菇的儿童聪明多智、记忆力强,体重和身高均明显增加。

［食用注意］已经腐烂的生品切勿食用。脾胃虚寒者每次食用不宜过多。

36. 茶树菇(杨树菇、茶薪菇)

［性味归经］甘,温,无毒。归脾、胃、肾经。

［功效主治］具有益气开胃、健脾止泻、补肾滋阴之效。可用于脾虚泄泻、食少乏力等症。可提高免疫力,增强人体防病能力。对肾虚尿频、水肿、气喘,尤其是小儿低热尿床,也有独特疗效。茶树菇还有很好的抗癌作用。

［食用注意］无特殊食用禁忌。

37. 紫菜(紫英、索菜)

［性味归经］甘、咸,寒。归肺经。

［功效主治］具有化痰软坚、清热利水、止咳的功效。适用于瘿瘤、脚气、水肿、淋证。多用于甲状腺肿大、慢性气管炎、咳嗽等疾病的辅助治疗。经常食用紫菜还可以降低胆固醇,防治动脉硬化,延缓衰老及防治贫血。

［食用注意］甲状腺功能亢进者不宜多食。

38. 海带(海草、海马蔺、昆布、海草)

［性味归经］咸,寒。归肝、脾经。

［功效主治］具有清热利水、软坚消瘿的功效。适用于瘰疬瘿瘤、睾丸肿痛、痰饮水肿等。现代研究认为,海带含有多种维生素及矿物质,其中碘的含量较高,常用于甲状腺疾病的辅助治疗,以及淋巴结核、慢性气管炎、高血压、高血脂等。海带多糖能增加体内巨噬细胞数量,促进巨噬细胞的细胞毒活性,抑制肿瘤细胞的生长、转移和增殖,促进肿瘤细胞凋亡。

［食用注意］脾胃虚寒者忌食。身体消瘦者不宜食用。甲状腺功能亢进者不宜多食。

39. 葱(葱叶、葱白头)

［性味归经］辛,温。归肺、胃经。

［功效主治］具有发汗解表、通阳散寒、驱虫、解毒之效。用于外感风寒、恶寒发热、头痛无汗;可与干姜、附子配伍,用于阴寒内盛、腹痛腹泻;将葱白捣烂,以芝麻油送服,可缓解疼痛、排出虫积。葱中含有大量葱蒜辣素挥发油,有杀菌作用,且当其由呼吸道、汗腺、泌尿道排出时能轻微刺激管道壁分泌而引起发汗、祛痰、利尿作用,刺激肾上腺素分泌,促进脂肪分解而起到减肥功效。

［食用注意］煎煮不宜过久。体虚自汗、阴虚内热、目疾、痔疮或有狐臭之人不宜服用。患有胃肠道疾病特别是溃疡病者不宜多食。葱对汗腺刺激作用较强,有腋臭的人在夏季应慎食。过多食用葱会损伤视力。

40. 生姜(老姜、老生姜)

［性味归经］辛,微温。归肺、胃、脾经。

［功效主治］具有温中止呕、温肺止咳、发汗解表之效。用于伤风感冒、恶寒发热,脾胃虚寒或胃气不和、少食呃逆、胃痛、腹泻,肺寒或寒痰咳嗽痰白。生姜含有植物杀菌素、油树脂等,可抑制人体对胆固醇的吸收,防治肝脏中胆固醇的蓄积。

［食用注意］风热感冒、胃火亢盛、口干口苦、便秘尿黄者不宜食用。

10章03节
数字内容

第三节 果 品 类

患者,男性,70岁。因感冒所致干咳1个月余,咳声短促,痰少黏白,声音嘶哑,伴口干咽燥,或午后潮热,颧红,手足心热,夜寐盗汗,神疲乏力,日渐消瘦,舌红少苔,脉细数。

请思考:

1. 根据病情资料判断该患者的中医病名和证型。

2. 制订该患者饮食调养的原则。

3. 该患者适宜选择的果品类食物有哪些?

《素问·藏气法时论》记载"五果为助",五果原指桃、李、杏、枣、栗,此处泛指水果等果品类食物。五果可以辅助五谷,营养身体,保证健康。

果品类包含水果和干果。含水分较多的植物果实为水果,如西瓜、甘蔗等。干果是晒干后水分减少的水果以及坚果,如大枣、核桃等。具有寒凉性质的果品偏多,如西瓜、柚子、香蕉、柠檬等,大多有清热泻火、生津润燥之效;具有温热性质的水果偏少,如榴莲、龙眼、大枣、荔枝等,大多有温里、散寒、助阳之效。

现代医学证明,果品的营养价值很高,含有丰富的糖、维生素、无机盐及膳食纤维等人体必需的营养物质,是人体维生素、膳食纤维和矿物质的主要来源,对健康具有重要作用。根据中国居民膳食指南,我们应做到天天吃水果,保证每人每天摄入200~350g新鲜水果。不同果品的甜度和营养素含量有所不同,选择当季时令果品是挑选和购买的基本原则。

1. 桂圆(龙眼、益智、龙目、圆眼)

[性味归经] 甘,平。归心、肝、脾经。

[功效主治] 具有补益心脾、养血安神、定志敛汗、止泻之效。可用于贫血、短气、心悸、失眠、健忘、神经衰弱、病后产后身体衰弱、肠风下血、脾虚泄泻、产后水肿等。本品为补血益心之佳品,益脾长智之要药。所含的龙眼多糖有抗氧化、抗焦虑的作用。

[食用注意] 阴虚火旺,气庸湿滞者不可多食。

2. 杨梅(圣生梅、白蒂梅、树梅)

[性味归经] 甘、微酸,温。归脾、胃、大肠经。

[功效主治] 具有生津止渴、和胃止呕、收涩止泻、行气止痛、醒酒之效。可用于津伤口渴、呕秽、下痢、慢性腹泻、肠道蛔虫引起的腹痛、饮酒过度等。本品对于防治癌症有积极的作用;果肉中的纤维素可刺激肠管蠕动,有利于体内有害物质的排泄;水煎液还有广谱抗菌及抗过敏作用,适用于肠炎、痢疾、伤寒、白喉、皮肤脓毒感染、疥疮癣病及过敏性疾病。

[食用注意] 食用杨梅后应及时漱口或刷牙,以免损坏牙齿。

3. 桃(阿修、思康、洒新)

[性味归经] 甘、酸,微温。归胃、大肠经。

[功效主治] 具有生津、润肠、活血、消积之效。可用老年体虚、津伤口渴、津伤肠燥便秘、闭经、积聚等。

[食用注意] 多食令人腹胀。

4. 杏(杏实、甜梅、杏子)

[性味归经] 甘、酸,性温。归肺、脾、大肠经。

[功效主治] 具有生津止渴、止咳定喘、润肠通便之效。可用于口燥咽干、肺燥干咳、喘促气短、

肠燥便秘等。杏肉中含有丰富的类黄酮、维生素 B_{12}、维生素 C,具有抗氧化、抗癌、防治心血管疾病的作用。

［食用注意］多食伤脾胃、损齿。

附：甜杏仁

［性味归经］苦,微温,有小毒。归肺、大肠经。

［功效主治］具有止咳平喘、补脾益胃、润肠通便之效。可用于咳嗽气喘、脾虚食少、消瘦乏力、肠燥便秘等。甜杏仁含有丰富的不饱和脂肪、维生素 E、优质蛋白、膳食纤维,还含有钙、镁、锌、铁等矿物质,容易被人体吸收,不但可以美容养颜,还有减肥功效。

［食用注意］本品含有苦杏仁苷,分解后产生少量氢氰酸,过量服用(成人约 60g)可引起呼吸肌麻痹而死亡。

知 识 拓 展

"杏林"的由来

自古医家自称"杏林中人"。关于"杏林"的由来,据东晋医家葛洪的《神仙传》记载:三国时有一位名为董奉的医家,"君异居山间,为人治病,不取钱物,使人重病愈者,使栽杏五株,轻者一株,如此数年,计得十万余株,郁然成林。"名医董奉以其高超的医术、高尚的医德深受百姓爱戴,在百姓口口相传的故事里,在医界代代相承的效仿中,杏林文化深植人心。"杏林"已成为中华传统医学的代名词,自古医家以位列"杏林中人"为荣,医著以"杏林医案"为藏,医技以"杏林圣手"为赞,医德以"杏林春暖"为誉,医道以"杏林养生"为崇。

5. 葡萄(蒲桃、草龙珠、菩提子)

［性味归经］甘、微酸,平。归肝、肾、胃经。

［功效主治］具有补肝肾、益气血、生津液、利小便之效。可用于气血不足之神疲、盗汗、心悸、失眠、热病烦渴、咽干,肝肾不足之腰膝酸软,热淋之小便赤热刺痛。葡萄能补诸虚不足,是养生保健的食疗佳品。葡萄籽和葡萄皮中含有丰富的抗氧化营养素,如葡萄多酚、花青素、黄酮类、白藜芦醇,具有保护心血管、抗病毒、保肝、抗癌、抗衰老等功效。葡萄含有的大量果酸能助消化。

［食用注意］食用后不宜立即饮水,否则易发生腹泻。补益虚损以食葡萄干为佳。

6. 柠檬(黎檬子、宜母子、柠果)

［性味归经］酸、甘,凉。归胃、肝、肺经。

［功效主治］具有清热解暑、生津止渴、和胃安胎之效。可用于暑热津伤口渴、胃热伤津、妊娠呕吐、食欲不振、维生素 C 缺乏症等。柠檬中的咖啡酸有抗菌、止血、抗氧化的作用;柠檬酸可抑制胃排空,增加乙醇在胃中的氧化比例,减少肝脏负担;果皮中所含的陈皮苷能预防水疱性口炎。

［食用注意］胃酸过多者不宜食用。

7. 苹果(频婆、天然子、超凡子)

［性味归经］甘、微酸,凉。归脾、胃经。

［功效主治］具有生津止渴、清热除烦、益脾止泻、润肠通便、醒酒之效。可用于烦热口渴、轻度腹泻、便秘、饮酒过度等。苹果中含有丰富的果胶,具有润肠通便、抗肿瘤、抗氧化的作用;苹果皮和苹果肉中含有的多酚类物质可降血压,降胆固醇,防治心血管疾病,抑制幽门螺杆菌,保护胃黏膜。

［食用注意］不宜多食,多食令人腹泻。

8. 山楂(红果、绿梨、酸梅子)

［性味归经］酸、甘,微温。归脾、胃、肝经。

［功效主治］具有消食健胃、行气散瘀之效。可用于食积停滞、脘腹胀满、泄泻痢疾、血瘀痛经、经闭、产后腹痛、恶露不尽等。山楂含有的脂肪酶能促进脂类代谢,并增加胃消化酶的分泌,促进消化;还可扩张冠状动脉,舒张血管,增加冠状动脉的血流量,改善心肌活力,兴奋中枢神经系统,降血脂,降血压,强心和抗心律不齐;亦可收缩子宫,使宫腔内血块易于排出,故兼有促进产后子宫复原及止痛作用。

［食用注意］胃酸过多者慎用。胃中无积滞、脾虚胃弱、消化性溃疡和龋齿者不可多食。孕妇慎食。

9. 椰子(椰栗、越头王)

［性味归经］微甘,平。归肺、脾、大肠经。

［功效主治］具有补虚强壮、消疳杀虫、下乳、生津止渴之效。果肉久食能令人面部润泽,益人气力及耐受饥饿,还可治小儿绦虫、姜片虫、产妇乳汁不足;果汁可解暑热烦渴、津液不足之症;椰子壳油可治癣,疗杨梅疮。

［食用注意］脾胃虚弱、腹泻腹痛者不可服食。

10. 柚子(文旦、胡柑、臭橙)

［性味归经］甜、酸,凉。归肾、脾经。

［功效主治］具有健胃消食、化痰止咳、宽中理气、解酒毒之效。可用于食积、腹胀、咳嗽痰多、妊娠口淡、呕恶,胃阴不足之口渴心烦、饮酒过度,胃气不和之呕逆少食、痰气咳嗽、醉酒。柚提取物有较好的止咳、平喘的作用,果肉有降糖、降脂的作用。

［食用注意］脾胃虚寒不宜多食。柚子能增强降压药的药效,故高血压患者服药 2h 内不宜食用。

11. 橘子(蜜橘、黄橘、大红橘)

［性味归经］酸,平。归肺、胃、脾经。

［功效主治］具有健胃理气、润肺化痰、生津止咳之效。可用于消化不良、脾胃气滞、热病后津液不足、伤酒烦渴、咳嗽气喘痰多等症。橘果实中含有多种有机酸、维生素,对调节人体新陈代谢等有益,尤其对老年人及心血管疾病患者更为相宜。

［食用注意］饭前或空腹时不宜食用橘子。吃橘子前后 1h 不要喝牛奶,因为牛奶中的蛋白质遇到果酸会凝固而影响消化吸收。过多食用柑橘类水果会出现皮肤变黄。

附:

(1)橘叶:辛、苦,平。具有疏肝、行气、化痰、消肿毒之效。用于胁痛、乳痈、肺痈、咳嗽、胸膈痞满、疝气等。

(2)橘皮:辛、苦,温。具有理气、调和、燥湿、化痰之效。用于胸腹胀满、不思饮食、呕吐呃逆、咳嗽痰多等。

(3)橘红:辛、苦,温。具有散寒燥湿、理气化痰、宽中健胃之效。用于风寒咳嗽、痰多气逆、恶心呕吐、胸脘痞胀等。

(4)橘络:甘、苦,平。具有通络化痰、顺气活血之效。用于痰滞经络、久咳胸痛、痰中带血等。

12. 橙子(橙、黄橙、广橘)

［性味归经］甘、酸,微凉。归肺、脾、胃经。

［功效主治］具有生津止渴、开胃下气、理气化痰、解毒醒酒之效。可用于津伤口渴、食欲不振、胸腹胀满作痛、咳嗽痰多、醉酒。本品含有丰富的维生素 C、维生素 P,能提高机体抵抗力,增加毛细血管弹性,降低血中胆固醇,高血脂、高血压、动脉硬化者常食有益。

［食用注意］脾胃虚寒者少食。饭前或空腹不宜食用,因其所含的有机酸会刺激胃黏膜。

13. 梨(快果、果宗、玉乳)

［性味归经］甘、酸,凉。归肺、胃、心经。

［功效主治］具有清热生津、润肺止咳、解酒毒、润肠通便之效。可用于热咳、燥渴、口渴失音、热

Note:

病伤津、醉酒、肠燥便秘等。梨中所含的配糖体及鞣酸等能祛痰止咳,果胶可润肠通便,多酚类有抗氧化、抗癌作用。

［食用注意］脾胃虚寒、便溏腹泻、寒痰喘咳者不可多食。

14. 李子(李实、嘉庆子、嘉应子)

［性味归经］甘、酸,凉。归胃、肝、脾经。

［功效主治］具有清肝热、益胃生津、消食之效。可用于阴虚发热、骨蒸、消渴、大便燥结、食积等,还可用于除雀斑。

［食用注意］多食易伤脾胃、损齿。

15. 柿子(朱果、镇关迦、比满)

［性味归经］甘、微涩,凉。归肺、胃、大肠经。

［功效主治］具有润肺、生津、润肠、止血之效。可用于燥热咳嗽、胃热津伤、肠燥便秘、痔疮出血、便血、吐血等。

［食用注意］脾胃虚寒、便溏腹泻、痰湿内盛咳嗽者不宜食用。本品含有较多的单宁酸,可使肠壁收敛,产生不适感,故一次不可多食。与蟹肉同食,可引起胃肠不适。空腹食用易患胃结石。

16. 番木瓜(木瓜、番瓜、文冠果)

［性味归经］酸,温。归肝、脾、胃经。

［功效主治］具有健脾消食、下乳、通便、除湿通络之效。可用于脾胃虚弱、食欲不振、胃十二指肠溃疡、产后乳汁不足、风湿关节疼痛。本品含有的木瓜蛋白酶能消化蛋白质,可助消化、利吸收。番木瓜汁可抑制多种肠道病原菌的生长;将汁涂在溃疡皮肤上,可使溃疡面加速愈合。

17. 香蕉(蕉子、蕉果、甘蕉)

［性味归经］甘,凉。归肺、大肠经。

［功效主治］具有清热生津、润肺止咳、润肠通便、解酒毒之效。可用于热病烦渴、肺热咳嗽、便秘、醉酒、高血压、冠心病、痔疮出血等。本品果肉具有治疗胃溃疡、抗氧化、降胆固醇的作用;茎叶能治水肿和脚气;根生捣取汁,有消胃火、解热的作用,可治疮疖肿毒;以其汁梳头,可使枯黄的头发变黑,还可治烫火伤。

［食用注意］脾胃虚寒、便溏腹泻者不宜多食、生食。胃酸过多者不可食用。急慢性肾炎及肾功能不全者忌食。

18. 枇杷(金丸、腊兄、卢橘)

［性味归经］甘、酸,凉。归肺、胃经。

［功效主治］具有润肺止咳、生津止渴、和胃降逆之效。可用于肺热咳嗽、虚热肺痿、肺燥咯血、燥渴、呕逆、吐血等。枇杷核仁含有剧毒的氢氰酸,误服可使人中毒,轻者呕吐,重者呼吸困难、昏迷,急救不及时可致死亡,需按规定方法加工后才能按量服用。

［食用注意］多食枇杷易助湿生痰,脾虚腹泻者不宜。

19. 猕猴桃(藤梨、猕猴梨、毛梨)

［性味归经］甘、酸,寒。归胃、肾、肝经。

［功效主治］具有清热生津、和胃降逆、通淋之效。可用于烦热、消渴、消化不良、食欲不振、反胃呕吐、湿热黄疸、石淋等。新鲜猕猴桃可防止亚硝酸胺的产生,降低胆固醇及甘油三酯,对消化道癌症、高血压、心血管疾病具有辅助治疗的作用,对肝炎和泌尿系统结石有防治效果。

［食用注意］脾胃虚寒、泄泻者不宜多食。

20. 西瓜(水瓜、寒瓜、天生白虎汤)

［性味归经］甘,寒。归心、胃、膀胱经。

［功效主治］具有清热解暑、除烦止渴、利尿之效。可用于中暑、温热病、心烦口渴、小便不利等,还可用于高血压、肝炎、胆囊炎、慢性气管炎等。

Note:

［食用注意］脾胃虚寒、消化不良及有胃肠道疾患者不宜一次食用过多。心力衰竭、肾炎患者一次不可食用过多，以免加重心肾负担。

21. 桑椹（桑果、桑实、桑枣）

［性味归经］甘、酸,寒。归肝、肾、大肠经。

［功效主治］具有止渴解毒、润肺通便、补益肝肾的功效。可用于烦热口渴、消渴、解酒毒、习惯性便秘,以及肝肾亏虚引起的须发早白、视物昏花等。

［食用注意］脾胃虚寒者不可多食。桑椹中含有溶血性过敏物质及透明质酸,过量食用容易发生溶血性肠炎。其含有较多鞣酸,会影响人体对铁、钙、锌等物质的吸收,儿童不宜多食。

22. 草莓（草果、野杨梅、野梅莓）

［性味归经］甘、微酸,凉。归脾、胃、肺经。

［功效主治］具有润肺健脾、清热消暑、生津止渴之效。可用于风热咳嗽、口舌糜烂、咽喉肿痛、便秘、高血压等。草莓是低热量、低糖的佳品。从草莓中分离出的并没食子酸可抑制多环芳香族碳氢化合物、亚硝胺、黄曲霉毒素、芳香胺等多种化学致癌物所导致的癌症。

［食用注意］脾胃虚寒、肺寒咳痰者不可多食。

23. 榴莲（韶子、麝香猫果）

［性味归经］甘,热。归肝、肾、肺经。

［功效主治］具有温阳补虚、理气化瘀、散寒止痛、润肠通便之效。可用于阳虚体寒、寒凝经脉、行经腹痛、大便秘结。现代研究表明,榴莲中含有丰富的维生素 C、维生素 A、维生素 B_{12}、钾、钙、锌、膳食纤维等,具有防治夜盲、抗衰老、通便、促进骨骼生长、提高免疫力的作用。

［食用注意］榴莲一次不宜食用过多,因其丰富的营养,肠胃无法完全吸收时可致上火或便秘。榴莲含钾量较高,肾病及心脏病患者不宜多食。

24. 荸荠（马蹄、地栗、乌芋）

［性味归经］甘,寒。归肺、胃经。

［功效主治］具有清热生津、化痰消积之效。可用于津伤口渴、肺热咳嗽痰多、咽喉肿痛、口腔炎、消渴、食积不消、高血压、热淋等。荸荠含有抑制金黄色葡萄球菌、大肠杆菌、产气杆菌、铜绿假单胞菌等细菌的有效成分。荸荠还有降压作用,并有解铜毒功效,若误食铜物或硫酸铜中毒等,可用荸荠绞汁灌肠。

［食用注意］脾胃虚寒者不宜多食。荸荠生食时应洗净,以沸水烫过,削皮再吃,以防姜片虫感染。

25. 甘蔗（薯蔗、糖梗、接肠草）

［性味归经］甘,寒。归肺、脾、胃经。

［功效主治］具有清热生津、润燥止咳、和中下气之效。可用于高热烦渴、口干舌燥、津液不足、小便不利、肺燥咳嗽、大便燥结、消化不良、反胃呕吐等。

［食用注意］脾胃虚寒者、痰湿咳嗽者均不宜多食。因其含糖量高,糖尿病患者忌食。发霉、变色、有酒味及生虫变质甘蔗可令人中毒,不可食。

26. 无花果（映日果、天生子、蜜果）

［性味归经］甘,凉。归胃、脾、肺、大肠经。

［功效主治］具有补脾益胃、润肺利咽、健肠通便、下乳之效。可用于食欲不振、消化不良、肺热声嘶、咽喉疼痛、泄泻、痢疾、肠热便秘、产后乳汁不足。干果、未成熟果实和植物的汁液中含有抗癌成分,可延缓移植性腺癌、骨髓性白血病、淋巴肉瘤的发展。无花果还具有提高免疫功能、镇痛、降压、抗氧化的作用。

［食用注意］脾胃虚寒者慎食。

27. 罗汉果（拉汗果、青皮果、汉果）

［性味归经］甘,凉。归肺、大肠经。

[功效主治]具有清热利咽、化痰止咳、润肠通便之效。可用于百日咳、支气管炎、扁桃体炎、咽喉炎、痰火咳嗽、大便秘结等。罗汉果具有较强的镇咳祛痰作用;有双向调节肠运动的功能,既可通便,又可止泻;还有提高免疫力、降血糖的作用。

[食用注意]罗汉果煲汤虽可缓解咳嗽,但不宜量多。

28. 白果(银杏、灵眼、鸭脚子)

[性味归经]甘、苦、涩,平,有小毒。归肺、肾经。

[功效主治]具有敛肺气、定咳喘、止带浊、缩小便之效。可用于哮喘痰嗽、赤白带下、遗精遗尿等。白果对葡萄球菌、链球菌、白喉杆菌、炭疽杆菌、大肠杆菌、变形杆菌、伤寒杆菌、铜绿假单胞菌等多种致病菌有不同程度的抑制作用,果浆的抗菌力比果皮强。

[食用注意]鲜果有小毒,不可生食,熟食不可过量,小儿误服中毒尤为常见。中毒表现为呕吐、腹痛、腹泻、发热、发绀、昏迷、抽搐等神经系统症状,严重者可因呼吸麻痹而死。

29. 橄榄(橄榄子、青果、忠果)

[性味归经]甘、酸、涩,凉。归肺、胃经。

[功效主治]具有清肺利咽、生津止渴、解毒化鲠之效。可用于咽喉肿痛、咳嗽、暑热烦渴、肠炎腹泻、鱼蟹中毒、醉酒等。鲜果汁用于河豚、鳖中毒,鱼骨卡咽喉。孕妇及哺乳期食用橄榄对婴儿大脑发育有明显的促进作用。橄榄核、橄榄油还具有防治心脏病、胃溃疡和保护胆囊的功能。橄榄含有的橄榄总黄酮能对抗酒精中毒引起的肝脏脂质过氧化损伤。

[食用注意]橄榄味道酸涩,不可一次大量食用。脾胃虚寒及大便秘结者慎食。

30. 槟榔(大腹子、仁频、橄榄子)

[性味归经]苦、辛,温。归胃、大肠经。

[功效主治]具有驱虫、消积、下气、利水、截疟之效。可用于虫积、食积气滞、腹痛胀满、水肿、疟疾等。外用治疗青光眼。槟榔对绦虫、蛔虫、血吸虫等寄生虫有驱虫、杀虫作用;含有的槟榔碱具有兴奋 M 胆碱受体的作用,可使胃肠平滑肌张力升高,增加胃肠蠕动,消化液分泌旺盛,食欲增加,还可兴奋 N 胆碱受体,表现为骨骼肌、神经节与颈动脉体兴奋;还有抗病毒、抗真菌的作用。

[食用注意]脾胃虚弱、中气下陷者禁服。孕妇、病后、产后、泻后及体质虚弱者忌食。一次性食用大量槟榔会出现中毒反应,可见四肢麻痹、心跳加快和呼吸急促等症状。长期经常咀嚼槟榔会增加口腔癌的发病率。

31. 板栗(中国栗、栗子、栗实)

[性味归经]甘、咸,温。归脾、胃、肾经。

[功效主治]有养胃健脾、补肾壮腰、强筋活血、止血消肿之效。可用于脾胃虚弱、便溏腹泻、肾气虚亏、腰膝酸软、久泻不止或便血。外敷可治筋骨肿痛、金刃斧伤。栗子含有丰富的营养成分,包括糖类、蛋白质、脂肪、多种维生素和无机盐,对高血压、冠心病、动脉硬化等具有较好的防治作用。

[食用注意]板栗生食不易消化。多食熟物会令人气滞中满。

32. 核桃(胡桃)

[性味归经]甘,温。归肾、肺、大肠经。

[功效主治]具有补肾固精、敛肺定喘、润肠通便之效。可用于肾虚所致的阳痿、遗精、喘嗽、腰痛。本品富含油脂,有润肠之效,可用于肠燥便秘。核桃仁对大鼠草酰胺实验性尿路结石的形成有抑制作用,对支气管平滑肌有抗组胺的作用。动物实验表明,核桃仁有镇咳作用。核桃树叶有较好的杀灭钩端螺旋体的作用。

[食用注意]多食会引起腹泻。痰火喘咳、阴虚火旺、便溏腹泻者不宜食用。

33. 花生(落花生、落花参、长生果)

[性味归经]甘,平。归脾、肺经。

[功效主治]具有健脾和胃、润肺化痰、滋养气血、下乳、润肠之效。可用于脾胃失调、脾虚食少所

致的营养不良、久咳燥咳、产后气血不足、乳汁减少、大便燥结。花生对口角炎、神经炎、脚气病等有一定程度的改善。

[食用注意] 花生含脂肪较多,胆汁分泌不足者少食。炒制花生燥热,患有口腔炎、舌炎、口舌溃烂、唇疱疹、鼻出血等燥热者不宜多食。霉变的花生含有黄曲霉毒素,可致癌,不能食用。

34. 芡实(鸡头果、芡子、鸡头米)

[性味归经] 甘、涩,平。归脾、肾经。

[功效主治] 具有益肾固精、健脾止泻、除湿止带之效。能治疗遗精、滑精、脾虚泄泻、带下。

[食用注意] 多食易致消化不良,食滞不化者慎服。

10章04节

10章04节
数字内容

第四节 肉蛋奶类

 ———————— 导入情境与思考 ————————

患者,女性,23 岁。自 14 岁初潮,8 年来常经期 1~2 天内小腹坠痛,伴腰膝酸软。医院检查,无器质性疾病,属原发性痛经。经长 7 天,月经量少,色淡质稀,神疲乏力,面色少华,舌淡苔薄,脉细弱。

请思考:

1. 根据病情资料判断该患者的中医病名和证型。
2. 制订该患者饮食调养的原则。
3. 该患者宜选择的肉蛋奶类食物有哪些?

肉蛋奶类食物来自畜禽。"两足而羽谓之禽","四足而毛谓之兽",畜禽类食物主要分为畜肉类和禽肉类两大类。凡可做副食的大部分人工饲养牲畜及野生兽类动物食物,均属于畜肉类食物;凡可做副食的人工饲养或野生鸟类食物,称为禽肉类食物。

在中医食疗中,畜禽类食物占有重要的地位。《素问》中明确指出"五畜为益",五畜原指牛、羊、鸡、犬、豕。《本草纲目》中收载的畜禽类食物将近 80 种。畜禽类食物以甘、咸,平或温为主。中医学认为,畜禽类食物属于"血肉有情之品",比谷、果、蔬菜等草木之类食物的补益作用强、营养价值高,适用于先天不足、后天失养以及诸虚劳损之人。《备急千金要方》提出以脏补脏的原则,如书中所用动物肝脏(如羊肝、牛肝、猪肝等)以养肝明目治疗夜盲症。

现代研究显示,畜禽类食物含有较多的含氮浸出物,故味道鲜美,是深受人们喜爱的常用食品。其蛋白质含量为 10%~20%,还可提供多种维生素、微量元素和矿物质,与人体所需相似,与蔬菜交替使用可互补不足,其补虚之力胜于蔬菜类。但畜肉类食物的饱和脂肪酸含量较高,不宜长期过量食用。禽肉类食物脂肪含量相对较少,肥胖、高血脂、糖尿病、冠心病等人群可酌情食用。

1. 猪肉

[性味归经] 甘、咸,平。归脾、胃、肾经。

[功效主治] 具有滋阴液、补中气、润肠胃、养血润燥泽肤的功效。适用于形体消瘦、口燥咽干、潮热、五心烦热、肌肤枯燥等阴虚内燥证及久病体虚者。猪肉营养全面丰富,根据肥瘦不同营养成分亦有一定差别,主要含有蛋白质、脂肪、糖类及钙、磷、铁、钾、钠、镁等,并含有多种微量元素。

[食用注意] 湿热痰滞内蕴者慎服。由于猪肉特别是肥肉中脂肪含量较高,高血压、冠心病、糖尿病、高血脂患者宜少食。食用时应以瘦肉为主。

附:

(1)猪蹄(猪脚爪):甘、咸,平。归胃经。具有益精血、通乳汁、生肌托疮的功效。适用于精血不足、体质虚弱者。与通草配伍,可以改善产后乳少;亦可用于疮疡溃烂、久不收口,表现为气血亏虚者。猪蹄含有丰富的胶原蛋白、脂肪以及钙、钾、铁等，经常食用可以美容抗皱。痰湿内盛者不宜多食。

(2) 猪肤（猪皮）：甘，凉。归肾经。具有滋阴清热、利咽除烦的功效。适用于胸中烦闷不舒、咽喉疼痛者，也可作为贫血、功能失调性子宫出血患者的辅助治疗。本品胶原蛋白含量丰富，经常食用可润泽肌肤、延缓皮肤皱纹产生。痰湿较甚者不宜多食。

(3) 猪髓：甘，寒。归肾经。具有补阴益髓、祛风、止渴的功效。适用于骨蒸劳热、带浊遗精、消渴多饮等，也可用于头痛头晕。痛风及高血脂患者不宜食用。

(4) 猪肝：甘、苦，温。归肝经。具有补肝、养血、明目的功效。适用于肝血不足导致的两目干涩、视物模糊、夜盲等。猪肝的营养成分主要有蛋白质、脂肪、糖类、维生素 A、维生素 D、维生素 E 以及 B 族维生素，还包括多种微量元素。可用于贫血、小儿营养不良、肝炎等疾病的辅助治疗。高血脂、痛风患者不宜食。

(5) 猪心：甘、咸，平。归心经。具有补虚养心、安神定惊的功效。适用于心气不足所致的心悸、失眠、自汗等。不宜与吴茱萸合食。

(6) 猪肺：甘，平。归肺经。具有补肺、止咳的功效。可补益肺气、强壮身体。适用于肺虚久咳、肺损咯血等。高血脂及痛风者不宜食用。

(7) 猪肾（猪腰子）：咸，平。归肾经。具有补肾壮腰、补虚劳的功效。适用于肾虚所致的腰痛、遗精、带下、久泻、身面水肿、盗汗等。肾开窍于耳，以脏补脏，适合老年性耳聋的辅助治疗。高血脂及痛风者不宜食用。

(8) 猪肠（猪脏）：甘，微寒。归大肠经。具有润肠、补虚的功效。适用于肠风便血、久泻脱肛等。外感、脾虚滑泻、高血脂、痛风患者不宜食用。

(9) 猪肚（猪胃）：甘，温。归脾、胃经。具有补虚损、健脾胃、止渴的功效。适用于脾胃虚弱、劳病体虚，以及小儿体虚、妇女产后、老年人。猪肚的主要成分为蛋白质、脂肪及动物胶。高血脂及痛风患者不宜食用。

2. 牛肉（黄牛肉、水牛肉）

[性味归经] 甘，平。归脾、胃经。

[功效主治] 具有补脾胃、益气血、强筋骨的功效，有“补气功同黄芪”之称。适用于脾胃虚弱、气血不足、大病久病之后导致的形体瘦弱，以及妇女产后调养。牛肉含有蛋白质、脂肪、维生素 B_1、维生素 B_2、钙、磷、铁等，蛋白质含量约为食用部分的 20%，营养价值甚高。

[食用注意] 有火热之证时忌食。

3. 牛奶（牛乳）

[性味归经] 甘，凉。归心、肺、脾、胃经。

[功效主治] 具有滋阴补虚、益肺胃、生津润肠的功效。适用于大病久病之后形体羸瘦、虚弱劳损、反胃噎膈、消渴、血虚便秘、气虚下痢等。牛奶含有人体必需的 8 种氨基酸，其中甲硫氨酸、赖氨酸的含量尤其丰富，还富含维生素 A、维生素 D、维生素 B_1、维生素 B_2、维生素 B_6、维生素 C、卵磷脂、烟酸、泛酸、乳糖及钾、钠、钙、磷、铁、锌和少量脂肪等，是公认的营养保健品，经常饮用可促进青少年生长发育、预防骨质疏松，并有一定的安眠作用。

[食用注意] 脾胃虚寒作泻、痰湿积饮者不宜食用。肠道缺乏乳糖酶者亦不宜食用。

4. 羊肉（山羊肉、绵羊肉）

[性味归经] 甘，温。归脾、肾经。

[功效主治] 具有益气补虚、温脾暖肾的功效。适用于脾胃虚寒之虚冷反胃、产后虚寒、寒疝腹痛，肾阳不足之腰膝酸软、阳痿阴冷、虚劳羸瘦及老年体衰者。羊肉含有蛋白质、脂肪、糖类、钙、磷、铁、核黄素等，并且含有热量较高，常用于冬令进补，凡在冬天手足不温、畏寒怕冷者均可以进补羊肉。

[食用注意] 急性炎症、外感发热、热病初愈、皮肤疮疡、疖肿等应忌食羊肉。

Note:

5. 狗肉(犬肉、地羊)

[性味归经]咸,温。归脾、胃、肾经。

[功效主治]具有补中益气、温肾助阳的功效。适用于肾阳虚衰所致的腰痛足冷、畏寒、尿频,脾胃虚寒所致的脘腹冷痛。常用于冬令进补。

[食用注意]热病及阴虚内热者忌服。

6. 鸡肉(草鸡肉、母鸡肉)

[性味归经]甘,温。归脾、胃经。

[功效主治]具有温中益气、益精填髓、强壮筋骨的功效。适用于病后、产后体虚,以及虚劳羸瘦、老年体衰者。对于产后乳少、妇女崩漏、脾虚水肿等亦有良效。鸡肉中的乌鸡肉更是补益气血的佳品。鸡肉含有大量的蛋白质,还含脂肪、磷、钙、铁、维生素 B_1、维生素 B_2 等。

[食用注意]凡实证、邪毒未清者不宜食用。鸡尾部有一个凸起的实质体称法氏囊,是淋巴器官,贮存各种病菌和癌细胞,应除去后烹饪。

7. 鸡蛋(鸡卵、鸡子)

[性味归经]蛋清甘,凉;蛋黄甘,平。归心、肾经。

[功效主治]具有滋阴润燥、养心安神、安胎的功效。蛋清主要成分为蛋白质,有少量的脂肪及糖类、维生素 A、核黄素、硫胺素等,具有清肺利咽、清热解毒的功效。蛋黄的主要成分是蛋白质,还含有大量的脂肪性物质如卵磷脂等,亦含有胆固醇,具有滋阴养血、润燥息风、健脾和胃的功效。

鸡蛋的蛋白质属于完全蛋白,与人体蛋白组成相近,吸收率高,适用于身体虚弱,热病之烦闷、燥咳声哑、目赤咽痛,血虚所致胎动不安、产后口渴、血晕,小儿惊痫,消化不良等。亦可外用于烫伤。

[食用注意]胆囊炎、胆结石患者不宜多食油煎鸡蛋。

附:凤凰衣(鸡蛋衣),为鸡蛋蛋壳的内膜。甘,平。归肺经。具有养阴、润肺、开音、止咳的作用。适用于久咳、咽痛、失音。可煮汤或研粉调食。

8. 鸭肉(鹜肉、扁嘴娘肉、家凫肉)

[性味归经]甘、咸,平。归脾、胃、肺、肾经。

[功效主治]具有滋阴养胃、健脾补虚、利水消肿的功效。适用于脾胃虚弱、劳热骨蒸、咳嗽、月经量少、水肿等。鸭肉具有阴虚者服后不燥、阳虚者服后不寒的特点,是饮食滋补的佳品。主要含有蛋白质、脂肪、糖类、维生素 A、维生素 B_1、维生素 B_2、维生素 E、烟酸及钙、磷、铁、钾、钠、锌、铜等微量元素。

[食用注意]脾虚便溏、外感未清、肠风下血者不宜食用。

9. 鸭蛋(鸭卵、鸭子)

[性味归经]甘,凉。归肺、肾经。

[功效主治]具有滋阴、清肺、止咳、止痢的功效。适用于阴虚肺燥咳嗽、痰少咽干。可除胸膈肠胃伏热,咽喉肿痛、齿痛、泻痢之属热者均可食用。鸭蛋富含蛋白质、脂类、卵磷脂及多种脂溶性维生素、矿物质等,尤以铁、钙含量极为丰富,能预防贫血、促进骨骼发育。

[食用注意]脾阳不足、寒湿下痢以及食后气滞痞闷者不宜食用。

10. 鹅肉(家雁肉)

[性味归经]甘,平。归脾、肺经。

[功效主治]具有益气补虚、和胃止渴的功效。适用于消瘦乏力、食少、口干欲饮等中气不足及气阴两虚之证。鹅肉属于高蛋白、低脂肪、低胆固醇食物,具有很高的营养价值,有家禽"肉中之王"的美誉。

[食用注意]湿热内蕴及疮疡患者不宜食用。

11. 鸽肉(鹁鸽、飞奴)

[性味归经]咸,平。归肝、肾经。

［功效主治］具有滋肾益气、祛风解毒、调经止痛的功效。适用于阴虚所致的消渴引饮、气短乏力,肝肾不足之妇女月经量少、经闭、月经不调,以及一切体虚之人。鸽肉中含有丰富的B族维生素,对毛发脱落、头发早白、未老先衰等有治疗作用。

［食用注意］《食疗本草》曰:"虽益人,缘恐食多减药力。"

12. 鹌鹑肉(鹑肉)

［性味归经］甘,平。归肺、脾、肝、肾经。

［功效主治］具有润肺止咳、补中益气、强筋健骨、利水除湿的功效。适用于脾胃虚弱之食少体倦、脾虚泄泻,肝肾不足之腰膝酸软等。鹌鹑肉属于高蛋白、低脂肪、低胆固醇食物,富含卵磷脂和脑磷脂,特别适合老年人及心血管疾病患者食用。

［食用注意］当外感、痰热未清时不宜食用。

13. 鹌鹑蛋(鹌鹑卵)

［性味归经］甘,平。归脾、胃、肝、肾经。

［功效主治］具有补五脏、益中气、强筋骨的功效。适用于身体虚弱诸证。对于贫血、营养不良、神经衰弱、气管炎、结核病等都能起到滋补调治的作用。

［食用注意］外感未清、痰热、痰湿甚者不宜食用。

14. 燕窝(燕菜、燕窝菜)

［性味归经］甘,平。归肺、胃、肾经。

［功效主治］具有滋阴润肺、化痰止咳、补中益气、填精补髓的功效。适用于阴虚肺燥之干咳少痰,胃阴不足之反胃、呕吐、食少、噎膈,肾虚遗精,气短乏力等。燕窝含有水溶性蛋白质、糖类、磷、硫、钙、钾等,其中对促进人体活力起重要作用的氨基酸(赖氨酸、胱氨酸和精氨酸)可促进伤口愈合、使皮肤嫩滑、提高免疫力,长期食用可有滋养强壮之效用。

［食用注意］湿痰停滞及有表邪者慎食。

第五节　水　产　类

10章05节
数字内容

　　　　　　　　　　导入情境与思考

患者,女性,24岁。目黄、身黄、小便黄4天。5天前外出就餐后出现发热,食欲减退,乏力,自测体温38℃,自行服感冒药和消炎药后热渐退。4天前出现目睛黄染,继而周身皮肤发黄,尿如红茶,遂来院就诊。现症身目俱黄,黄色鲜明如橘皮,皮肤瘙痒,烦热口渴,恶心呕吐,腹胀,纳呆,小便短少黄赤,大便秘结,舌红苔黄腻,脉弦滑。

请思考:

1. 根据病情资料判断该患者的中医病名和证型。

2. 制订该患者饮食调养的原则。

3. 该患者适宜选择的水产类食物是什么?

水产类分为植物和动物。植物类食物已在蔬菜类介绍,本节主要介绍动物类食物。

《本草纲目》收载此类食物于鳞类及介类。常食的鳞类食物有各种鱼类及虾、海参等;常食的介类食物有龟、鳖、蟹等。海产品多为咸味,河产品多为平性。有的水产类具有补肾助阳的作用,如对虾、泥鳅等;有的水产类具有滋阴清热的功效,如龟、鳖等。水产类中有很多发物,食用后易引起疾病复发或加重,故过敏体质、痈疽疔疮、湿疹、哮喘等疾病患者慎食。

现代研究显示,水产类食物中的蛋白质含量一般为15%~20%,是膳食中蛋白质的极佳来源。脂肪含量为1%~10%,多为不饱和脂肪酸。水产类中的鱼油和鱼肝油是维生素A和维生素D的重要来

Note:

源。海产品中含有大量的碘,是人体碘元素的良好食物来源。根据中国居民膳食指南,成人每天平均应摄入水产类40~75g。水产类宜采用煮、蒸、炒、熘等烹调方式,其中蒸、煮的方式最佳,既能保持食物的鲜美口感,又能减少营养素的丢失。

1. 鳝鱼(鳝鱼、黄鳝、长鱼)

［性味归经］甘,温。归肝、脾、肾经。

［功效主治］具有补气血、补肝肾、强筋骨、祛风湿、止血的功效。适用于素体及病后体虚之气血不足、足痿无力,风寒湿痹,产后淋漓,产后腹中冷痛,内痔出血。从鳝鱼中提取的鳝鱼素具有显著的调节血糖的功能,尤其适合糖尿病患者食用。鳝鱼中含有丰富的DHA和EPA,具有防治心血管疾病、抗癌、消炎的作用。

［食用注意］感冒及热性病患者不宜食用。

2. 鲤鱼(赤鲤鱼、鲤子)

［性味归经］甘,平。归脾、胃、肾、胆经。

［功效主治］具有健脾和胃、下气利水、通乳安胎、退黄的功效。适用于胃痛、水肿、小便不利、乳汁不足、黄疸、咳嗽气逆、胎动不安、妊娠水肿等。鲤鱼中含有牛磺酸,能促进细胞再生,降低血中胆固醇,防治动脉硬化,对冠心病、糖尿病、哮喘、营养不良等有辅助治疗作用。

［食用注意］鲤鱼为发物,过敏体质及患风疾、痰疾、疮疡者慎食。

3. 鲫鱼(鲋、鲫瓜子)

［性味归经］甘,平。归脾、胃、大肠经。

［功效主治］具有健脾胃、利水消肿、通乳的功效。适用于脾胃虚弱、纳少反胃、水肿、乳汁不足,还可以治疗痢疾、瘰疬、牙疳等。鲫鱼含有丰富的不饱和脂肪酸,具有降胆固醇的作用。

［食用注意］鲫鱼为发物,过敏体质及患风疾、痰疾、疮疡者慎食。

4. 黄花鱼(黄鱼、石首鱼)

［性味归经］甘,平。归胃、脾、肾经。

［功效主治］具有健脾开胃、补肾填精的功效。适用于体虚食少、脾虚下痢、肾虚腰膝酸软、头晕耳鸣等。黄鱼含有丰富的硒,具有抗氧化、抗衰老的作用。

［食用注意］黄鱼为发物,过敏体质及患风疾、痰疾、疮疡者慎食。

5. 带鱼(鞭鱼、带柳、裙带鱼)

［性味归经］甘,温。归肝、脾、胃经。

［功效主治］具有补虚、下乳、养肝的功效。适用于产后体虚、乳汁不足、脾胃虚弱、消化不良、肝血不足之倦怠、毛发枯黄、皮肤干燥,也可用于慢性肝炎的食疗。

［食用注意］带鱼为发物,过敏体质者应慎食。

6. 泥鳅(鳅、鳅鱼、鳛)

［性味归经］甘,平。归肝、脾经。

［功效主治］具有补脾益肾、除湿退黄、利水、解毒的功效。适用于消渴、肾虚阳痿、黄疸湿热、水肿、小便不利、痔疮、疔疮、皮肤瘙痒等。泥鳅含有的泥鳅多糖能明显降低化学性肝损伤小鼠的血清转氨酶、肝肿胀等,是传染性肝炎患者的食疗佳品。泥鳅肉质鲜美,营养丰富,是一种营养价值极高的食物。

［食用注意］无特殊食用注意。

7. 鳖(团鱼、甲鱼、元鱼)

［性味归经］甘,平。归肝、肾经。

［功效主治］具有滋阴补肾、清退虚热、止泻截疟、软坚散结的功效。适用于肝肾阴虚导致的形体消瘦、骨蒸劳热、热病伤阴、久疟久痢、崩漏带下、瘰疬、癥积等。癌症患者在术后、放疗、化疗后或晚期出现阴虚表现时,如果消化功能尚可,宜食用鳖肉。

［食用注意］脾胃阳虚、痰湿壅盛、感冒未愈者及孕妇不宜食用。

8. 龟肉(元绪)

[性味归经] 咸、甘,平。归肝、肾经。

[功效主治] 具有滋阴补血、补肾健骨、清虚热、止泻的功效。适用于阴虚之骨蒸潮热、久嗽咯血、四肢拘挛、筋骨疼痛,阴虚血热之血痢、肠风痔血,以及老人尿频尿急等。

[食用注意] 胃有寒湿者忌服。

9. 河虾(青虾、虾米、虾子)

[性味归经] 甘,温。归肝、肾经。

[功效主治] 具有补肾壮阳、通乳、托毒的功效。适用于肾阳虚衰所致的腰膝痿软、畏寒肢冷、阳痿、尿频,产后乳汁不下或乳少,寒性疮疡久不收口,风痰壅塞,疹豆透发不畅、水痘初期等。此外,虾中含有的虾青素具有抗氧化作用。

[食用注意] 皮肤疮疖及过敏体质者慎食。

10. 螃蟹(蟹、无肠公子、横行介士)

[性味归经] 咸,寒。归肝、胃经。

[功效主治] 具有活血散瘀、续筋接骨、清热利湿的功效。适用于跌打骨折、筋断损伤、瘀血肿痛、湿热黄疸者。

[食用注意] 外邪未清、脾胃虚寒、宿患风疾者不宜食用。皮肤病患者慎用。

11. 海参(海鼠、刺参)

[性味归经] 甘、咸,温。归心、肾、肺经。

[功效主治] 具有补肾益精、养血润燥、止血消炎的功效。适于肾虚导致的遗精、阳痿、小便频数、遗尿、老年体虚、病后及产后调养者,还可用于血虚肠燥便秘、肺虚咳嗽咯血以及各种失血之后的贫血。研究显示,海参含有丰富的蛋白质、氨基酸、微量元素,还含有刺参黏多糖、刺参脂质、刺参胶蛋白等特殊的活性营养物质,对于提高机体免疫力、刺激骨髓红细胞生长、抗炎、抗肿瘤、抗血栓、降压、降脂、抗疲劳、延缓衰老等具有一定作用。有将海参用于再生障碍性贫血、神经衰弱、肺结核、肝硬化等疾病辅助治疗的报道。此外,海参含有海参素,是一种抗霉剂,能抑制多种霉菌。

[食用注意] 痰湿内盛、肠滑泄泻者不宜食用。

12. 海蜇(水母、石镜)

[性味归经] 咸,平。归肝、肾、肺、肠经。

[功效主治] 具有清热化痰、消积润肠的功效。适用于痰热咳嗽、阴虚久咳、口干咽燥及大便秘结、痞积胀满等。与荸荠配伍为雪羹汤,用于小儿一切积滞。可用于高血压、溃疡病的辅助治疗。海蜇刺胞素具有降血压和降心率作用;海蜇胶原蛋白肽具有辅助降脂和增强抗氧化功能的作用;海蜇糖胺聚糖可降低高脂血症小鼠血清总胆固醇、甘油三酯水平。

[食用注意] 脾胃寒弱者不宜食用。

13. 鲍鱼(鳆鱼、石决明肉、明目鱼)

[性味归经] 咸,温。归肝经。

[功效主治] 具有养血柔肝、滋阴清热、益精明目、行痹通络、下乳汁的功效。适用于体质虚弱、病后及产后体虚、产后乳汁不足、血虚之月经量少、闭经以及崩漏等。其壳中药名为石决明,是眼科及高血压的常用药物。

[食用注意] 其体坚难化,脾弱者饮汁为宜。

14. 牡蛎肉(蛎黄、蚝子肉、生蚝)

[性味归经] 甘、咸,平。归心、肝经。

[功效主治] 具有养血安神、软坚消肿的功效。适用于心神不安、烦热失眠、瘰疬。牡蛎肉捣烂外敷可治淋巴结核。牡蛎多糖能增强免疫功能,有抗肿瘤、抗氧化、抗乙肝病毒的作用。

[食用注意] 脾虚精滑者不宜食用。

15. 淡菜(壳菜、红蛤、珠菜)

［性味归经］咸，温。归肝、肾经。

［功效主治］具有补肝肾、益精血、消瘿瘤的功效。适用于肝肾不足之头晕目眩、妇女带下、行经量多、肾虚腰膝酸软、阳痿、虚劳羸弱、低热盗汗、甲状腺疾病等。淡菜提取物有抗凝、改善微循环、抗动脉硬化、降压等保护心血管的作用。

［食用注意］湿热者忌用。

10章06节
数字内容

第六节　调味品类及其他

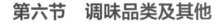

导入情境与思考

患者,女性,26 岁。因工作原因导致情绪焦虑抑郁、月经紊乱半年余。经行时先时后,经量或多或少,经色黯红或有血块,经前胸胁、乳房、少腹胀痛,精神抑郁,胸闷不舒,时欲太息,舌质正常,苔薄,脉弦。

请思考:

1. 根据病情资料判断该患者的中医病名和证型。

2. 制订该患者饮食调养的原则。

3. 该患者宜选的食物有哪些?

调味品是指在饮食、烹饪和食品加工中广泛应用,用于调和滋味和气味,并具有去腥、除膻、解腻、增香、增鲜等作用的产品。常用的调味品有盐、糖、酱油、醋、酱类、腐乳、豆豉、鱼露、蚝油、料酒、橄榄油、茴香等。调味品是人们生活中不可缺少的食物。调味品不仅可以改善菜肴的口感,促进食欲,还能补充某些营养物质,如橄榄油中含有丰富的不饱和脂肪酸。此外,一些调味品还具有一定的食疗功效,如食盐、醋等。

1. 冰糖

［性味归经］甘,凉。归脾、肺经。

［功效主治］具有补中益气、健脾和胃、润肺止咳的功效。适用于脾胃气虚、肺胃阴伤诸证,如胃阴亏虚之口燥咽干、肺燥咳嗽甚或痰中带血者。

［食用注意］冰糖是砂糖的结晶再制品,以白砂糖为原料,加水溶解、除杂、清汁、蒸发、浓缩后冷却结晶制成。冰糖性质偏凉,没有赤砂糖的温热之弊,相对来讲不易留湿、生痰、化热。

2. 白糖(石蜜、白砂塘、糖霜)

［性味归经］甘,平。归脾、肺经。

［功效主治］具有和中缓急、生津润燥的功效。适用于脾胃虚弱之脘腹隐痛、胃阴不足之口渴咽干以及肺燥咳嗽等。

［食用注意］痰湿中满者不宜食用。过多食糖会引起食欲减退、消化不良、肥胖症、龋齿。高脂血症、高血压、动脉硬化、冠心病、糖尿病患者不宜多食。

3. 赤砂糖(红糖、紫砂糖、黑砂糖)

［性味归经］甘,温。归脾、胃、肝经。

［功效主治］具有补脾缓肝、活血化瘀的功效。适用于脾胃虚弱之腹痛呕哕、胃寒作痛、血瘀之月经不调、产后恶露不尽、风寒感冒等。

［食用注意］内热者不宜多食红糖。痰湿者忌食。

4. 蜂蜜(石饴、沙蜜、蜜糖)

［性味归经］甘,平。归肺、脾、胃、大肠经。

Note:

[功效主治] 具有调补脾胃、缓急止痛、润肺止咳、润肠通便、润肤生肌、解毒的功效。适用于脾虚气弱、脘腹挛急疼痛、肺燥咳嗽、肠燥便秘、口疮、风疹瘙痒、水火烫伤、手足皲裂,还可和百药,解乌头毒、酒毒。蜂蜜可安五脏,老年人尤其适宜,长期食用对于提高免疫力、益智延年具有一定功效。外用可以治疗疔肿恶毒、烫伤。

[食用注意] 痰湿内蕴、中满痞闷、大便不实、糖尿病患者不宜食用。

5. 白酒(烧酒、老白干、烧刀子)

[性味归经] 甘、苦、辛,温。归心、肝、胃经。

[功效主治] 具有通血脉、御寒气、行药势的功效。用于寒邪导致的腹痛、泄泻、肢冷、跌打损伤,外用能杀菌消毒、降体温,也可与其他药物一起做成药酒内服或外用。酒性温热而善走窜,有导引他药直达病所之功,是常用的导引之药。

[食用注意] 阴虚、失血及湿热甚者忌饮。肝病、消化道疾病患者及孕妇不宜饮酒。不可过食醉酒。

6. 茶叶(苦茶、腊茶、茶芽)

[性味归经] 苦、甘,绿茶性凉,红茶性温。归心、肺、胃、肾经。

[功效主治] 具有清头目、除烦渴、消食、化痰、利尿、解毒之功效。适用于头痛、目昏、目赤、多睡善寐、感冒、心烦口渴、食积、口臭、痰喘、癫痫、小便不利、泻痢、喉肿、疮疡疔肿、水火烫伤。茶叶中含有丰富的植物化合物,具有保护心血管、降血压、抗氧化、抗辐射、抗癌防癌、降脂、解毒、解酒、抗菌杀菌、活血化瘀、利尿等功效,是日常保健的佳品。绿茶中儿茶素的含量最高。脾胃虚寒者宜饮红茶。

[食用注意] 失眠、甲状腺功能亢进、习惯性便秘者不宜饮用。服用含铁药物者禁服。

7. 咖啡(咖啡豆)

[性味归经] 微苦、涩,平。归心、肾、脾、胃经。

[功效主治] 具有提神醒脑、利尿消肿、开胃消食的功效。适用于神萎嗜睡、水肿、小便不利、食欲不振等。咖啡中所含的咖啡碱具有兴奋中枢神经系统、心脏与骨骼肌等作用。

[食用注意] 长期饮用会产生耐受性和依赖性。孕妇及哺乳期慎用。心悸者慎用。

8. 食盐(盐、白盐、食味)

[性味归经] 咸,寒。归胃、肾、大小肠经。

[功效主治] 具有清火、凉血、解毒、涌吐、软坚、杀虫、止痒的功效。适用于食停上脘、心腹胀痛、阴虚火旺、二便不通、牙龈出血、咽喉痛、牙痛、目翳、疮疡、毒虫螫伤等,并可引药入肾。

[食用注意] 水肿、高血压、糖尿病患者不宜多食。

9. 醋(苦酒、淳酢、米醋)

[性味归经] 酸、苦,温。归心、肝、肺、胃经。

[功效主治] 具有散瘀消积、消食开胃、解毒疗疮、杀虫的功效。适用于瘀血所致的癥瘕积聚、吐血、衄血、便血、油腻食积、食欲不振、食鱼肉菜引起的胃肠不适、痈肿疮毒、虫积腹痛等。经常食醋对于降压、软化血管、降低胆固醇有辅助作用。

[食用注意] 脾胃湿盛、痿痹、筋脉拘挛及外感初起者忌食。消化道溃疡患者不宜多食。烹调醋不宜用铜器具。

10. 酱油(豉油)

[性味归经] 咸,寒。归胃、脾、肾经。

[功效主治] 具有解毒、止痛的功效。内服适用于胃脘痛,外涂可治毒虫或蜂蜇伤、水火烫伤。

[食用注意] 酱油中含钠较多,水肿、高血压患者不宜多食。

11. 麻油(香油、胡麻油、乌麻油)

[性味归经] 甘,凉。归大肠经。

[功效主治] 具有润肠通便、解毒生肌的功效。适用于肠燥便秘、蛔虫病、食积腹痛、疮肿疥癣、溃疡、皮肤皲裂等。麻油能中和各种药物、虫毒。经常食用麻油可以减少心脑血管疾病和癌症的发生,

Note:

还能延缓衰老。

[食用注意] 脾虚泄泻者忌食。高血脂及胆囊炎患者不宜多食。

12. 花椒(香椒、大花椒、陆拔)

[性味归经] 辛,温。归脾、胃、肾经。

[功效主治] 具有温中止痛、除湿止泻、杀虫止痒的功效。内服适用于脘腹冷痛、积食停饮、呕吐泄泻、痛痹、虫积腹痛者,也可辅助治疗遗精、遗尿。外用可用于阴痒、疮疥、湿疹瘙痒。花椒具有镇痛作用,对于溶血性链球菌、大肠杆菌、痢疾杆菌、伤寒杆菌、铜绿假单胞菌均有明显的抑制作用。动物实验表明,花椒能促进新陈代谢及腺体发育。

[食用注意] 阴虚火旺者忌食。孕妇慎用。

13. 胡椒(浮椒、玉椒、昧履支)

[性味归经] 辛,热。归胃、大肠、肝经。

[功效主治] 具有温中散寒、下气消痰、解毒、和胃的功效。适用于胃寒所致的呕吐、腹痛、泄泻,还可用于食欲不振以及痰气郁滞、蒙蔽清窍所致的癫痫等。外用可治疗牙痛。

[食用注意] 阴虚有火者忌食。孕妇慎用。

14. 八角茴香(大茴香、大料、八月珠)

[性味归经] 辛、甘,温。归脾、肾、肝、胃经。

[功效主治] 具有温阳散寒、理气止痛的功效。适用于寒疝腹痛、寒凝腰痛、胃寒呕吐、脘腹冷痛等属于寒实或虚寒者,以及肝郁气滞、胃气上逆诸证。八角茴香含有茴香油、茴香醚、茴香酸等挥发油,茴香醚有抗菌作用,对于伤寒杆菌、肺炎球菌、大肠杆菌等有抑制效果,炼制荤油时加入八角茴香能防止油脂变质。其挥发油和茴香脑能增强胃液分泌,促进胃肠蠕动。

[食用注意] 阴虚火旺者不宜食用。

15. 玫瑰花(刺玫花、蓓蕾花、徘徊花)

[性味归经] 甘、微苦,温。归肝、脾经。

[功效主治] 具有理气解郁、和血调经、止痛的功效。适用于肝气郁结之胸胁脘腹胀痛、月经不调、经前乳房胀痛、跌打损伤、瘀血肿痛。玫瑰花具有改善心肌缺血、改善微循环、抗病毒、抗氧化作用。

[食用注意] 阴虚火旺者慎食。

16. 茉莉花(茶花、木梨花、鬘华)

[性味归经] 辛、甘,温。归脾、胃、肝经。

[功效主治] 具有平肝解郁、理气止痛、辟秽开郁的功效。适用于肝郁气滞导致的抑郁、心烦易怒、食少纳呆、头晕头痛、失眠多梦,肝气犯胃导致的嗳气吞酸、腹胀、恶心呕吐、胃脘隐痛,湿浊中阻所致的胸膈不舒、泻痢腹痛。

[食用注意] 无特殊食用注意。

17. 桂花(木犀花)

[性味归经] 辛,温。无毒。归肺、脾、肾经。

[功效主治] 具有温中散寒、温肺化饮、散瘀止痛的功效。适用于胃寒导致的胃脘疼痛、嗳气腹胀、纳谷不香、消化不良、痰饮咳喘、寒疝腹痛、牙痛、口臭等。

[食用注意] 肝胃气滞者宜泡饮。

18. 菊花(黄菊、白菊、亳菊)

[性味归经] 甘、苦,微寒。归肺、肝经。

[功效主治] 具有疏风清热、平抑明目、解毒消肿的功效。适用于外感风热、风温初起、发热、头痛、肝阳上亢之高血压、目赤肿痛、头痛、眩晕、心胸烦热、疔疮肿毒等。

[食用注意] 脾胃虚寒者慎用。

(宋阳 叶然)

思 考 题

1. 粳米和糯米在功效主治上有哪些异同?
2. 畜肉类食物中哪些是性偏寒凉的食物?
3. 调味品中哪些食物不宜孕妇食用?

URSING

第十一章

常见病的食疗

11章 数字内容

学 习 目 标

- 知识目标:
  1. 掌握:各病证的食疗原则。
  2. 熟悉:各病证的食疗方之用法、功效和适用范围。
  3. 了解:各病证的病因病机、证候特征。
- 能力目标:
  能够对各病证进行辨证施食。
- 素质目标:
  1. 能理解和欣赏中医食疗治疗各病证的必要性和合理性。
  2. 培养学生医者仁心、敬畏生命的职业素养,增强守正创新精神和专业自信。

中医的长期实践明确了中医临证医学体系整体观念、辨证论治等的特色与优势,突出了其诊疗的独特思路与方法,而饮食疗法能够有针对性地用于某些病证的治疗或辅助治疗,体现了辨证施食的实际应用。

第一节　内科病的食疗

---------------------------- 导入情境与思考 ----------------------------

某男性患者心悸、气短、失眠 2 年,加重 1 个月。2 年来间断出现心慌心跳,偶有胸闷气短,欲深吸气。经常失眠多梦,未予治疗。近 1 个月来诸症加重且频繁发作,伴气短,困乏无力,食欲不佳。面色不华,脉虚数,舌淡,苔薄白。诊治处理后,饮食方面建议该患者服用粥类等食物。

请思考:

1. 该患者心悸属于何种证型?

2. 适合该患者的粥有哪些? 如何制作?

一、感冒

感冒是以鼻塞、流涕、喷嚏、咳嗽、头痛、恶寒、发热、全身不适等为主要临床表现的外感疾病。因六淫之邪、时行疫毒侵袭人体,邪犯肺卫,以致卫表不和、肺失宣肃而发。全年均可发生,尤以春冬季多见。

感冒由于感受四时之气的不同及体质的差异,证候表现亦有所不同,主要有风寒、风热两大类,并有夹湿、夹暑、夹燥等兼证,以及体虚感冒的不同。寒冬之季,风与寒合,多为风寒证;春夏之时,风与热合,多见风热证;夏秋之交,暑多夹湿,又表现为夹湿证候。感冒预后多良好,病程较短,但老年人、婴幼儿、体质弱者以及时行感冒疫毒较重者当防其变证或夹杂其他疾病。感冒是中医病名,西医学中的上呼吸道感染、流行性感冒等表现为本病特征者,可参考本节有关内容进行饮食调护。

(一) 食疗原则

1. 感冒一般多为实证,病位在卫表肺系,食疗应因势利导,以解表祛邪为主。风寒感冒者,予以辛温解表,可食用生姜、紫苏叶、葱白、芫荽等;风热感冒者,予以辛凉解表,可食用大豆黄卷、淡豆豉等;夹有暑湿者,当清暑去湿,可食用绿豆、薏苡仁、西瓜、冬瓜、丝瓜等;体虚感冒者,应标本兼顾,解表的同时给予补益之品,如大枣、豆腐等。

2. 饮食应选用清淡、稀软的食物,有助消化,如米粥、面条、藕粉等。

3. 忌食生冷、辛辣、油腻、黏滞的食物。

(二) 辨证施膳

1. 风寒感冒

【证候】恶寒重,发热轻,头痛,无汗,肢体酸痛,伴鼻痒喷嚏,时流清涕,咽痒,或咳嗽声重,咳痰稀薄色白,口不渴,苔薄白,脉浮紧或浮缓。

【治法】辛温解表,宣肺散寒。

【食疗方】

(1)葱豉汤(《肘后方》)

[组成] 葱白 10g,豆豉 10g。

[制法] 用温水泡发豆豉,洗净备用。将清水放入锅中,武火煮开后,放入葱白、豆豉,改用文火继续煮 10~15min 即可。

[用法] 温热食用,每日 1 剂,每日 2 次。

［功效］发汗解表,宣肺透邪。

［应用］适用于风寒型感冒,症见微恶风寒、鼻塞流清涕、打喷嚏等。

(2)姜糖苏叶饮(《本草汇言》)

［组成］紫苏叶 10g,生姜 10g,红糖适量。

［制法］将生姜、紫苏叶洗净切成细丝,放入茶杯内,再加入红糖,以沸水冲泡,加盖温浸 10~15min 即可。

［用法］代茶饮,汗出为佳。

［功效］发汗解表,祛寒健胃。

［应用］适用于风寒型感冒,胃寒型呕逆,泄泻,腹胀疼痛,以及因吃鱼虾所致的轻微食物中毒症状。

2. 风热感冒

【证候】身热重,微恶风,汗泄不畅,头胀痛,面赤,咳嗽,痰黏或黄,咽疼,鼻塞,流黄浊涕,口干欲饮,舌边尖红,苔薄黄,脉浮数。

【治法】辛凉解表,清肺透邪。

【食疗方】

(1)银花茶(《疾病的食疗与验方》)

［组成］银花 20g,茶叶 6g,白糖适量。

［制法］将银花、茶叶放入锅内,加清水适量,用武火烧沸 3min。加入白糖,搅拌溶解即可。

［用法］代茶饮,连服 2~3 日。

［功效］辛凉解表。

［应用］适用于风热型感冒,症见目赤、头痛、发热、喉痛等。

(2)薄荷粥(《疾病的食疗与验方》)

［组成］鲜薄荷 30g,粳米 100g。

［制法］将薄荷洗净,放入砂锅内,加水适量,煎煮 5min,去渣,留汁待用;将粳米淘洗干净,置砂锅中加入清水适量,武火烧沸,用文火煮至九成熟时加入薄荷汁,继续煮至粥成即可。

［用法］温服,每日 2 次。

［功效］疏散风热,清利头目。

［应用］适用于风热型感冒,症见发热头痛、目赤、咽喉肿痛等。

3. 暑湿感冒

【证候】身热,微恶风,汗少,肢体酸重或疼痛,头晕头痛,咳嗽痰黏,鼻流浊涕,心烦口渴,小便短赤,舌苔薄黄腻,脉濡数。

【治法】清暑祛湿解表。

【食疗方】

(1)白扁豆汤(《中医食疗学》)

［组成］白扁豆 60g,粳米 100g,食糖适量。

［制法］先将白扁豆洗净,用温水浸泡 1h,再与粳米同煮为粥,食糖调味。

［用法］每日 1 剂,分早晚服食。

［功效］健脾化湿解表。

［应用］适用于暑湿型感冒,症见发热、微恶风、肢体酸重或疼痛、咳嗽痰黏等。

(2)清络饮(《温病条辨》)

［组成］西瓜翠衣 6g,扁豆花 6g,银花 6g,丝瓜皮 6g,荷叶 6g,竹叶 6g。

［制法］将上述六味原料放入锅中,加清水,大火烧开后改用小火继续煮 15min 即可停火。

［用法］去渣取汁,代茶饮。每日 1 剂,每日 2 次。

［功效］清热解暑,化湿升阳。

［应用］适用于暑热型感冒,症见身热、微恶风、心烦口渴、小便短赤等。

4. 体虚感冒

【证候】恶寒发热,头痛鼻塞,倦怠乏力,气短懒言,反复发作;年老或体弱多病,恶风,易汗出;舌质淡,苔薄白,脉浮无力。

【治法】扶正解表。

【食疗方】

(1)生姜红枣粥(《常见病的饮食疗法》)

［组成］生姜 10g,大枣 3 枚,粳米 100g。

［制法］将生姜洗净切片,红枣洗净掰开,备用;将粳米淘洗干净,与姜、枣一起放入锅中,加清水,武火煮开,改用文火继续煮至米熟烂即成。

［用法］空腹食用,每日 2 次。

［功效］益气养血,扶正解表。

［应用］适用于平素气血虚弱复感风寒者,症见恶寒发热、头痛鼻塞、倦怠乏力、气短懒言等。

(2)葱豉煲豆腐(《饮食疗法》)

［组成］淡豆豉 10g,葱白 10g,豆腐 100g。

［制法］锅内放入豆腐、清水煮开后,加入食盐、葱白、豆豉,煮 5~10min 即可停火。

［用法］趁热服食,服后盖被取微汗。每日 1 剂,分早晚服。

［功效］健脾益气,扶正解表。

［应用］适用于年老体虚外感者,症见恶寒发热、头痛、鼻塞、倦怠乏力等。

二、咳嗽

咳嗽是以发出咳声或伴咳吐痰液为主要表现的一种病证。咳嗽既是独立性的一种疾患,又是肺系多种疾病的一个主要症状。一般分为外感咳嗽和内伤咳嗽两大类,根据病因不同外感咳嗽又分为风寒、风热、风燥咳嗽,内伤咳嗽又分为痰湿、痰热、肝火犯肺、肺阴虚咳嗽。虽有外感、内伤之分,但两者常相互影响。治疗咳嗽应根据不同病因,对症调补,不能见咳止咳。外感咳嗽,治以宣肺散邪为主;内伤咳嗽,治当祛邪扶正,标本兼治。咳嗽的治疗,除直接治肺外,还应从整体出发,注意治脾、治肝、治肾等。咳嗽常见于西医学的上呼吸道感染、急慢性支气管炎、支气管扩张、肺炎等疾病。

(一) 食疗原则

1. 咳嗽属实属热者,宜以清淡为原则,忌厚味油腻,可用白菜、茼蒿、萝卜等;咳嗽属虚者,宜清补,不宜峻补,宜选用具有益肺或养阴润肺作用的食物,如枇杷、梨、百合等;咳嗽属寒者,宜温肺止咳化痰,可用生姜、白萝卜、杏仁等。忌烟酒、甜食、过酸、油煎炙烤食品。

2. 咳嗽患者应多饮水,每日饮水量保持 1 500ml 以上,使痰液易于咳出。

3. 饮食宜清淡,忌食鱼腥发物,以免咳嗽加重。忌生冷,以免郁遏脾阳,加重痰饮。

(二) 辨证施膳

1. 风寒咳嗽

【证候】咳嗽声重,气急咽痒,痰稀、色白,鼻塞流清涕,喉痒不痛,或兼头痛,恶寒,发热,无汗,舌质淡红,苔薄白,脉浮。

【治法】疏风散寒,宣肺止咳。

【食疗方】

(1)姜糖饮(《本草汇言》)

［组成］生姜 10g,饴糖 15~30g。

［制法］生姜切丝,以沸水浸泡,取汁,再调入适量饴糖。

［用法］热服。

［功效］祛风散寒止咳。

［应用］适用于风寒咳嗽,症见咳嗽声重,痰稀、色白,兼恶寒、发热、无汗、头痛等。

(2)姜杏汤(《中医保健食谱》)

［组成］杏仁500g,生姜180g,甘草180g,盐180g。

［制法］杏仁泡洗去皮尖,捣碎,甘草研末稍炒,生姜去皮合盐同捣碎,然后将诸末拌匀即可。

［用法］用开水冲饮。

［功效］止咳,祛痰,散寒。

［应用］适用于风寒咳嗽,症见咳嗽声重,伴恶寒、发热、头痛等。

2. 风热咳嗽

【证候】咳嗽频剧,气粗或咳嗽声沙哑,喉燥咽痛,咳痰不爽,痰黏稠或稠黄,咳时汗出,常伴头痛、鼻流黄涕,口渴,身热,舌苔薄黄,脉浮数或浮滑。

【治法】疏风清热,宣肺止咳。

【食疗方】

(1)桑叶杏仁冰糖汤(《常见心肺疾病的食疗》)

［组成］桑叶15g,杏仁9g,冰糖9g。

［制法］前3味放煲内,加清水300ml煎至100ml。

［用法］热服。

［功效］清热宣肺止咳。

［应用］适用于风热咳嗽,症见咳嗽声哑,喉燥咽痛,咳痰不爽,常伴头痛、鼻流黄涕、口渴、身热等。

(2)二花茶(《小儿常见病食疗方》)

［组成］金银花5g,绿茶3g。

［制法］将金银花洗净,放入锅中,加水适量,煮开5min后,去渣取汁,倒入装有茶叶的杯中,加盖焖5min即可。

［用法］代茶饮,每日3~5次,5日为1个疗程。

［功效］清热解毒,润肺止咳。

［应用］适用于风热咳嗽,症见咳嗽频剧、身热、头痛、口渴等。

3. 肺燥咳嗽

【证候】干咳无痰,或痰少黏稠,不易咳出,口鼻干燥,甚则咳引胸痛,舌尖红,苔薄黄,脉细数。

【治法】润肺止咳,生津润燥。

【食疗方】

(1)川贝酿梨(《中华药膳宝典》)

［组成］雪梨6个,川贝12g,糯米100g,冬瓜条100g,冰糖100g,白矾3g。

［制法］先将糯米蒸熟,冬瓜条切成小颗粒,将川贝打碎碾末,白矾溶成溶液;雪梨削皮,切下盖,将梨核掏出,浸入白矾水后取出雪梨,在沸水中烫一下,沥干水待用。把糯米饭、冬瓜颗粒、冰糖拌匀,入川贝粉,分装于梨内,盖好。将梨盛于盘内,上笼蒸1h至梨烂。将余下的冰糖溶浓水,待梨出笼后逐个浇在梨上即成。

［用法］每日早晚各吃1个。

［功效］清热化痰,宣肺止咳。

［应用］适用于肺燥咳嗽,症见干咳无痰、不易咳出、口鼻干燥等。

(2)苦杏炖雪梨(《中医饮食调补学》)

［组成］苦杏仁10g,雪梨1个,白砂糖30g。

Note:

［制法］同放炖盅内,加清水适量,隔水炖 1h。

［用法］随量食用。

［功效］润燥清热,宣肺止咳。

［应用］适用于肺燥咳嗽,症见痰少黏稠、不易咳出、口鼻干燥等。

4. 痰湿咳嗽

【证候】咳嗽痰多,痰白而稠或稀,胸闷脘痞,神疲体倦,食少纳呆,舌苔白腻,脉滑。

【治法】散寒祛湿,化痰止咳。

【食疗方】

二陈二仁粥(《中国药膳学》)

［组成］陈皮 9g,半夏 6g,茯苓 12g,薏苡仁 15g,冬瓜仁 15g,粳米 100g。

［制法］前 5 味水煎,沸后约煎 10min,滤去药渣,取汁加粳米及适量水,同煮为粥。

［用法］分 2 次温服。

［功效］散寒祛湿,化痰止咳。

［应用］适用于痰湿咳嗽,症见咳嗽痰多、痰白而稠、胸闷脘痞等。

5. 痰热咳嗽

【证候】咳嗽多痰,痰色黄稠,气促胸闷,身热口渴,小便黄,舌红苔黄,脉滑数。

【治法】清热肃肺,化痰止咳。

【食疗方】

枇杷叶粥(《老老恒言》)

［组成］枇杷叶 15g(鲜品可用 45g),粳米 60g,冰糖少许。

［制法］先将枇杷叶洗净布包,煲水去渣取汁,加入粳米煮粥,粥将成加入冰糖煮溶。

［用法］可随意食用。

［功效］清肺降气,化痰止咳。

［应用］适用于痰热咳嗽,症见咳嗽、痰多色黄稠、气促胸闷、身热口渴等。

6. 阴虚咳嗽

【证候】干咳,咳声短促,少痰或痰中带血丝,低热,午后颧红,五心烦热,潮热盗汗,口干咽燥,舌红少苔,脉细数。

【治法】滋阴润肺,化痰止咳。

【食疗方】

黄精粥(《中国药粥谱》)

［组成］黄精 15g,粳米 100g。

［制法］先将黄精放入小碗中,用温水泡软,切成细丁备用;粳米如常法煮粥,临熟时加入黄精,继续煮 15~20min 即可。

［用法］每日 1 次。

［功效］滋阴润肺,健脾益气。

［应用］适用于阴虚咳嗽,症见干咳、少痰、五心烦热、潮热盗汗、口干咽燥等。

三、哮证

哮证是以发作性痰鸣气喘,发时喉中哮鸣有声,呼吸气促困难,甚则喘息不能平卧为主要临床表现的病证。由于宿痰内伏于肺,复因外感、饮食、情志、劳倦等诱因引触,以致痰阻气道,气道挛急,肺失肃降,肺气上逆所致。发时治标、平时治本为哮病治疗的基本原则。西医学中的支气管哮喘、喘息性支气管炎,以及其他急性肺部过敏性疾患所致的以哮喘为主要临床表现者,均可参照本节进行饮食调护。

Note:

（一）食疗原则

1. 饮食宜清淡富营养,忌肥腻难化。

2. 宜少吃多餐,忌食得过饱。

3. 宜多吃通利二便食物,忌刺激和过敏性食物。

（二）辨证施膳

1. 发作期之寒哮

【证候】喉中哮鸣如水鸡声,呼吸急促,胸膈满闷,咳不甚,痰少咳吐不爽,色白而多泡沫,口不渴或渴喜热饮,形寒怕冷,天冷或受寒易发,面色青晦,舌苔白滑,脉弦紧或浮紧。

【治法】温肺散寒,化痰平喘。

【食疗方】

白芥子粥(《本草纲目》)

［组成］白芥子 10g,大米 100g。

［制法］将白芥子择净,放入锅中,加清水适量,浸泡 5~10min 后,水煎取汁,加大米煮粥,佐餐食用。

［用法］每日 1 次,连续 2~3 天。

［功效］温肺祛痰,通络止痛。

［应用］适用于寒哮发作期,症见喉中哮鸣如水鸡声、呼吸急促、胸膈满闷、痰少咳吐不爽、色白而多泡沫、口不渴、形寒怕冷等。

2. 发作期之热哮

【证候】喉中哮鸣如吼,喘而气粗息涌,咳呛阵作,胸膈烦闷,咳痰色黄或白,黏浊稠厚,咳吐不利,口苦,口渴喜饮,汗出,面赤,或有身热,舌质红,苔黄腻,脉滑数或弦滑。

【治法】清热宣肺,化痰定喘。

【食疗方】

(1)贝母粥(《本草纲目》)

［组成］川贝母 10g,大米 100g,白糖适量。

［制法］将川贝母择净,放入锅中,加清水适量,浸泡 5~10min 后,水煎取汁,加大米煮粥,待熟时调入白糖,再煮一二沸即可。或将川贝母研粉,每次取药末 1~3g,调入粥中食用。

［用法］每日 1~2 剂,连续 3~5 天。不能与乌头同用;孕妇不宜食用。

［功效］化痰止咳,清热散结。

［应用］适用于热哮发作期,症见喉中哮鸣如吼、喘而气粗、咳呛阵作、胸膈烦闷、咳痰色黄、口渴喜饮等。

(2)二冬茶(《张氏医通》)

［组成］天冬、麦冬各 6~9g,蜂蜜 10~20g。

［制法］将天冬、麦冬各取 6~9g,剖开去心,置保温杯中,用沸水冲泡,盖焖 15min,再加蜂蜜 10~20g,代茶频饮。

［用法］每日 1 剂。

［功效］养阴生津,润肺止咳。

［应用］适用于热哮发作期,症见喉中哮鸣如吼、喘而气粗、咳痰色黄、咽干口燥等。

3. 缓解期之肺虚证

【证候】平素自汗,怕风,常易感冒,气短声低,咳痰清稀色白,喉中常闻痰鸣,面色㿠白,每因气候变化而诱发,发前喷嚏频作,鼻塞流清涕,舌淡,苔薄白,脉细弱或虚大。

【治法】补肺固卫。

【食疗方】

(1)参味苏梗茶(《饮膳正要》)

[组成]五味子、人参各 4g,苏梗 3g,白砂糖适量。

[制法]将人参切成薄片,苏梗切碎,与五味子共置保温杯中,用沸水适量冲泡,盖焖 15min,代茶频饮。不时将参片细嚼咽下。

[用法]每日 1 剂。

[功效]益气敛肺,止咳平喘。

[应用]适用于哮证缓解期,症见气短声低、咳痰清稀色白、喉中常闻痰鸣、面色㿠白等。

(2)人参固本茶(《张氏医通》)

[组成]人参 6g,天冬 10g,麦冬 10g,生地黄 10g,熟地黄 100g。

[制法]将天冬、麦冬、生地、熟地一同捣碎,倒入热水瓶内,用适量温水冲泡,闷 20min;将人参切片,放入保温杯内冲泡,加入热水瓶内的药汁同服。

[用法]一日 1 剂,代茶频饮,细嚼人参渣。

[功效]补阴益气,固本扶元。

[应用]适用于哮证缓解期,常见平素自汗、怕风、常易感冒者。

4. 缓解期之脾虚证

【证候】平素痰多呈泡沫状,食少脘痞,气短难息,少气懒言,每因饮食不当或劳累而引发。面色萎黄,倦怠乏力,畏寒肢冷,便溏,或食油腻易腹泻,或泛吐清水,或少腹坠胀,甚则脱肛。舌质淡,苔薄腻或白滑,脉细软。

【治法】健脾化痰。

【食疗方】

(1)茯苓酒(《饮膳正要》)

[组成]茯苓 60g,白酒 500ml。

[制法]将茯苓加入白酒中浸泡 7 日以上。

[用法]每日 2 次,每次 15ml。

[功效]健脾补中,利水渗湿,养心安神。

[应用]适用于哮证缓解期,症见平素痰多呈泡沫状、食少脘痞、气短难息、少气懒言等。

(2)山药茯苓糕(《儒门事亲》)

[组成]山药粉 100g,茯苓粉 100g,白面 200g,白糖 300g,猪油、青丝、红丝(亦可用果脯)。

[制法]将山药粉、茯苓粉倒入碗中,加入适量水调和成糊状,上锅蒸 0.5h,取出用白面和好,发酵制软;将白糖、猪油、青丝、红丝搅匀做馅;制成的馅包入面团内,上笼屉用大火蒸 12~15min,待凉后切块食用。

[用法]每日做早点服用,每次数块。

[功效]补气健脾,宁心安神。

[应用]适用于哮证缓解期,症见面色萎黄、倦怠乏力、畏寒肢冷、便溏等。

5. 缓解期之肾虚证

【证候】平素短气息促,动则为甚,吸气不利,不耐劳累,腰膝酸软。或伴畏寒肢冷,面色苍白,自汗,或颧红,烦热,汗出黏手,脑转耳鸣。舌淡苔白,质胖嫩,或舌红少苔,脉沉细或细数。

【治法】补肾摄纳。

【食疗方】虫草炖老鸭(《本草纲目拾遗》)

[组成]雄鸭 1 只,冬虫夏草 5~10 枚,枸杞子 30g,红枣 3~5 枚,葱、姜、食盐各适量。

[制法]将雄鸭去毛及内脏,洗净后,放在砂锅内;再放入冬虫夏草、枸杞子、红枣和食盐、姜、葱等调料,加水,以小火煨炖,熟烂即可(或将冬虫夏草、枸杞子、红枣放入鸭腹内,置瓦锅内,加清水适

量,隔水炖熟,调味服)。

[用法] 每日 1~2 次,10 日为 1 个疗程。

[功效] 补肺益肾,补虚损,止喘咳。

[应用] 适用于哮证缓解期,症见短气息促、动则为甚、吸气不利、不耐劳累、腰膝酸软等。

四、肺痨

肺痨是指由于正气虚弱、感染痨虫、侵蚀肺脏所致的具有传染性的一种慢性虚弱性疾患,以咳嗽、咯血、潮热、盗汗及身体逐渐消瘦等为主要临床特征。肺痨的致病因素不外乎内外两端,外因系指传染痨虫,内因则为正气虚弱,两者相互为因,痨虫传染是不可或缺的外因,正虚是发病的基础。痨虫蚀肺后,聚津成痰,蕴而化热,耗损肺阴,进而演变发展,可致阴虚火旺,或导致气阴两虚,甚则阴损及阳。补虚培元和治痨杀虫是肺痨的基本治疗原则。西医学中的肺结核、肺外结核可参照本节进行饮食调护。

(一) 食疗原则

1. 以补虚为基本治疗原则。

2. 饮食宜清淡富有营养,以利补充耗损,增强体质。

3. 不宜滋腻、散气、油腻黏滞、辛辣燥热之品及烈酒,以免耗损肺阴,加重病情。

(二) 辨证施膳

1. 肺阴亏损证

【证候】干咳,咳声短促,或咳少量黏痰,或痰中带血丝或血点,色鲜红,午后手足心热,皮肤干灼,胸部隐痛,口干咽燥,或有轻微盗汗,舌边尖红苔薄,脉细或兼数。

【治法】滋阴润肺,清热抗痨。

【食疗方】

(1)沙参粥(《秘传证治要诀》)

[组成] 沙参 15g,大米 100g,白糖适量。

[制法] 将沙参洗净,放入锅中,加清水适量,文火煮 30min 后,去渣取汁。再加清水适量,入大米煮粥,待熟时调入白糖,再煮一二沸。

[用法] 随餐食用,每日 2 次。

[功效] 清阴润肺,益胃生津。

[应用] 适用于肺阴亏损型肺痨,症见干咳、咳声短促、五心烦热、口干咽燥等。

(2)百合粥(《本草纲目》)

[组成] 干百合 30g(鲜品 60g),粳米 60g,红枣 20g,冰糖适量。

[制法] 百合、粳米洗净,加水适量,文火煮粥,加冰糖调味,每晚温热食用。

[用法] 每日 1 次温服。

[功效] 养心安神,润肺止咳。

[应用] 适用于肺阴亏损型肺痨,症见干咳、甚则痰中带血、皮肤干灼、胸部隐痛等。

2. 阴虚火旺证

【证候】呛咳气急,痰少质黏,或黄稠量多,时时咯血,血色鲜红,午后潮热,骨蒸,五心烦热,颧红,盗汗量多,心烦失眠,口渴,急躁易怒,或胸胁掣痛,男子可见遗精,女子月经不调,形体日渐消瘦,舌绛而干,苔薄黄或剥,脉细数。

【治法】滋阴降火,补肺益肾。

【食疗方】

猪肺粥(《证治要诀》)

[组成] 猪肺 500g,薏苡仁 50g。

［制法］猪肺洗净煮至七成熟捞出，切丁备用。将淘洗干净的薏苡仁，放入肺汤中，煮至半熟，加入猪肺丁，熬煮至成粥。

［用法］每日 1~2 次，10 日为 1 个疗程。

［功效］补肺止咳止血。

［应用］适用于阴虚火旺型肺痨，症见呛咳气急、时时咯血、五心烦热、颧红、盗汗、心烦失眠、急躁易怒等。

3. 阴阳两虚证

【证候】咳逆喘息，痰呈泡沫状或见夹血，血色黯淡，骨蒸，潮热，盗汗，形体羸弱，形寒自汗，声嘶或失音，面浮肢肿，伴心慌，唇紫，或见五更泄泻，口舌生糜，男子滑精、阳痿，女子经少、经闭。舌光质红少津，或舌淡体胖，边有齿痕，脉微细而数，或虚大无力。

【治法】滋阴温阳。

【食疗方】

琼脂膏（《医学正传》）

［组成］生地黄 2 000g，白蜜 250g，酥油 250g，鹿角胶 200g，生姜 15g。

［制法］将生姜捣烂取汁；生地黄切碎，加适量水用小火熬 2h，去渣取汁，再熬 0.5h；地黄汁内加入鹿角胶，待鹿角胶融化后，入酥油、白蜜、姜汁，边熬边搅，熬成黏稠的膏状，装入瓷器内。

［用法］每日早、晚各一次，每次 1~2 匙，用温开水冲调服用。

［功效］滋补阴阳，强身健体。

［应用］适用于阴阳两虚型肺痨，症见咳逆喘息、骨蒸、潮热、盗汗、形寒自汗、面浮肢肿等。

五、心悸

心悸是指患者自觉心中悸动，惊惕不安，甚则不能自主为主要临床表现的常见病证。临床一般呈阵发性，每因情志波动或劳累过度而发作，发作时常伴胸闷、气短，甚则眩晕、喘促、心痛、晕厥。本病的发生既有体质因素、饮食劳倦或情志所伤，亦有因感受外邪或药物所伤引发。由脏腑气血阴阳亏虚、心神失养所致者，治当补益气血，调理阴阳，以求气血调畅，阴平阳秘，配合应用养心安神之品，促进脏腑功能的恢复；因于邪毒、痰浊、水饮、瘀血等实邪所致者，治当清热解毒，化痰蠲饮，活血化瘀，配合应用重镇安神之品，以求邪去正安，心神得宁。西医学中的心律失常、心功能不全、心肌炎、神经官能症等以心悸为主要临床表现者，均可参照本节进行饮食调护。

（一）食疗原则

1. 气血阴阳亏虚者，宜调补阴阳气血；痰饮瘀血阻滞与火邪上扰者，应化痰、祛瘀、清火；情志不畅、心神不宁者，宜养心安神。

2. 宜清淡易消化的饮食；多吃水产海味食物，如鱼肉、虾、海带、海蜇、海米、紫菜等。烹调时宜用豆油、香油、花生油等植物油，尽量少用动物油，特别是猪油、黄油、猪骨髓油和牛骨髓油。宜少食多餐，忌食过饱。

3. 忌烟酒、浓茶、油腻、辛辣、过咸之品。

（二）辨证施膳

1. 心脾两虚

【证候】心悸气短，失眠多梦，健忘，眩晕；神疲乏力，面色无华，纳少，便溏；舌质淡，苔薄白，脉细弱。

【治法】补血养心，益气安神。

【食疗方】

(1)茯苓奶饮（《中华药膳防治心脏疾病》）

［组成］茯苓粉 10g，牛奶 200g。

［制法］将茯苓粉用少量凉开水化开,再将煮沸的牛奶冲入即成。

［用法］每日 2 次,7~10 日为 1 疗程。

［功效］健脾养心安神。

［应用］适用于心脾两虚型心悸,症见心悸气短、失眠多梦、健忘、神疲乏力、食少便溏等。

(2)龙眼肉粥(《食物疗法》)

［组成］龙眼肉 10g,粳米 50g,红糖适量。

［制法］将龙眼肉用温水浸泡片刻,再将粳米放入砂锅内,加水 400ml 用小火煮熟后加入适量的红糖,焖 5min 即成。

［用法］分次服之。

［功效］补心养血,开胃益脾。

［应用］适用于心脾两虚型心悸,症见心悸、失眠、健忘、神疲乏力等。

2. 肝肾阴亏

【证候】心悸失眠,头晕耳鸣;形体消瘦,五心烦热,潮热盗汗,腰膝酸软,视物昏花,目涩,筋脉拘急,咽干口燥,急躁易怒;舌红少津,苔少或无,脉细数。

【治法】滋补肝肾,养心安神。

【食疗方】

(1)桑椹红枣粥(《家常药膳保健食谱》)

［组成］鲜桑椹 30g,红枣 10 枚,百合 30g,粳米 100g,冰糖适量。

［制法］将桑椹、红枣、百合放入砂锅中,加水煎取汁液,去渣后与粳米一同小火煮熟,加入少量冰糖即成。

［用法］早晚分服,连服数日。

［功效］滋养肝肾,清心安神。

［应用］适用于肝肾阴亏型心悸,症见心悸、失眠、潮热盗汗、腰膝酸软、筋脉拘急、咽干口燥、急躁易怒等。

(2)核桃仁五味子糊(《饮食疗法》)

［组成］核桃仁 10g,五味子 3g,蜂蜜适量。

［制法］将核桃仁、五味子研粉,放入杯中与蜂蜜一起搅成糊状即成。

［用法］上、下午分食。

［功效］补肝肾,宁心神,润燥。

［应用］适用于肝肾阴亏型心悸,症见心悸、失眠、腰膝酸软、筋脉拘急、咽干口燥等。

3. 血瘀气滞

【证候】心悸,心胸憋闷,甚则心痛时作;兼有两胁胀痛,面唇紫暗,爪甲青紫;舌质紫暗,或有瘀点、瘀斑,脉涩或结或代。

【治法】活血化瘀,行气通络。

【食疗方】

丹参粥(《中华药膳防治心脏疾病》)

［组成］丹参 30g,红枣 3 枚,糯米 50g,红糖适量。

［制法］将丹参煎水,去渣取汁,放入糯米、红枣、红糖,如常法煮成稠粥即可。

［用法］每日 2 次,温热服食。10 日为 1 个疗程,隔 3 日再服。

［功效］活血化瘀,健脾养心。

［应用］适用于血瘀气滞型心悸,症见心胸憋闷、气短、心烦,伴有两胁胀痛、面唇紫暗等。

4. 痰火扰心

【证候】心悸气短,胸闷胀满;恶心呕吐,食少腹胀,失眠多梦,烦躁,口干口苦,小便黄,大便秘

Note:

结;舌苔白腻或黄腻,脉弦滑。

【治法】清热化痰,宁心安神。

【食疗方】

(1)绞股蓝茶(《大众医学》)

［组成］绞股蓝叶 2g,白糖适量。

［制法］将绞股蓝洗净,放入茶杯中用开水冲泡,加盖焖 10min,兑入适量白糖即成。

［用法］代茶频频饮服。

［功效］泻火解毒,化痰宁心。

［应用］适用于痰火扰心型心悸,症见心悸气短、胸闷胀满、失眠多梦、烦躁、口干口苦、小便黄、大便秘结等。

(2)莲心远志茶(《心脏病药膳良方》)

［组成］莲子心 3g,远志 6g,绿茶 2g。

［制法］将莲子心、远志、绿茶一同放入茶杯中,用开水冲泡后加盖焖 10min 即成。

［用法］代茶,频频饮服。

［功效］清心,化痰,安神。

［应用］适用于痰火扰心型心悸,症见心悸、失眠、多梦、烦躁等。

六、胸痹

胸痹是指以胸部闷痛不适,甚者胸痛彻背、短气、喘息不得卧为主症的一种病证。本病多与寒邪内侵、饮食不当、情志失调、久坐少动、年老体虚等因素有关。胸痹是急症、危重症,发作时多以标实为主,当急则治其标,病情稳定后再缓图其本,扶正固本,必要时根据虚实标本的主次兼顾同治。祛邪治标常以芳香温通、辛温通阳、活血化瘀、宣痹涤痰为主;扶正固本常以益气养阴、温阳补气、养血滋阴、补益肝肾等为法。祛邪尤重活血通脉,扶正当重补益心气,总的治则不外"补通"二义。西医学的冠心病(心绞痛、心肌梗死)以及合并症不在急性发作期间可参照本节食疗方用之。

(一)食疗原则

1. 气血阴阳亏虚者,宜调补气血阴阳;寒凝痹阻者,宜温阳散寒通痹;痰浊阻滞者,宜行气化痰;血瘀气滞者,宜行气活血化瘀。

2. 饮食宜清淡易消化,有规律,定时定量,少食多餐,不宜过饱。

3. 多食蔬菜水果等疏导之品,适当增加含粗纤维的食物,保持大便通畅,以免排便用力使病情加重。不宜饮烈酒、咖啡、浓茶,不宜食油腻高脂、辛辣、过甜、过咸之品。

4. 本病以气血瘀阻为主要病机,淡酒有温阳散寒、活血通痹的作用,可以少量饮用。

(二)辨证施膳

1. 心血瘀阻

【证候】心胸疼痛,如刺如绞,痛有定处,入夜尤甚,甚则心痛彻背;舌质紫暗,有瘀斑,苔薄,脉弦涩。

【治法】活血化瘀,通脉止痛。

【食疗方】

(1)川芎茶(《简单便方》)

［组成］川芎 9g,绿茶 3g。

［制法］水煎取汁,当茶饮。

［用法］每日 1 次,5 日为 1 个疗程。

［功效］行气活血,利水生津止渴。

［应用］适用于心血瘀阻型胸痹,症见心胸疼痛,如针刺样,痛有定处,入夜尤甚等。

(2) 三七红枣鲫鱼汤(《中华养生药膳大典》)

[组成] 三七 10g,红枣 15 枚,鲫鱼 150g,陈皮 5g,精盐、香油各适量。

[制法] 将切碎的三七与红枣、陈皮、鲫鱼同入锅中,加水 500ml,文火煎煮 30min,加入精盐,淋上香油即成。

[用法] 佐餐,每日 1 次,5 日为 1 个疗程。

[功效] 活血化瘀,养血和胃。

[应用] 适用于心血瘀阻型胸痹,症见心胸疼痛,如刺如绞,痛有定处,甚则心痛彻背,入夜尤甚等。

2. 寒凝心脉

【证候】猝然心痛,气短,胸中窒闷,多因受寒后发病或加重;伴手足不温,冷汗出,心痛彻背,面色苍白;舌苔薄白,脉沉紧或沉细。

【治法】温阳散寒,宣通心痹。

【食疗方】

薤白汤(《圣济总录》)

[组成] 干薤白 10g,瓜蒌仁 10g。

[制法] 将薤白、瓜蒌仁加水 500ml 煎汤。

[用法] 每日 2 次,5 日为 1 个疗程。

[功效] 温阳散寒宣痹。

[应用] 适用于寒凝心脉型胸痹,症见心痛,胸中窒闷,多伴手足不温等。

3. 气滞胸痛

【证候】胸闷、胀痛或刺痛,时发时止;或伴有两胁胀痛,善叹息,易激怒,心情不遂时易诱发或加重;舌淡红,苔薄腻,脉弦细。

【治法】行气,活血,止痛。

【食疗方】

佛手柑粥(《心脑病药膳良方》)

[组成] 佛手柑 15g,粳米 100g,冰糖适量。

[制法] 先将佛手柑洗净入锅加水适量,煎煮 2min,去渣取汁,再入淘洗干净的粳米及冰糖煮粥即成。

[用法] 早晚分次食用。

[功效] 理气解郁,活血宣痹。

[应用] 适用于气滞胸痛型胸痹,症见胸闷、胀痛,时发时止,常伴两胁胀痛,善叹息,易激怒等。

4. 痰浊痹阻

【证候】胸闷重而心微痛,痰多气短,形体肥胖,肢体沉重,纳呆,便溏,舌体胖大且边有齿痕,苔浊腻,脉滑。

【治法】化痰祛瘀,通阳宣痹。

【食疗方】

(1) 茯苓米粉糊(《家庭药膳全书》)

[组成] 茯苓细粉、米粉、山楂细粉、槟榔细末、白糖各 20g。

[制法] 将以上 5 种粉末入盆中,加水适量,调成糊状,蒸熟即成。

[用法] 上、下午分次食用。

[功效] 化痰利湿,行气开郁。

[应用] 适用于痰浊痹阻型胸痹,症见胸闷重而心微痛、痰多、形体肥胖、肢体沉重、纳呆、便溏等。

(2) 薏陈茶(《经验方》)

[组成] 炒薏苡仁 30g,炒陈皮 10g,绿茶 3g。

Note:

［制法］取洗净的薏苡仁置锅内用小火炒至微黄色,取出放凉备用;晒干的陈皮亦放入锅内炒至微黄色。将药、茶再入锅,加水适量,大火煮沸后改文火煎煮 30min,去渣取汁即成。

［用法］代茶饮用。

［功效］健脾化湿,理气化痰。

［应用］适用于痰浊痹阻型胸痹,症见胸闷、痛,痰多,形体肥胖等。

5. 气阴两虚

【证候】心胸隐痛,时作时休,心悸气短,动则益甚;伴倦怠乏力,声音低微,面色无华,易汗出;舌质淡红,苔干少津,脉虚细缓无力或结代。

【治法】益气养阴,活血通脉。

【食疗方】

(1)人参银耳汤(《中国药膳辨证治疗学》)

［组成］人参 5g,银耳 10g,冰糖 10g。

［制法］先将银耳温水泡发,人参切片,与冰糖同时入锅,加水适量,小火煎煮 2h 以上即成。

［用法］早、晚分 2 次空腹服,10 日为 1 个疗程。

［功效］益气养阴通脉。

［应用］适用于气阴两虚型胸痹,症见心胸隐痛,时作时休,动则益甚,常伴倦怠乏力,语音低微等。

(2)人参粳米粥(《食鉴本草》)

［组成］白参末 3g(或党参末 10g),冰糖 10g,粳米 60g。

［制法］将粳米淘洗干净,入锅加水适量,大火煮熟后改小火煮成稠粥,加入白参末,再煮 2~3min 即成。

［用法］每日 2 次,早、晚空腹服食,10 日为 1 个疗程。

［功效］益气养阴,健脾和胃。

［应用］适用于气阴两虚型胸痹,症见心胸隐痛,时作时休,常伴倦怠乏力,食少懒言等。

6. 心肾阳虚

【证候】心痛憋闷,心悸气短,面色苍白,精神萎靡;形寒肢冷,自汗,纳少,四肢无力,一身浮肿,小便不利;舌质淡,舌体胖大边有齿痕,苔薄白,脉沉细无力或结代。

【治法】益气温阳,温通止痛。

【食疗方】

(1)紫河车炖鸡(《中华养生药膳大典》)

［组成］紫河车 30g,仔鸡 1 只(约 500g),生姜、葱白、盐各适量。

［制法］将紫河车洗净、烘干、研成细粉,仔鸡宰杀后洗净,把盐抹在鸡身上,放入锅内加水适量,置大火上烧沸,用小火炖煮至鸡熟,再加入紫河车粉、姜、葱,炖煮 40min 即成。

［用法］当菜佐餐,随意食用。

［功效］大补气血,双补阴阳,补肾填精,延缓衰老。

［应用］适用于心肾阳虚型胸痹,症见心痛憋闷、心悸气短、面色苍白、形寒肢冷等。

(2)人参薤白粥(《圣济总录》)

［组成］人参 10g,薤白 6g,鸡蛋 1 个,粳米 100g。

［制法］先将人参单煮,取汁备用;鸡蛋放入碗中搅拌均匀,备用;粳米如常法煮粥,米熟时放入鸡蛋、薤白、人参汁,再煮至熟。

［用法］每日 1 次。

［功效］大补元气,通阳除痹。

［应用］适用于心肾阳虚型胸痹,症见胸痛憋闷、心悸气短、纳少、四肢无力、一身浮肿、小便不利等。

Note:

七、不寐

不寐是以经常不能获得正常睡眠为特征的一种病证。轻者入寐困难,或寐而易醒,或醒后不能再寐,抑或时寐时醒,重者彻夜不寐,常影响人们的正常工作、生活、学习和健康。由于饮食不节、情志失常、劳倦、思虑过度、病后、年迈体虚等,使心神不安,阴阳失调,营卫失和,阳不入阴而发为本病。治疗上以补虚泻实、调整阴阳为原则,同时佐以安神之品。西医学中的抑郁症、神经症、绝经期综合征、慢性消化不良、贫血等,临床以不寐为主要临床表现时,均可参考本节有关内容进行饮食调护。

（一）食疗原则

1. 虚者宜滋补肝肾,益气养血;实者宜清火化痰,消导和中;虚实夹杂者宜补泻兼施。

2. 宜清淡且富含营养的安神之品,不宜辛辣刺激、油腻、胀气之品。睡前忌茶、酒、咖啡等兴奋之品。

（二）辨证施膳

1. 心脾亏虚

【证候】不易入睡,多梦易醒,心悸健忘;头晕目眩,神疲体倦,面色少华,饮食无味,纳呆,腹胀便溏;舌淡苔薄,脉细无力。

【治法】补益心脾,养血安神。

【食疗方】

(1)双仁粥(《饮膳正要》)

［组成］酸枣仁 10g,柏子仁 10g,大枣 10g,粳米 100g,红糖适量。

［制法］将酸枣仁、柏子仁、大枣水煎去渣,加入粳米煮粥,粥熟后调入适量红糖即成。

［用法］每日 2 次,空腹服食,10 日为 1 个疗程。

［功效］健脾安神。

［应用］适用于心脾亏虚型不寐,症见不易入睡、多梦易醒、神疲体倦、纳少便溏等。

(2)百合龙眼粥(《本草纲目》)

［组成］百合 15g,龙眼肉 15g,小米 100g,红糖适量。

［制法］将百合、龙眼肉洗净,加入小米和水 700ml,共同煮粥,粥热后调入适量红糖即成。

［用法］每日 2 次,空腹服食,10 日为 1 个疗程。

［功效］健脾益气,养心安神。

［应用］适用于心脾亏虚型不寐,症见失眠、健忘、倦怠乏力、少气懒言等。

2. 肝郁化火

【证候】急躁易怒,焦虑不安,心烦失眠,严重者彻夜不眠;伴胸闷胁痛,头痛,面红目赤,口干苦,大便秘结,小便黄赤;舌红苔黄,脉弦数。

【治法】疏肝泻火,宁心安神。

【食疗方】

(1)柴胡决明粥(《粥谱》)

［组成］柴胡 15g,决明子 20g,菊花 15g,冰糖 15g,大米 100g。

［制法］将柴胡、决明子、菊花放入砂锅内,加水 700ml 煎煮,去渣取汁,与大米煮粥,粥熟后加入冰糖至溶化。

［用法］每日 2~3 次,7 日为 1 个疗程。

［功效］疏肝解郁,清热宁神。

［应用］适用于肝郁化火型不寐,症见失眠,急躁易怒,伴胁痛、头痛、面红目赤、口干苦等。

(2)栀子仁粥(《寿亲养老新书》)

［组成］栀子仁 30g,粳米 100g。

［制法］将栀子仁研成粉末,分作 4 等份备用。将粳米入锅后加水 800ml 煮粥,待粥熟汁稠时,

Note:

下栀子仁粉末 1 份,搅匀食之。

　　[用法]每日 2 次,7 日为 1 个疗程。

　　[功效]疏肝泻火,健脾益气。

　　[应用]适用于肝郁化火型不寐,症见不寐,甚则彻夜难眠、烦躁易怒、胁肋胀痛等。

3. 心肾不交

　　【证候】心烦不寐,心悸多梦;五心烦热,潮热盗汗,腰膝酸软,口干少津,头晕耳鸣,男子遗精,女子月经不调;舌红少苔,脉细数。

　　【治法】滋阴降火,养心安神。

　　【食疗方】

　　(1)莲子心茶(《本草纲目》)

　　[组成]莲子心 2g,生甘草 3g,绿茶 2g。

　　[制法]将莲子心、甘草、绿茶放入杯中,用开水冲泡,加盖焖 15min 即成。

　　[用法]每日数次,15 日为 1 个疗程。

　　[功效]清心安神。

　　[应用]适用于心肾不交型不寐,症见心烦不寐、多梦、潮热盗汗、腰膝酸软等。

　　(2)桑椹百合膏(《中国药膳辨证治疗学》)

　　[组成]桑椹 500g,百合 100g,蜂蜜 300g。

　　[制法]将桑椹、百合加水适量,煎煮 30min 后取煎液,再加水煮 30min 取煎液,两次药液合并后,以小火煎熬浓缩至黏稠时,加蜂蜜煮沸停火,待凉装瓶备用。

　　[用法]每次 1~2 汤匙,沸水冲化饮用,每日 2 次,15 日为 1 个疗程。

　　[功效]滋阴,清心,安神。

　　[应用]适用于心肾不交型不寐,症见失眠、多梦、腰膝酸软、头晕耳鸣等。

4. 痰热内扰

　　【证候】心烦不寐;体倦困重,胸脘痞闷,泛酸嗳气,口苦呕恶,头重,目眩;舌红苔黄腻,脉滑数。

　　【治法】清化痰热,和中安神。

　　【食疗方】

　　(1)杏仁糊(《临床食疗配方》)

　　[组成]苦杏仁 10g,面粉 100g。

　　[制法]将苦杏仁去皮、尖,研细末,加适量水煮 10min,再将面粉用凉水调成糊状,倒入锅内煮开即成。

　　[用法]每日 2~3 次服用,7 日为 1 个疗程。

　　[功效]清热化痰,和中安神。

　　[应用]适用于痰热内扰型不寐,症见心烦不寐、胸脘痞闷、口苦呕恶等。

　　(2)樟茶鸭子(《简单便方》)

　　[组成]鸭子 1 500g,樟木屑 100g,茶叶 50g,川贝母 10g,食盐、生姜、植物油适量。

　　[制法]将食盐、花椒、川贝母研粉,搓遍鸭子内外后腌渍 2h,用樟木屑、茶叶熏 10min,至鸭子呈黄色后,加入姜块,隔水蒸至八成熟取出,再放入植物油内炸至黄褐色即成。

　　[用法]每日 2 次服食,10 日为 1 个疗程。

　　[功效]清热化痰,和中安神。

　　[应用]适用于痰热内扰型不寐,症见失眠、肢体困重、胸脘痞闷、头重、目眩等。

5. 心胆气虚

　　【证候】虚烦不寐,触事易惊,胆怯心悸;面色苍白,神疲乏力,气短自汗;舌质淡,苔薄白,脉弦细。

　　【治法】益气镇惊,安神定志。

【食疗方】

(1)安神定志粥(《太平圣惠方》)

[组成]远志肉 20g,炒枣仁 20g,石莲肉 20g,粳米 200g。

[制法]将远志、枣仁入锅内,加水适量,煎煮去渣,取汁备用。将洗净的莲肉与粳米加水 500ml 煮粥,粥熟后加入远志、枣仁汁搅匀,煮沸即成。

[用法]每日 2 次,早晚服食,10 日为 1 个疗程。

[功效]补肝养心,宁神定志。

[应用]适用于心胆气虚型不寐,症见虚烦不寐、胆怯易惊、多梦等。

(2)安神代茶饮(《慈禧光绪医方选议》)

[组成]龙齿(煅)10g,石菖蒲 3g,绿茶 1g。

[制法]将龙齿入锅内,加水 400ml,先煎 20min,再入石菖蒲、茶叶,同煎 10~15min,去渣取汁。

[用法]代茶饮用,15 日为 1 个疗程。

[功效]镇惊,定志,安神。

[应用]适用于心胆气虚型不寐,症见不寐多梦、易于惊醒、面色苍白、神疲乏力、气短自汗等。

八、呕吐

呕吐是胃中之物从口中吐出的一种病证。多因外邪犯胃、饮食不节、情志失调、脾胃虚弱导致胃失和降,气逆于上。西医学中的急慢性胃炎及贲门痉挛、幽门痉挛、肠梗阻、肠炎、胰腺炎、胆囊炎和一些急性传染性疾病表现以呕吐为主症时,均可参考本节有关内容进行饮食调护。

(一)食疗原则

1. 呕吐治疗以和胃降逆止呕为基本原则。实者重在祛邪,佐以和胃降逆;虚者重在扶正,辅以降逆止呕。

2. 宜清淡稀软食物,注意节制饮食,少食多餐,切勿一次进食过多,呕吐甚者宜暂时禁食;忌生冷、辛辣、肥腻及饮酒,以免刺激肠胃或加重肠胃负担。

(二)辨证施膳

1. 外邪犯胃

【证候】突发呕吐,伴有恶寒发热,头痛身痛,胸脘痞闷;舌苔薄白,脉濡缓。

【治法】疏邪解表,降逆止呕。

【食疗方】

姜糖苏叶饮(《本草汇言》)

[组成]紫苏叶 6g,生姜 6g,红糖 15g。

[制法]生姜洗净切丝,苏叶洗净,同入茶杯内,以沸水 200ml 浸泡 5~10min,再加入红糖搅拌均匀即可。

[用法]每日 2 次,7 日为 1 个疗程。

[功效]疏解表邪,降逆止呕。

[应用]适用于外邪犯胃型呕吐,症见突发呕吐,伴有恶寒发热、头痛身痛等。

2. 饮食失节

【证候】呕吐酸腐,呕吐物为未消化的食物,食后即呕吐;脘腹胀满,厌食;舌苔厚腻,脉滑实。

【治法】消食化滞,和胃降逆。

【食疗方】

(1)麦芽山楂饮

[组成]炒麦芽 10g,炒山楂 3g,红糖适量。

[制法]将麦芽、山楂放入砂锅内,加水适量,煎煮 30min,去渣取汁,加入红糖即成。

［用法］分 2 次服用。

［功效］消食和中导滞。

［应用］适用于饮食失节型呕吐,症见呕吐酸腐、脘腹胀满、厌食等。

(2)萝卜饼(《清宫食谱》)

［组成］白萝卜 250g,面粉 250g,猪瘦肉 100g,油、葱、姜、盐适量。

［制法］白萝卜洗净切细丝,猪肉剁细,放入油、葱、姜、盐少许,共调为馅,面粉加水制成皮,制成小饼,油锅烙熟。

［用法］空腹食用,每日 2 次,3 日为 1 个疗程。

［功效］消食化痰,下气宽中。

［应用］适用于饮食失节型呕吐,症见呕吐物为未消化的食物,气味酸臭,伴脘腹胀满等。

3. 肝胃不和

【证候】呕吐吞酸,嗳气频频,胸胁胀痛,遇情志不舒则加剧。兼见头晕口苦;舌红,苔白或薄黄,脉弦。

【治法】疏肝和胃,降逆止呕。

【食疗方】

(1)佛手姜汤(《食物与治疗》)

［组成］佛手 10g,生姜 6g,白糖适量。

［制法］先煮佛手、生姜,去渣取汁,加入白糖即可。

［用法］每日 3~5 次,3 日为 1 个疗程。

［功效］疏肝解郁,理气止呕。

［应用］适用于肝胃不和型呕吐,症见呕吐吞酸、嗳气频频、胸胁胀痛等。

(2)橘皮粥(《饮食辨录》)

［组成］橘皮 10~20g,粳米 30~60g。

［制法］将橘皮煎取药汁去渣,加入粳米煮粥;或先以粳米煮粥,待粥快熟时加入橘皮 3g,再煮至粥成。

［用法］每日 2 次,空腹食用,5 日为 1 个疗程。

［功效］理气健脾,和胃降逆。

［应用］适用于肝胃不和型呕吐,症见呕吐吞酸、胸胁胀痛、遇情志不舒则加剧等。

4. 脾胃虚寒

【证候】饮食稍有不慎即发呕吐,时作时止,呕吐清水或饮食不化;胃脘冷,四肢不温,面色苍白,倦怠乏力,口不渴,大便溏薄;舌淡,苔薄白,脉细迟。

【治法】温中健脾,和胃止呕。

【食疗方】

(1)柿蒂汤(《济生方》)

［组成］柿蒂 6g,丁香 6g,生姜 6g。

［制法］三味煎汤去渣取汁。

［用法］每日 3~5 次,3 日为 1 个疗程。

［功效］温中散寒,降逆和胃。

［应用］适用于脾胃虚寒型呕吐,症见呕吐清水或饮食不化、胃脘喜温喜按、口不渴、大便溏薄等。

(2)姜汁砂仁粥(《老老恒言》)

［组成］生姜 10g,砂仁 3g,粳米 60g。

［制法］先将砂仁研末,生姜榨汁,粳米淘净加水适量煮粥,米熟后加入砂仁末煮 5min,再入姜汁调匀即成。

［用法］每日 2 次。

［功效］温中健脾,降逆止呕。

［应用］适用于脾胃虚寒型呕吐,症见饮食稍有不慎即发呕吐、时作时止、胃脘冷、四肢不温、大便溏薄等。

九、胃痛

胃痛亦称胃脘痛,是指上腹胃脘部近心窝处疼痛为主要症状,常伴有呕吐、泛酸、嗳气等。常见的病因有外邪犯胃、饮食伤胃、情志不畅和脾胃虚弱等,病机是脾胃运化失常,气滞血瘀,不通则痛。调护上应以“通则不痛”为原则,使气血调畅,纳运升降复常,则疼痛自止。胃痛是临床常见病,西医学中的急慢性胃炎、消化性溃疡、胃黏膜脱垂、胃神经官能症等,均可参考本节有关内容进行饮食调护。

（一）食疗原则

1. 胃痛的辨证食治,首先注意分辨其病因是病邪阻滞还是脏腑失调,其证型是实证还是虚证。然后有针对性地选用食疗方剂。以理气、和胃、止痛为基本原则。邪实者以驱邪为急,正虚者以扶正为先,虚实夹杂者则当驱邪与扶正并举。

2. 有胃痛病史者,进餐前应避免精神上的不良刺激,要专心细嚼慢咽,排除一切杂念。

3. 饮食应以“细、软、烂”为总则,可进烂面、稀粥、蛋羹等易消化之品。

4. 胃痛患者饮食宜有节,少食多餐,定时定量,饥饱有度。

5. 饮食宜新鲜,忌食腐败、不洁之物及洋葱、黑大豆、汽水等产气性食物。

6. 忌食刺激性食物(如酒、浓茶、咖啡),以及辛辣、坚硬、过于冷热、过酸、过咸和过粗糙的食物。

（二）辨证施膳

1. 寒邪客胃

【证候】胃脘疼痛暴作,畏寒喜暖,遇寒加重;口不渴,喜热饮,或兼恶寒发热,头身疼痛;舌苔白,脉弦紧。

【治法】温胃散寒,行气止痛。

【食疗方】

(1)干姜良姜粥(《寿世青编》)

［组成］干姜 5g,高良姜 5g,大米 100g,红糖 15g。

［制法］将干姜、高良姜切片,加水 500ml,与大米同煮粥,粥熟后去干姜、高良姜,再加入红糖至溶化。

［用法］每日 1 剂,分 2 次服用。

［功效］温中散寒,行气止痛。

［应用］适用于寒邪客胃型胃痛,症见胃脘突发疼痛、畏寒喜暖、遇寒加重等。

(2)大枣胡椒汤(《百草镜》)

［组成］胡椒 7 粒,大枣 10 枚,红糖适量。

［制法］将胡椒、大枣(去核)煎汤,加适量红糖溶化。

［用法］饮汤食枣。

［功效］温胃散寒止痛。

［应用］适用于寒邪客胃型胃痛,症见胃脘疼痛暴作、畏寒喜暖、口不渴、喜热饮等。

2. 饮食伤胃

【证候】胃脘胀满疼痛,拒按;嗳腐吞酸,或伴呕吐不消化食物,腐臭,吐后痛减,不思饮食,大便不爽,矢气或便后稍舒;舌苔厚腻,脉滑实。

【治法】消食导滞,和胃止痛。

【食疗方】

(1)莱菔陈皮粥(《图经本草》)

［组成］炒莱菔子 10g,陈皮 60g,大米 100g。

［制法］将莱菔子、陈皮炒黄,研成细末,加水 900ml,与大米同煮成稀粥。

［用法］每日 2 次,上下午空腹服食。

［功效］消食导滞,行气止痛。

［应用］适用于饮食伤胃型胃痛,症见胃脘部胀痛、嗳腐吞酸、不思饮食、大便不爽等。

(2)神曲山楂粥(《临床食疗配方》)

［组成］神曲 15g,山楂 20g,大米 100g。

［制法］将神曲、山楂加水 1 000ml 煎煮,去渣取汁,与大米煮成稀粥。

［用法］每日 2 次,上下午空腹服食,连服 3~5 日。

［功效］消积导滞,和胃止痛。

［应用］适用于饮食伤胃型胃痛,症见胃脘部胀痛、呕吐物为不消化食物、吐后痛减、不思饮食等。

3. 肝气犯胃

【证候】胃脘胀痛,连及两胁,常因情志不舒而作痛或痛甚;胸闷嗳气,喜长叹息,大便不畅;舌苔薄白,脉弦。

【治法】疏肝理气,和胃止痛。

【食疗方】

(1)玫瑰花茶(《中国饮食保健学》)

［组成］玫瑰花 1g,白糖适量。

［制法］干玫瑰花和白糖同入保温杯中,沸水冲泡,加盖焖 10~15min。

［用法］代茶频饮,7 日为 1 个疗程。

［功效］疏肝解郁,和胃补虚。

［应用］适用于肝气犯胃型胃痛,症见胃脘胀痛、连及两胁、喜长叹息等。

(2)橘花茶(《云林堂饮食制度集》)

［组成］橘花 3g,红茶 3g。

［制法］将干橘花与红茶加入保温杯中,用沸水冲泡,加盖焖 15min 即成。

［用法］代茶饮用,7 日为 1 个疗程。

［功效］消食和胃理气。

［应用］适用于肝气犯胃型胃痛,症见胃脘部胀痛、痛及两胁、喜叹息、大便不畅等。

4. 胃中蕴热

【证候】胃脘灼热疼痛,痛势急迫,泛酸嘈杂,口干口苦,烦躁易怒,大便干结;舌质红,苔黄,脉弦数。

【治法】清热,和中,止痛。

【食疗方】

(1)公英豆腐饮(《临床食疗配方》)

［组成］蒲公英 60g,豆腐 50g,红糖 15g。

［制法］将鲜蒲公英洗净、切碎,与豆腐同煮 20~30min,去渣取汁,加入红糖即成。

［用法］每日 1 剂,分 2 次饮用。

［功效］清热和中止痛。

［应用］适用于胃中蕴热型胃痛,症见胃脘灼热疼痛、痛势急迫、泛酸嘈杂等。

(2)生芦根粥(《食医心鉴》)

［组成］鲜芦根 100~150g,竹茹 15~20g,粳米 60g,生姜 2 片。

［制法］将芦根、竹茹同煎取汁去渣,入粳米煮粥,粥将熟时下生姜,稍煮即可。

［用法］每日空腹服之。

［功效］清热生津,除烦止渴。

［应用］适用于胃中蕴热型胃痛,症见胃脘灼热疼痛、口干喜冷饮、大便干结等。

5. 血瘀胃络

【证候】胃脘疼痛,痛处固定拒按,如针刺,甚则呕血、便血;舌质紫暗,脉细涩。

【治法】活血化瘀,通络止痛。

【食疗方】

(1)三七炖鸡蛋(《临床食疗配方》)

［组成］三七末5g,鸡蛋2个。

［制法］将三七研成粉末,以鸡蛋打入碗中,加入三七末拌匀,隔水蒸熟服食。

［用法］每日1剂。

［功效］活血化瘀,和胃止痛。

［应用］适用于血瘀胃络型胃痛,症见胃脘针刺样疼痛、痛有定处等。

(2)白及牛奶(《中国药膳辨证治疗学》)

［组成］牛奶250g,白及粉6g,蜂蜜50g。

［制法］将牛奶入砂锅内煮沸,加入蜂蜜、白及粉即成。

［用法］每日1剂,顿服。

［功效］补虚损,益肺胃,止血。

［应用］适用于血瘀胃络型胃痛,症见胃脘部疼痛固定拒按,如针刺,甚则呕血、便血等。

十、泄泻

泄泻是以排便次数增多,粪便稀溏,甚至泻出如水样为主症的病证。古代以大便溏薄而势缓者为泄,大便清稀如水而直下者为泻,现统称为泄泻。由于感受外邪、饮食所伤、情志失调、脏腑虚弱及肾阳虚衰等,致脾失健运,大肠传导失职,湿邪内盛而为病。以运脾化湿为基本治疗原则。西医学中急慢性肠炎、过敏性结肠炎、肠易激综合征、肠吸收功能紊乱、肠结核等肠道疾病,以腹泻为主要表现者,均可参照本节内容进行饮食调护。

(一) 食疗原则

1. 泄泻无论虚实,脾胃必有所损,故泄泻患者的饮食调护宜以扶正为主,参以祛邪。多选健脾止泻之品,如山药、白扁豆、莲子等。

2. 泄泻患者宜多饮淡盐水、糖盐水,以补充津液,避免伤阴。

3. 多采用粥、汤等物及煮、炖、烩之法。谷物干果之类以磨粉后再加工为好。煎、炸、烙之品均不宜用。

4. 泄泻早期,如果泻下过剧,可暂时禁食,饮以淡米汤、淡果汁、面汤等流食。当病情好转时,可进食清淡、细软、少渣、少油的半流食,如挂面、稀粥、面片等。泄泻停止后可逐渐增加一些蛋羹、瘦肉末、菜泥,直至软饭等。忌生冷、辛辣刺激、油腻之品,以免加重病情。

(二) 辨证施膳

1. 寒湿(风寒)泄泻

【证候】泄泻稀薄多水,腹痛肠鸣,或伴有恶寒发热,肢体酸痛,不思饮食,口淡不渴,鼻塞头痛;舌苔薄白或白腻,脉濡缓。

【治法】解表散寒,芳化湿浊。

【食疗方】

(1)加味防风粥(《百病饮食自疗》)

Note:

［组成］防风 5g,藿香 5g,葱白 2 茎,白蔻仁 3g,苏叶 3g,粳米 100g。

［制法］先将前 5 味水煎,沸后约 10min,取汁去渣,另用粳米煮粥,待粥将熟时加入药汁,煮成稀粥即可。

［用法］每日 2 次,5 日为 1 个疗程。

［功效］祛寒止泻。

［应用］适用于风寒型泄泻,症见泄泻稀薄多水,伴有恶寒发热、口淡不渴、鼻塞头痛等。

(2)豆蔻饼(《圣济总录》)

［组成］肉豆蔻 30g,面粉 250g,生姜、红糖各适量。

［制法］将肉豆蔻去壳后研成细末。生姜去皮洗净捣烂,加水成姜汁,将肉豆蔻粉、姜汁加入面粉里,和面成饼,平锅内倒少量油,放入面饼烙熟即可。

［用法］佐餐食用。

［功效］散寒除湿止泻。

［应用］适用于寒湿型泄泻,症见泄泻稀薄多水,腹痛肠鸣,伴有肢体酸痛、不思饮食、口淡不渴等。

2. 湿热(暑湿)泄泻

【证候】腹痛即泻,泻下急迫,势如水柱,肛门灼热,大便色黄气秽,心烦口渴,小便短赤,舌苔黄腻,脉濡数或滑数。多见于夏秋季节。

【治法】清热利湿,解毒止泻。

【食疗方】

(1)车前草粥(《百病饮食自疗》)

［组成］车前草 20g,茯苓 15g,粳米 50g。

［制法］车前草、茯苓煎煮取汁,加粳米煮粥即可。

［用法］每日 2 次,5 日为 1 个疗程。

［功效］清热利湿止泻。

［应用］适用于湿热型泄泻,症见泄泻急迫、肛门灼热、大便色黄气秽、小便短赤等。

(2)加味竹叶粥(《老老恒言》)

［组成］淡竹叶 60g,生石膏 45g,扁豆 15g,荷蒂 1 个,粳米 100g,砂糖少许。

［制法］先将淡竹叶、荷蒂洗净,同石膏、扁豆加水煎取汁,再放粳米,煮成稀粥加入砂糖即可。

［用法］每日 2 次,5 日为 1 个疗程。

［功效］清热利湿,健脾止泻。

［应用］适用于暑湿型泄泻,症见腹痛即泻、泻下急迫、肛门灼热、心烦口渴等。

3. 伤食泄泻

【证候】腹痛拒按,泻下臭如败卵,泻后痛减,脘腹胀满,嗳腐吞酸,不思饮食;舌苔厚腻,脉滑数或滑实。

【治法】消食导滞,健脾止泻。

【食疗方】

(1)曲米粥(《多能鄙事》)

［组成］神曲 15g,粳米 60g。

［制法］先将神曲捣碎,加水 2 000ml,煎至 1 000ml 取汁,再加粳米煮成稀粥。

［用法］每日 2 次,5 日为 1 个疗程。

［功效］健脾和胃,消食止泻。

［应用］适用于伤食型泄泻,症见泻下臭秽、脘腹胀满、嗳腐吞酸、不思饮食等。

(2)焦三仙粥(《粥谱》)

［组成］焦神曲 15g,焦麦芽 15g,焦山楂 15g,粳米 50g,砂糖适量。

［制法］先将焦神曲、焦麦芽、焦山楂入砂锅煎取浓汁,去渣,加入粳米、砂糖煮粥。

［用法］两餐间当点心服食,不宜空腹服。每日 2 次,5 日为 1 个疗程。

［功效］健脾胃,消食积,止泄泻。

［应用］适用于伤食型泄泻,症见腹痛拒按、泻下臭如败卵、脘腹胀满、不思饮食等。

4. 肝气乘脾

【证候】时有胸胁胀闷,嗳气少食,每因恼怒、紧张等情绪波动而致腹痛泄泻;舌质淡红,脉弦。

【治法】抑肝扶脾。

【食疗方】

佛手柑粥(《宦游日札》)

［组成］佛手柑 15g,粳米 500g,冰糖适量。

［制法］将佛手柑煎汤去渣,再入粳米、冰糖同煮为粥。

［用法］可供早晚餐或做点心食用。每日 2 次,10 日为 1 个疗程。

［功效］疏肝健脾止泻。

［应用］适用于肝气乘脾型泄泻,症见腹痛泄泻,与情志关系密切,伴有胁肋胀痛、不思饮食等。

5. 脾胃虚弱

【证候】大便溏薄,泄泻时作时止,完谷不化,食少纳呆,食后脘闷不舒,易因进食油腻而发,面色萎黄,神疲倦怠;舌淡苔白,脉细。

【治法】补脾健胃。

【食疗方】

扁豆山药粥(《本草纲目》)

［组成］扁豆 60g,山药 60g,大米 50g。

［制法］将白扁豆、山药、大米三味淘洗干净,同煮成粥即可。

［用法］每日 2 次,15 日为 1 个疗程。

［功效］健脾,益胃,止泻。

［应用］适用于脾胃虚弱型泄泻,症见大便溏薄、泄泻时作时止、食少纳呆、食后脘闷不舒等。

十一、便秘

便秘是以大便排出困难、排便时间或排便间隔时间延长为临床特征的一种病证。便秘病位在大肠,多由外感寒热、内伤饮食情志、阴阳气血不足等引起。基本病机是邪滞大肠,腑气闭塞不通,或肠失温润,推动无力,导致大肠传导功能失常。其发病与肺、脾、胃、肝、肾关系最为密切。治疗虽以通下为原则,但须辨别虚实,实秘当以清热润肠通便、顺气导滞为治,虚秘则以益气养血、温通开结为治。西医学中的功能性便秘、肠易激综合征便秘型、肠炎恢复期之便秘、药物性便秘、内分泌及代谢性疾病所见到的以便秘为主要临床症状的疾病,均可参照本节进行饮食调护。

(一) 食疗原则

1. 本病分虚、实两大类。实者由邪热、寒积、气滞引起邪滞胃肠,壅塞不通,治宜通泻;虚者由气血阴阳不足致肠失温润,推动无力,治宜滋润补益。便秘的治疗“以通为用”,宜选择具有通便作用的食物。但忌食泻下之品以通为快,应辨证服食。

2. 饮食宜清淡,多食新鲜蔬菜和水果,禁烈酒、浓茶、辣椒、咖啡等刺激性食品以及香燥的炒货。少食甘腻之品,以防滞中腻膈、助热伤津而加重病情。

3. 宜多饮开水。每日晨起可饮用一杯淡盐水或蜂蜜水,以润肠通便。

4. 便秘者膳食中可适当增加润肠食物及富含粗纤维的食品,如核桃仁、芝麻、松子仁、豆类、芹菜、粗粮、韭菜等。

（二）辨证施膳

1. 实秘

【证候】大便干结,腹胀腹痛,身热面赤,口干口臭,心烦不安,小便短赤,舌红,苔黄或黄燥,脉滑数。

【治法】泻热导滞通便。

【食疗方】

(1)决明子莱菔子茶(《食物本草》)

［组成］决明子 15g,莱菔子 10g,蜂蜜适量。

［制法］将决明子、莱菔子捣烂,放入锅中加水煎煮,大火烧开后改用小火,煎煮 15min 后兑入适量蜂蜜,搅匀后即可停火。

［用法］代茶饮。每日 1 次。

［功效］清热润燥,泻下通便。

［应用］适用于热结便秘,症见大便便结、腹胀、腹痛、拒按、身热面赤、口干口臭等。

(2)芹菜粥(《本草纲目》)

［组成］新鲜芹菜 60g,粳米 50~100g。

［制法］将芹菜洗净切碎,与洗净的粳米同入砂锅内,加水 600ml 左右同煮为菜粥。

［用法］每天早晚餐食,温服。此粥作用较慢,需要频服久食方可有效,应现煮现吃,不宜久放。

［功效］清热除烦,泻下通便。

［应用］适用于热结便秘,症见大便便结、腹胀、腹痛,伴心烦不安、小便短赤等。

2. 虚秘

(1)气虚便秘

【证候】粪质不干硬,虽有便意,但临厕努挣乏力,便难解出,挣则汗出气短,面色无华,神疲肢倦;舌淡,苔白,脉弱。

【治法】益气补虚,润肠通便。

【食疗方】

黄芪汤(《金匮翼》)

［组成］黄芪 15g,陈皮 5g,火麻仁 10g,蜂蜜 100g。

［制法］黄芪、陈皮、火麻仁共煎取汁,加蜂蜜。

［用法］作饮料,1 日饮尽。

［功效］益气润肠通便。

［应用］适用于气虚便秘,症见粪质不干硬,虽有便意但排出困难,常伴汗出气短等。

(2)血虚便秘

【证候】大便干结,面色无华,心悸气短,失眠多梦,健忘,口唇色淡;舌淡苔白,脉细。

【治法】养血润燥通便。

【食疗方】

蜂蜜决明膏(《食物本草》)

［组成］生决明子 10~30g,蜂蜜适量。

［制法］将决明子捣碎,加水 200~300ml,煎煮 5min,冲入蜂蜜,搅匀即可。

［用法］代茶饮。

［功效］润燥清热,泻热通便。

［应用］适用于血虚便秘,症见大便干、心悸气短、失眠多梦、健忘等。

Note:

十二、黄疸

黄疸是以身黄、目黄、小便黄为主症的一种病证,其中目睛黄染为本病的最重要特征。本病的病因有外感和内伤两个方面,外感多属湿热疫毒所致,内伤常与饮食、劳倦、病后有关。黄疸的病机关键是湿,由于湿邪困遏脾胃,壅塞肝胆,疏泄失常,胆汁泛溢,发为黄疸。临床可分为阳黄、阴黄和急黄,湿热蕴结者谓之阳黄,热毒内伏者谓之急黄,寒湿阻滞者谓之阴黄。阳黄其色鲜明如橘皮,起病急,病程短,多属热证、实证。阴黄其色晦黯如烟熏,起病缓,病程长,多属寒证、虚证。急黄其色如金,起病急骤,变化迅速,属热毒炽盛,后期气阴耗伤,也会出现虚实夹杂证候。黄疸的治疗原则为化湿邪,利小便。西医学中的肝细胞性黄疸、阻塞性黄疸、溶血性黄疸,如病毒性肝炎、肝硬化、胆囊炎、胆结石、钩端螺旋体病等疾患,凡出现黄疸者,均可参考本节进行饮食调护。

(一) 食疗原则

1. 黄疸多兼见脾虚,故运脾化湿为其食治之要旨。患者宜多食健脾化湿之品,如淮山药、茯苓、薏苡仁等。

2. 饮食宜清淡、营养丰富、易消化之品,黄疸消退后进高蛋白饮食,如蛋类、豆类、鱼类。忌辛辣、醇酒、甘肥食物。

3. 有腹水者限制钠盐摄入量,每日少于2~5g;如无明显水肿或腹水,可多给汤汁,通利小便,助湿邪由小便而出。

(二) 辨证施膳

1. 阳黄

【证候】身目俱黄,黄色鲜明,发热口渴,或见心中懊恼,脘腹胀满,口干而苦,恶心欲吐,小便短少黄赤,大便秘结,舌苔黄腻,脉弦数。

【治法】清热利湿,通腑泻下。

【食疗方】

(1)茵陈粥(《宫廷颐养与食疗粥谱》)

[组成] 绵茵陈45g,粳米50g,砂糖适量。

[制法] 先水煎绵茵陈,去渣取汁,再入粳米煮作粥,加砂糖而成。

[用法] 早晚服用。

[功效] 清热利湿退黄。

[应用] 适用于肝胆湿热型黄疸,症见身目俱黄、黄色鲜明、发热口渴等。

(2)麦苗汁(《备急千金要方》)

[组成] 生小麦苗500g。

[制法] 将麦苗捣绞取汁。

[用法] 昼夜各服一次,每次15g。

[功效] 清热利湿退黄。

[应用] 适用于阳黄,症见身目黄染、颜色鲜艳如橘子皮色、发热口渴等。

(3)栀子仁粥(《养生食鉴》)

[组成] 栀子仁3~5g,粳米30~60g。

[制法] 将栀子仁碾成细末,煮粳米为稀粥,待粥将成时调入栀子末稍煮即成。

[用法] 每日2次服食。

[功效] 清热泻火,利湿退黄。

[应用] 适用于阳黄,症见身目俱黄、黄色鲜明、口干而苦、恶心欲吐、小便短少黄赤等。

2. 阴黄

【证候】身目俱黄,黄色晦暗,或如烟熏,纳少脘闷,或见腹胀,大便溏薄或不实,神疲畏寒,口淡不

Note:

渴,舌质淡苔腻,脉濡缓或沉迟。

【治法】健脾和胃,温化寒湿。

【食疗方】

(1)泥鳅豆腐汤(《泉州本草》)

[组成]泥鳅 100g,鲜豆腐 100g,调味品适量。

[制法]泥鳅去内脏洗净,加水同豆腐共煮。

[用法]食泥鳅、豆腐,喝汤,每日 1~2 次。

[功效]健脾益气,除湿退黄。

[应用]适用于阴黄,症见身目俱黄、颜色晦暗、纳少脘闷。

(2)茵陈干姜饮(《常见病的饮食疗法》)

[组成]茵陈 15g,大枣 4 个,干姜 6g,红糖适量。

[制法]将茵陈、大枣、干姜水煎,加红糖后服用。

[用法]食枣,喝汤,每日 2 次。

[功效]温中散寒,利湿退黄。

[应用]适用于阴黄,症见身目俱黄,如烟熏色,伴腹胀、大便溏薄或不实、神疲畏寒、口淡不渴等。

十三、胁痛

胁痛是以一侧或两侧胁肋疼痛为主要表现的病证。临床上多由于肝气郁结,饮食不节,瘀血阻滞,湿热蕴结,肝阴不足,导致气机升降失常。胁痛之病,当主要责之肝、胆,与脾、胃、肾相关。多由于情志不遂,饮食不节,外感湿热,跌扑损伤,劳欲久病等,导致肝胆络脉失和。胁痛以疏肝止痛为基本治则,当结合肝胆的生理特点,灵活运用。实证之胁痛,宜理气活血,清热利湿,祛邪通络;虚证之胁痛,宜滋阴养血柔肝,补中寓通。西医学中的急慢性肝炎、胆囊炎、胆结石、肋间神经痛等出现胁肋疼痛者,可参考本病进行饮食调护。

(一) 食疗原则

1. 以疏肝和络止痛为基本原则。实证当理气、活血通络、清热祛湿,虚证当滋阴、养血、柔肝。

2. 饮食宜清淡、易消化,少食易致胀气之品,忌生冷、肥甘油腻之品。

(二) 辨证施膳

1. 肝气郁结

【证候】胁肋胀痛,连及肩背,走窜不定,情志不舒则症状加剧;胸闷、善太息,得嗳气则舒,不思饮食,脘腹胀满;舌淡红,苔薄白,脉弦。

【治法】疏肝解郁止痛。

【食疗方】

(1)玫瑰茶(《本草纲目拾遗》)

[组成]玫瑰花 1~3g。

[制法]玫瑰花用沸水冲泡,代茶饮。

[用法]每日 3 次,5 日为 1 个疗程。

[功效]疏肝解郁,理气止痛。

[应用]适用于肝气郁结型胁痛,症见胁肋胀痛、善太息、得嗳气则舒等。

(2)大麦米粥(《饮食辨录》)

[组成]大麦米 50g,红糖适量。

[制法]先将大麦米碾碎,加水 500ml 煮粥。粥熟后加入红糖,晨起做早餐服。

[用法]每日 1 次,5 日为 1 个疗程。

［功效］宽中下气,和胃健脾,行气活血止痛。

［应用］适用于肝气郁结型胁痛,症见胁肋胀痛、得嗳气则舒、不思饮食、脘腹胀满等。

2. 瘀血阻滞

【证候】右上腹疼痛,痛如针刺,部位固定而拒按,入夜尤甚,情绪变化可加剧,或面色晦暗;舌质紫暗,脉沉涩。

【治法】活血化瘀,通络止痛。

【食疗方】

合欢花茶饮

［组成］合欢花 30g,蜂蜜适量。

［制法］沸水泡茶。

［用法］每日 3 次,5 日为 1 个疗程。

［功效］活血化瘀,通络止痛。

［应用］适用于瘀血阻滞型胁痛,症见胁肋部针刺样疼痛,部位固定而拒按等。

3. 湿热蕴结

【证候】胁肋胀痛,触痛明显而拒按,或引及肩背,伴有脘闷纳呆,恶心呕吐,口苦口干,不思饮食,厌油腻,腹胀尿少,或有黄疸。舌苔黄腻,脉弦滑数。

【治法】疏肝解郁,利湿清热。

【食疗方】

(1)茵陈粥(《粥谱》)

［组成］茵陈蒿 30~60g,粳米 30~60g,白糖适量。

［制法］茵陈蒿洗净,加水 700ml,水煎去渣取汁,以汁入粳米煮粥,将熟时加白糖,稍煮即可。

［用法］每日 3 次,5 日为 1 个疗程。

［功效］疏肝解郁,清热利湿。

［应用］适用于湿热蕴结型胁痛,症见胁肋胀痛,伴脘闷纳呆、口苦口干、不思饮食、厌油腻、腹胀尿少等。

(2)冬瓜粥(《粥谱》)

［组成］冬瓜 60g,粳米 30~60g。

［制法］将冬瓜洗净切成小块,加水 500ml,与粳米同煮粥。

［用法］每日 2 次,5 日为 1 个疗程。

［功效］利湿、清热、消肿。

［应用］适用于湿热蕴结型胁痛,症见胁肋胀痛,伴口苦口干、厌油腻等。

4. 肝阴不足

【证候】胁肋隐痛,遇劳加重,咽干口燥,急躁易怒,两目干涩,心中烦热,头晕目眩;舌红少苔,脉弦细数。

【治法】养阴柔肝,佐以理气通络。

【食疗方】

芹菜粳米粥(《食物本草》)

［组成］芹菜 400g,红枣 10 个,粳米 100g。

［制法］将芹菜洗净,加水 800ml,与粳米、红枣同煮粥。

［用法］每日 2 次,5 日为 1 个疗程。

［功效］清热、滋阴、利胆。

［应用］适用于肝阴不足型胁痛,症见胁肋隐痛、急躁易怒、两目干涩、头晕目眩等。

十四、鼓胀

鼓胀是以腹部胀大如鼓、皮色苍黄、腹壁脉络暴露为特征,或有胁下或腹部痞块、四肢枯瘦等症候表现的一种病证。鼓胀的发生虽与酒食不节、情志所伤、血吸虫感染等相关,而直接原因当责之于黄疸、胁痛、积聚等病迁延日久,使肝、脾、肾三脏功能失调,气血水瘀积于腹内,以致腹部日渐胀大而成鼓胀。本病为本虚标实之证,总以攻补兼施为治则。西医学中的肝炎后肝硬化、血吸虫病肝硬化、酒精性肝硬化、营养不良等腹水形成期,以及结核性腹膜炎腹水、腹腔内恶性肿瘤晚期、慢性缩窄性心包炎、肾病综合征、丝虫病乳糜腹水等类似鼓胀的证候时,可参考本节进行饮食调护。

(一) 食疗原则

1. 饮食要求营养新鲜,软硬适中,多式多样,易于消化。

2. 饮食治疗以富于蛋白质的食物为主,少量脂肪,适量碳水化合物,可选食猪瘦肉、鸡肉、鱼肉、牛奶、豆浆等,但应适可而止,不宜过量,以免加重病情。如有肝性脑病倾向者,不宜多食含蛋白质的食物。忌食粗纤维及油煎炸食物。

3. 常食含丰富卵磷脂的食物,如蛋黄、肝脏、猪瘦肉、豆浆、干酵母等,有良好的保护肝脏的作用。

4. 限制盐和水分,宜采用低盐或无盐饮食,以免引起水钠潴留,加重病情。

(二) 辨证施膳

1. 气滞湿阻证

【证候】腹胀按之不坚,胁下胀满或疼痛,饮食减少,食后胀甚,得嗳气、矢气稍减,小便短少,舌苔薄白腻,脉弦。

【治法】疏肝理气,运脾利湿。

【食疗方】

赤豆羹(《太平圣惠方》)

［组成］赤小豆 100g,桑白皮 15g,白术 10g,鲤鱼 1 条(约重 1 000g),橘皮、葱白、生姜、醋各适量。

［制法］鲤鱼去鳞、肠,洗净备用;赤小豆淘洗干净;将桑白皮和白术装入纱布袋内扎紧;将鲤鱼、赤小豆、药袋一同放入锅中,加水煮;至鱼熟后,去药袋,捞出鱼肉、赤小豆,留汤加葱白、生姜、橘皮、醋调味做羹。

［用法］佐餐,食鱼肉、赤小豆,喝汤。

［功效］健脾和胃,利水消肿。

［应用］适用于气滞湿阻型鼓胀,症见腹胀按之不坚、饮食减少、食后胀甚、得嗳气矢气稍减等。

2. 水湿困脾证

【证候】腹大胀满,按之如囊裹水,甚则颜面微浮,下肢浮肿,脘腹痞胀,得热则舒,精神困倦,怯寒懒动,小便少,大便溏,舌苔白腻,脉缓。

【治法】温中健脾,行气利水。

【食疗方】

鲤鱼汤(《备急千金要方》)

［组成］鲤鱼 1 条(约重 500g),白术 15g,生姜、白芍、当归各 9g,茯苓 12g。

［制法］将鲤鱼去鳞、肠,洗净备用;将余下 5 味切碎煎煮,去渣取汁,以药汁煮鱼,待鱼熟后,加入食盐调味即可。

［用法］食鱼肉喝汤,1 日内分 3~5 次服完。

［功效］健脾养血,利水消肿。

［应用］适用于水湿困脾型鼓胀,症见腹大胀满、按之如囊裹水、下肢浮肿、脘腹痞胀等。

3. 湿热蕴结证

【证候】腹大坚满,脘腹胀急,烦热口苦,渴不欲饮,或有面目皮肤发黄,小便赤涩,大便秘结或溏垢,舌边尖红,苔黄腻或兼灰黑,脉弦数。

【治法】清热利湿,攻下逐水。

【食疗方】

赤豆羹(《太平圣惠方》)(同上)

4. 肝脾血瘀证

【证候】脘腹坚满,青筋显露,胁下癥结痛如针刺,面色晦暗鳖黑,或见赤丝血缕,面颈胸臂出现血痣或蟹爪纹,口干不欲饮水,或见大便色黑,舌质紫黯,或有紫斑,脉细涩。

【治法】活血化瘀,行气利水。

【食疗方】

益母草煮鸡蛋(《食疗药膳》)

[组成] 益母草 30~60g,鸡蛋 2 个。

[制法] 将鸡蛋、益母草加水同煮,蛋熟去壳,入药液中复煮片刻。

[用法] 吃蛋饮汤。每日 1 次,5~7 日为 1 个疗程。

[功效] 活血调经,利水消肿,益气养血。

[应用] 适用于肝脾血瘀型鼓胀,症见脘腹坚满、胁下癥结痛如针刺、面色晦暗鳖黑、口干不欲饮水等。

十五、眩晕

眩晕,即头晕眼花,轻者闭目片刻即止,重者则天旋地转,不能站立,卧床不敢活动,甚至昏倒,并常伴有恶心呕吐、出汗等症。临床辨证有虚实之分,但以虚证居多,如阴虚则肝阳上亢,血虚则脑失所养,气虚则清阳不升,精耗则髓海不足,均可发为本病。此外,痰浊中阻,浊阴不降,清阳不升,亦可导致眩晕。眩晕的治疗原则主要是补虚泻实,调整阴阳。西医学中的高血压、低血压、贫血、梅尼埃病等凡以眩晕为主症者,均可参照本节进行饮食调护。

(一) 食疗原则

1. 眩晕辨证食疗的基本要求是注意辨析火、风、虚、痰的病因,掌握肝、脾、肾脏的病变。

2. 肝阳上亢,风、火、痰盛者,主食应以豆类和谷类为主,宜食新鲜蔬菜、水果,可少进新鲜瘦肉,忌麻辣、腥腻等厚味及烟酒刺激之品,避免一切助火、酿湿、生痰之物。

3. 气血亏虚、肾精耗损者,须在辨证基础上有针对性地视气血及肝、脾、肾等脏腑亏损程度,多食甘温益气或血肉有情之品。

(二) 辨证施膳

1. 肝阳上亢证

【证候】眩晕耳鸣,头胀头痛,每因烦劳或恼怒而加剧,心烦,口苦,面潮红,急躁易怒,少寐多梦;腰膝酸软,头重足飘或肢体震颤;舌质红,苔黄,脉弦细数。

【治法】平肝潜阳,清火息风。

【食疗方】

(1)天麻炖猪脑(《药膳食谱锦集》)

[组成] 天麻 9g,猪脑 1 个。

[制法] 将猪脑洗净,与天麻片放炖盅内,加水适量,隔水炖熟。

[用法] 每日或隔日 1 次服食。

[功效] 祛风开窍,通血脉,镇静。

[应用] 适用于肝阳上亢型眩晕,症见眩晕耳鸣、头胀头痛、心烦、口苦、急躁易怒等。

(2)天钩石藕饮(《中医食疗学》)

[组成] 天麻 9g,钩藤 12g,石决明 15g,藕粉 20g。

Note:

［制法］将天麻、钩藤、石决明用料布包,煎水去渣。将藕粉、白糖用少量冷开水调匀,然后用煎后热汤冲泡即可。

［用法］每日 1 剂,连服 4~5 日。

［功效］平肝潜阳,滋养肝肾。

［应用］适用于肝阳上亢型眩晕,症见眩晕耳鸣、头胀头痛、口苦、面潮红、急躁易怒、少寐多梦、腰膝酸软等。

2. 痰浊中阻证

【证候】眩晕,视物旋转,头重如裹,胸闷恶心,呕吐痰涎,脘腹痞满,纳少神疲;舌体胖大,边有齿痕,苔白腻,脉滑。

【治法】燥湿祛痰,健脾和胃。

【食疗方】

天麻豆腐汤(《中医饮食调补学》)

［组成］天麻 10g,豆腐适量。

［制法］天麻入锅加水煎汤,去渣取汁,放豆腐,煮熟调味服食。

［用法］可常服。

［功效］健脾、化痰、止眩。

［应用］适用于痰浊中阻型眩晕,症见眩晕、头重如裹、胸闷恶心、呕吐痰涎等。

3. 气血亏虚证

【证候】头晕目眩,劳累即发或加重,气短声低,神疲懒言,面白唇淡,或失泽,心悸少寐,神疲倦怠,食欲不振,舌质淡,脉细弱。

【治法】补益气血,健运脾胃。

【食疗方】

(1)归芎罐鸡(《食物与治病》)

［组成］母鸡肉 250g,当归 30g,川芎 15g。

［制法与用法］将母鸡肉切成核桃大小的块,放入瓦罐中,再将当归、川芎用粗眼纱布包好放入罐中,加水约 400ml,使其盖过鸡肉,再将罐口用棉纸封严。文火蒸约 1.5h,待鸡肉烂,去药渣即可食用。

［用法］1 次顿服或分 2 餐服用。

［功效］补血养肝,疏肝理气。

［应用］适用于气血亏虚型眩晕,症见头晕目眩、劳累后加重、少气懒言、不思饮食等。

(2)山药杞子猪脑汤(《家庭食疗方 1 100 种》)

［组成］山药 45g,枸杞子 15g,猪脑 1 个。

［制法与用法］山药洗净切片。将枸杞子入锅中加水煎煮,放山药和猪脑煮熟即成。

［用法］每日 1 剂,连用 5~7 日。

［功效］补血,养肝,益肾。

［应用］适用于气血亏虚型眩晕,症见头晕目眩、伴气短声低、心悸少寐、神疲倦怠、食欲不振等。

4. 肾精不足证

【证候】头晕而空,健忘耳鸣,腰酸遗精,齿摇发脱;偏于阴虚者,少寐多梦,颧红咽干,烦热形瘦,舌嫩红,苔少或光剥,脉细数;偏于阳虚者,精神萎靡,四肢不温,形寒肢冷,舌质淡,脉沉细无力。

【治法】补肾养精,充养脑髓。

【食疗方】

桑椹膏(《本草拾遗》)

［组成］鲜桑椹 100g,冰糖适量。

［制法］将鲜桑椹洗净后放入温开水中浸泡,纱布榨汁,再入锅与冰糖熬成膏。

［用法］早晚各服 15g。

［功效］补肝肾,养阴血。

［应用］适用于肾阴不足型眩晕,症见头晕、健忘耳鸣、腰酸遗精、颧红咽干、烦热形瘦等。

十六、头痛

头痛是指头部脉络绌急或失养、清窍不利所引起的以头部疼痛为主要症状的一种病证。引起头痛的原因有很多,如外感六淫、内伤七情、饮食劳倦、体虚久病等。外感头痛属实证,以风邪为主,治疗当以疏风祛邪为主,并根据夹寒、夹湿、夹热的不同,兼以散寒、祛湿、清热。内伤头痛多属虚、实或虚实夹杂,虚者以滋阴养血,益肾填精为主;实证当平肝、化痰;瘀血者宜活血通络;虚实夹杂者酌情兼顾治疗。西医学中的血管性头痛、紧张性头痛、外伤后头痛、三叉神经痛、外感发热性头痛等均可参考本节内容进行饮食调护。

(一) 食疗原则

1. 外感(实证)头痛,以散寒、清热、祛邪为主;内伤(虚证)头痛,以滋阴养血、扶正为主,虚实夹杂者则补虚祛邪并治。

2. 实证头痛者饮食宜清淡,可多食米、面、蔬菜、水果类,慎用补剂补品,少食肥腻厚味、麻辣酒醴之物;虚证者可多食富含营养的肉、蛋、奶等以及山药、龙眼、木耳、胡桃、芝麻、莲子等食物,忌烟、酒及辛辣刺激、肥腻之品。

(二) 辨证施膳

1. 风寒头痛

【证候】头痛,痛势较剧烈,痛连项背,常喜裹头,恶风畏寒,口不渴,舌淡红,苔薄白,脉浮紧。

【治法】疏风散寒,止痛。

【食疗方】

川芎白芷鱼头汤(《常见病症的辨证与食疗》)

［组成］川芎 6g,白芷 60g,草鱼头 250g,生姜 6g。

［制法］将川芎、白芷洗净放入砂锅内,加水 500ml,煎煮 25min,去渣取汁,与鱼头同煮,鱼熟后加入生姜,再煮 5min 即成。

［用法］每日 1 次,7 日为 1 个疗程。

［功效］疏风散寒止痛。

［应用］适用于风寒头痛,症见头痛,连及项背,遇风加重,伴恶风畏寒、口不渴等。

2. 风热头痛

【证候】头痛而胀,甚则痛如裂,面红目赤,发热恶风,口渴,便秘,溲黄,舌质红,苔黄,脉浮数。

【治法】疏风清热,止痛。

【食疗方】

桑菊薄竹饮(《简单便方》)

［组成］桑叶 10g,淡竹叶 20g,菊花 10g,薄荷 6g。

［制法］分别洗净,放入保温杯内,以沸水浸泡 10min 即成。

［用法］每日 1 剂,5 日为 1 个疗程。

［功效］疏风清热止痛。

［应用］适用于风热头痛,症见头痛而胀、面红目赤、发热恶风、口渴等。

3. 肝阳头痛

【证候】头昏胀痛,两侧为重,目眩;心烦易怒,面红目赤,口苦胁痛;舌红苔黄,脉弦数。

【治法】平肝潜阳,息风止痛。

【食疗方】

(1)天麻猪脑羹(《中国药膳辨证治疗学》)

［组成］猪脑 1 个,天麻 10g,石决明 15g。

［制法］将天麻切成薄片,与石决明、猪脑同入砂锅中,加水 400ml,以小火炖煮 1h,成稠厚羹汤,捞出药渣即可。

［用法］每日 2 次,5 日为 1 个疗程。

［功效］平肝阳、补脑髓、止头痛。

［应用］适用于肝阳头痛,症见头昏胀痛,伴心烦易怒、口苦胁痛等。

(2)菊楂决明饮(《中国药膳辨证治疗学》)

［组成］菊花 10g,生山楂片 15g,决明子 15g,冰糖适量。

［制法］将菊花、山楂、决明子三味放入保温瓶中,以沸水冲泡 30min 后加冰糖适量即成。

［用法］可冲泡 2~3 次,代茶频饮,5 日为 1 个疗程。

［功效］平肝潜阳。

［应用］适用于肝阳头痛,症见头两侧胀痛、目眩、心烦易怒、口苦胁痛等。

4. 痰浊头痛

【证候】头痛昏蒙,平素多痰,胸脘痞闷,纳呆,呕恶痰涎,肢体困倦;舌胖大有齿痕,苔白腻,脉滑或弦滑。

【治法】健脾燥湿,化痰降逆。

【食疗方】

半夏山药粥(《老老恒言》)

［组成］山药 30g,清半夏 6g。

［制法］先将半夏入锅,加水 500ml,煎煮 30min 后去渣取汁,将山药研末,加入汁中,再煮沸 5min,酌情加白糖即成。

［用法］每日 2 次,空腹食用,7 日为 1 个疗程。

［功效］健脾燥湿化痰,降逆止呕。

［应用］适用于痰浊头痛,症见头痛如裹,伴胸脘痞闷、呕恶痰涎、肢体困倦等。

5. 瘀血头痛

【证候】头痛剧烈或刺痛,痛有定处,经久不愈;或头部有外伤史,面色晦滞,日轻夜重,唇色紫黯;舌质紫黯或有瘀斑、斑点,苔薄白,脉涩。

【治法】活血化瘀,行气止痛。

【食疗方】

(1)黄酒核桃泥汤(《本草纲目》)

［组成］核桃仁 5 个,白糖 50g,黄酒 50g。

［制法］将核桃仁捣碎成泥,加白糖、黄酒,用小火煎煮 10min 即成。

［用法］每日 2 次,5 日为 1 个疗程。

［功效］活血化瘀,行气止痛。

［应用］适用于瘀血头痛,症见针刺样头痛、痛有定处等。

(2)川芎红花茶(《中国药膳辨证治疗学》)

［组成］川芎 6g,红花 3g,茶叶 3g。

［制法］将川芎切成薄片,与红花、茶叶同入保温杯中,以沸水冲泡,加盖焖 15~20min 即成。

［用法］可连续冲泡 2~3 次,代茶频饮,7 日为 1 个疗程。

［功效］活血行气止痛。

［应用］适用于瘀血头痛,症见头痛剧烈、痛有定处、日轻夜重、面色晦滞等。

Note:

十七、淋证

淋证是以小便频急、淋漓不尽、尿道涩痛、小腹拘急或痛引腰腹为主要临床表现的一类病证。多因外感湿热,饮食不节,情志失调,脾肾亏虚所致。其病机主要为湿热蕴结下焦,肾与膀胱气化不利。实则清利、虚则补益为淋证的基本治则。西医学的泌尿系统感染、结石、结核、肿瘤、前列腺炎、尿道综合征以及乳糜尿等以淋证为临床特征者,可参考本节内容进行饮食调护。

（一）食疗原则

1. 淋证分虚实两类,以实则清利、虚则补益为基本原则。实证以清热利湿,或凉血止血,或通淋排石,或利气疏导为主;虚证以健脾益气,或补虚益肾为主;虚实夹杂者,当辨其主次缓急,通补兼施。

2. 饮食宜清淡,多饮水,多食蔬菜和水果,忌食肥腻、香燥、辛辣之品及烈酒,以免助生湿热。

（二）辨证施膳

1. 热淋

【证候】小便短数,灼热刺痛,尿色黄赤;少腹拘急胀痛,或伴有恶寒发热,口苦,呕恶,大便秘结;舌质红,苔黄腻,脉滑数。

【治法】清热利湿通淋。

【食疗方】

(1)滑石粥(《太平圣惠方》)

［组成］滑石20g,粳米50g,白糖适量。

［制法］将滑石磨成细粉,用布包扎,放入煲内,加水500ml,中火煎煮20min后弃布包,留药液。粳米洗净入煲,注入滑石药液,加水适量,武火煮沸后文火煮粥,粥成调入白糖即可。

［用法］每日2次,5日为1个疗程。

［功效］清热利湿通淋。

［应用］适用于热淋,症见小便淋漓涩痛、尿色黄赤、少腹拘急胀痛等。

(2)冬葵汤(《药性论》)

［组成］冬葵叶200g。

［制法］将冬葵叶洗净,放入锅中,加水300ml,煎汤服。

［用法］每日3次,5日为1个疗程。

［功效］清热解毒,清利湿热,通利小便。

［应用］适用于热淋,症见小便排出不畅,伴有疼痛感、色赤、少腹胀痛等。

2. 石淋

【证候】小便频急不爽,窘迫难忍,尿挟砂石,或排尿时突然中断,尿道窘迫疼痛,少腹拘急,尿中带血,舌红,苔薄黄,脉弦或带数。若病久砂石不去,可伴面色少华,精神萎靡,少气乏力,舌边有齿印,脉细而弱。

【治法】清热利湿,通淋排石。

【食疗方】

(1)金钱草饮(《中国营养食疗学》)

［组成］金钱草200g,冰糖适量。

［制法］金钱草洗净切碎,入煲,加水300ml,煎至100ml,放入冰糖,频饮。

［用法］5日为1个疗程。

［功效］清热利尿,利胆排石。

［应用］适用于石淋,症见小便淋漓涩痛、尿挟砂石、少腹拘急等。

(2)胡桃粥(《中华临床药膳食疗学》)

［组成］胡桃仁120g,粳米100g。

［制法］胡桃仁、粳米同入锅,加水 600ml,煮成稀粥,粥熟加糖食用。

［用法］每日 2 次,5 日为 1 个疗程。

［功效］清热利湿,排石通淋。

［应用］适用于石淋,症见小便频急不爽、窘迫难忍、尿挟砂石等。

3. 血淋

【证候】小便涩痛,尿血,或夹有血块,小腹胀满疼痛,苔薄黄,脉数。

【治法】清热通淋,凉血止血。

【食疗方】

葡萄煎(《太平圣惠方》)

［组成］鲜葡萄汁 100ml,鲜藕汁 100ml,鲜生地汁 50ml,蜂蜜适量。

［制法］将鲜葡萄汁、藕汁、生地汁同入锅中煮沸,加入蜂蜜即成。

［用法］每日 3 次,5 日为 1 个疗程。

［功效］清热凉血,利尿通淋。

［应用］适用于血淋,症见小便涩痛、尿中带血如洗肉水色等。

4. 膏淋

【证候】小便混浊,呈米泔水样,热涩疼痛,尿时阻塞不畅,舌质红,苔黄腻,脉滑。

【治法】清热利湿,分清泌浊。

【食疗方】

萆薢饮(《泉州本草》)

［组成］鲜萆薢 60g。

［制法］将鲜萆薢入锅,加水 300ml,煎煮 20min,取汁饮用。

［用法］每日 2 次,5 日为 1 个疗程。

［功效］清湿热,别清浊,利尿通淋。

［应用］适用于膏淋,症见小便涩痛、混浊如米泔水样等。

5. 气淋

【证候】郁怒之后小便涩滞,淋漓不畅,少腹胀满疼痛,苔薄白,脉弦。

【治法】理气疏导,通淋利尿。

【食疗方】

橘皮滑石粥(《百病饮食自疗》)

［组成］橘皮 10g,滑石 30g,粳米 100g。

［制法］滑石用布包扎,与橘皮同入砂锅,加水 400ml,煎煮 30min,取汁去渣,再加水 500ml,与粳米煮粥。

［用法］每日 2 次,5 日为 1 个疗程。

［功效］理气疏导,通淋利尿。

［应用］适用于气淋,症见小便涩滞、淋漓不畅、常与情志有关等。

十八、水肿

水肿是以头面、眼睑、四肢、胸腹甚至全身浮肿为特征的一类病证,严重者还可伴有胸水、腹水等。多因外邪侵袭、饮食起居失常或劳倦内伤,使肺失通调,脾失转输,肾失开阖,终致膀胱气化无权,导致水液停聚,泛滥肌肤而成水肿。西医学的急慢性肾小球肾炎、肾病综合征、IgA 肾病、糖尿病肾病、高血压肾病以及充血性心力衰竭、营养障碍等疾病所出现的水肿,均可参考本节有关内容进行饮食调护。

(一)食疗原则

1. 饮食宜甘淡清利,不宜海腥虾蟹、烈酒及生冷肥腻类食物,以免加重病情。

2. 水肿患者应控制钠盐的摄入,根据病情可给予低盐或无盐饮食;在水肿消退后不宜进盐太早,以免疾病反复。

3. 严格控制饮水量,通常以相当于前一天的小便量加500ml为宜。在少尿或尿闭时,不宜进食含钾多的水果和蔬菜,如香蕉等,以免引起高血钾中毒;患者伴高热、呕吐或腹泻时,可适当增加饮水量。

4. 肾脏功能减退不明显的水肿患者,可选含蛋白质较多的食物,如瘦肉、蛋、鱼类等;若肾脏功能减退,则应少用含高蛋白的食物,而多用含糖和脂肪多的食物,如牛奶、肉类、饴糖和新鲜水果、蔬菜。

（二）辨证施膳

阳 水

1. 风水相搏

【证候】初起眼睑浮肿,继则遍及全身,以头面部为剧。来势迅速,多有恶寒、发热、肢节酸楚、小便不利等症;偏于风热者,伴咽喉红肿疼痛,舌质红,脉浮滑数;偏于风寒者,兼恶寒,咳喘,舌苔薄白,脉浮滑或浮紧。

【治法】解表散风,宣肺利水。

【食疗方】

芥菜粥（《本草纲目》）

［组成］鲜芥菜30g,粳米50~100g。

［制法］鲜芥菜洗净切块,和粳米同煮为粥。

［用法］适量服用。

［功效］宣肺化痰,解毒利尿。

［应用］适用于风水相搏型水肿,症见初起眼睑浮肿,继则迅速遍及全身,多伴恶寒、发热、肢节酸楚等。

2. 湿热壅盛

【证候】遍身浮肿,肿势多剧,皮肤绷急光亮;胸脘痞闷,烦热口渴,小便短赤,大便不爽;舌红,苔黄腻,脉濡数。

【治法】分利湿热。

【食疗方】

(1)冬瓜粥（《粥谱》）

［组成］鲜冬瓜(不去皮)60g,粳米50g。

［制法］将鲜冬瓜洗净切成小块,加水400ml,同粳米煮粥,粥熟即成。

［用法］每日2次,5日为1个疗程。

［功效］清热利水。

［应用］适用于湿热壅盛型水肿,症见遍身浮肿、皮肤绷急光亮、烦热口渴、小便短赤、大便不爽等。

(2)鲤鱼冬瓜羹（《圣济总录》）

［组成］鲤鱼500g,鲜冬瓜500g,葱白20g。

［制法］取鲜鲤鱼,去鳞和内脏,鲜冬瓜洗净切成小块,葱白洗净,加水500ml,煨至鱼烂汤稠即可。

［用法］每日2次,5日为1个疗程。

［功效］行水消肿。

［应用］适用于湿热壅盛型水肿,症见遍身浮肿、烦热口渴、小便短赤等。

3. 湿毒浸淫

【证候】眼睑浮肿,延及全身;小便不利,身发疮痍,恶风发热;舌质红,苔薄黄,脉浮数或滑数。

【治法】宣肺解毒,利湿消肿。

【食疗方】

(1)赤豆鲤鱼汤(《外台秘要》)

〔组成〕赤小豆 100g,鲤鱼 250g,生姜 3g,盐、味精、黄酒、食油适量。

〔制法〕将赤小豆洗净,加水浸泡 0.5h;鲤鱼留鳞,去鳃和内脏,洗净。起油锅,煎鲤鱼,加水 500ml,放入赤小豆、生姜及少许料酒。先武火煮沸,改文火焖至赤小豆熟,调入少许食盐、味精即可。

〔用法〕每日 2 次,5 日为 1 个疗程。

〔功效〕解毒利湿消肿。

〔应用〕适用于湿毒浸淫型水肿,症见水肿、小便不利等。

(2)麻黄连翘赤小豆汤(《伤寒论》)

〔组成〕麻黄 6g,连翘 9g,赤小豆 30g,桑白皮 10g,生姜 6g。

〔制法〕除赤小豆、生姜外,余用布包煎,煮取汁液。用药汁与赤小豆、生姜同煮,直至赤小豆烂熟。

〔用法〕吃豆喝汤汁,每日 2 次,3 日为 1 个疗程。

〔功效〕宣肺解毒,利湿消肿。

〔应用〕适用于湿毒浸淫型水肿,症见水肿、小便不利、恶风发热等。

阴　水

1. 脾阳虚衰

【证候】身肿以腰以下为甚,按之凹陷,不易恢复;脘腹胀满,纳减,便溏,面色不华,神倦肢冷,小便短少;舌质淡,苔白腻或白滑,脉沉缓或弱。

【治法】温补脾阳,利水消肿。

【食疗方】

(1)薏苡仁粥(《本草纲目》)

〔组成〕薏苡仁 60g,粳米 60g,盐 2g,味精 2g,香油 3g。

〔制法〕将薏苡仁捣碎,粳米淘洗,共入煲内,加水 700ml 共煮,粥熬好后加入盐、味精、香油,温热食之。

〔用法〕每日 2 次,3 日为 1 个疗程。

〔功效〕健脾渗湿利水。

〔应用〕适用于脾阳虚衰型水肿,症见腰以下肿甚、神倦肢冷、脘腹胀满、纳呆等。

(2)干姜粥(《百病饮食自疗》)

〔组成〕干姜 10g,茯苓 15g,红枣 5 枚,粳米 100g。

〔制法〕先将干姜、茯苓煎汁去渣,再加水 700ml,与红枣、粳米共煮为稀粥。

〔用法〕每日 2 次,3 天日为 1 个疗程。

〔功效〕健脾温阳,渗湿利水。

〔应用〕适用于脾阳虚衰型水肿,症见水肿腰以下为甚、脘腹胀满、四肢不温、不思饮食等。

2. 肾阳衰微

【证候】水肿反复消长不已,面浮身肿,腰以下甚,按之凹陷不起,尿量减少或反多;腰酸冷痛,四肢厥冷,怯寒神疲,面色无华,甚者心悸胸闷,喘促难卧,腹大胀满;舌质淡胖,苔白,脉沉细或沉迟无力。

【治法】温肾助阳,化气行水。

【食疗方】

黑豆鲤鱼汤(《食物与治病》)

〔组成〕黑豆 60g,鲜鲤鱼 500g。

〔制法〕将鲤鱼去鳞、鳃及内脏,洗净,黑豆淘洗干净,加清水 700ml,武火煮沸后,文火煮至黑豆烂。

〔用法〕每日 2 次,饮汤食肉,3 日为 1 个疗程。

［功效］补肾利水。

［应用］适用于肾阳衰微型水肿,症见水肿反复、面浮身肿、腰以下甚、腰酸冷痛、四肢厥冷等。

十九、消渴

消渴是以多饮、多食、多尿、形体消瘦为主要临床特征的疾病。分为上、中、下三消,上消以多饮为主,中消以多食为主,下消以多尿为主,临床上往往三症并见,仅表现为程度不同。消渴日久,可产生多种并发症,诸如痈疽、目疾、劳咳、水肿和肢体麻木等。消渴主要由先天禀赋不足、五脏虚弱、饮食不节、情志失调和劳欲过度等引起。病位虽涉及肺、胃、肾三脏,但以肾为本。阴津亏损、燥热内生是其主要病机。总的护治原则为滋阴清热,采用中西医结合的治疗方法。由于本病的病情与饮食关系密切,因此食疗是控制病情的重要手段,不论有无并发症,饮食控制必须持之以恒。西医学中的糖尿病、尿崩症、神经性多尿等,均可参考本节有关内容进行饮食调护。

(一) 食疗原则

1. 饮食有节,须严格定时定量,不可过饱、私自加餐、漏餐或暴饮暴食。消谷善饥者可少食多餐。

2. 食物选择多样化,要尽可能选择不同种类的食物作主食,提倡选用杂粮、粗粮,如小米、玉米、豆类、荞麦等。薯类不宜多食,但山药可以代主食。

3. 保证蛋白质的摄入量,适量选用优质蛋白质。植物蛋白类可选择大豆、黑豆、豌豆和豆腐等;动物蛋白类可选择鲤鱼、鲶鱼、蚌肉、海蜇、鸭肉、牛奶、鹅肉、兔肉、鸡蛋和鸭蛋等。

4. 保证膳食纤维的摄入量。膳食纤维是产热量极少的多糖,对糖尿病有良好的防治作用。富含膳食纤维的食物主要有魔芋、糙米、燕麦、豆类、蔬菜和水果等。

5. 限制脂肪摄入量。限制饱和脂肪酸的摄入,如肥肉或动物油脂,提倡选用不饱和脂肪酸,如豆油、花生油、菜籽油等。

6. 保证饮水量,如果无心肾疾病、未有水肿者,可多饮水,每日饮水应保证 1 500~2 000ml。

7. 限制食盐摄入量。食盐摄入过量易引发高血压和动脉硬化,每日应控制在 6g 以内。

(二) 辨证施膳

上 消

肺热津伤

【证候】口渴多饮,口干舌燥,尿频量多,烦热多汗,舌边尖红,苔薄黄,脉洪数。

【治法】清热润肺,生津止渴。

【食疗方】

(1)天花粉粥(《备急千金要方》)

［组成］天花粉 20g,粳米 60g。

［制法］天花粉洗净切片煎汁,同粳米煮粥;或以粳米加水煮粥,将熟时加入天花粉,再稍煮至粥熟即可。

［用法］每日 2 次食用。

［功效］清热润燥,生津止渴。

［应用］适用于消渴肺热津伤证及多种发热疾病、肺热咳嗽等,症见口渴多饮、烦热等。脾胃虚寒便溏者禁用。

(2)五汁饮(《温病条辨》)

［组成］鲜芦根汁 30g,荸荠汁 20g,麦冬汁 10g,梨汁 30g,藕汁 20g。

［制法］将鲜芦根和麦冬洗净,压汁去渣;荸荠、梨、藕洗净,分别去皮榨汁。再将上述汁液混合均匀,冷饮、温服均可。

［用法］每次 50~100ml,每日 3~5 次。

［功效］清肺止渴,生津润燥。

Note:

［应用］适用于消渴肺热津伤、温热病余热未清、津伤口渴等,以口渴明显、烦热不安为主要临床表现者。脾虚便溏者忌服。

中　消

1. 胃热炽盛

【证候】多食善饥,口渴多饮,尿多,形体消瘦,大便干燥,苔黄,脉滑数有力。

【治法】清胃泻火,养阴生津。

【食疗方】

(1)竹茹饮(《圣济总录》)

［组成］竹茹 30g,乌梅 6g,甘草 3g。

［制法］将竹茹、乌梅、甘草洗净,加水煎煮取汁。

［用法］代茶频饮,不拘时服,乌梅可食。

［功效］清胃热,止烦渴。

［应用］适用于消渴胃热炽盛及胃热呕吐、暑热烦渴等。

(2)葛根粉粥(《太平圣惠方》)

［组成］葛根粉 30g,粳米 100g。

［制法］先将粳米淘洗干净,浸泡一夜,与葛根粉同入砂锅内,加水适量,用文火煮至米烂成粥即可。

［用法］每日 2 次服用。

［功效］清热生津。

［应用］适用于消渴胃热炽盛型,而见多食善饥、口渴喜饮等,及伤风感冒而见发热恶寒、头痛项强、心烦口渴等症。

2. 气阴亏虚

【证候】口渴引饮,能食与便溏并见,或饮食减少,精神不振,消瘦乏力,舌质淡红,苔白而干,脉弱。

【治法】益气健脾,生津止渴。

【食疗方】

(1)黄芪山药粥(《遵生八笺》)

［组成］黄芪 30g,山药 60g。

［制法］将黄芪洗净打粉,山药洗净切片,两者同煮成粥。

［用法］每日 1~2 次。

［功效］益气养阴。

［应用］适用于消渴气阴亏虚而见口渴引饮、倦怠乏力等症。

(2)猪脊羹(《三因极一病证方论》)

［组成］猪脊骨 1 具,红枣 150g,莲子 100g,木香 3g,甘草 6g。

［制法］取猪脊骨洗净剁碎,红枣洗净掰开,莲子去心打碎,甘草、木香洗净润透切片。用纱布将木香和甘草包好,与猪脊骨、红枣及莲子一并入锅,加水煮沸后文火炖 3h,晾温,捞出药包,喝汤吃肉。

［用法］每日 1 次。

［功效］益气健脾,养阴生津。

［应用］适用于消渴气阴亏虚而见口渴引饮、气短懒言等症。

(3)一品山药饼(《中华临床药膳食疗学》)

［组成］山药 500g,面粉 150g,核桃仁、什锦果料、蜂蜜、猪油、水生粉各适量。

［制法］将山药洗净、去皮、蒸熟,捣成泥,加面粉揉成面团,放在盘中按成圆饼状,饼上摆核桃仁、什锦果料,放入蒸锅内武火蒸 20min。将蜂蜜、猪油、水生粉放入另一锅内熬成稠汁,浇在圆饼上即成。

［用法］作餐食用,连用3~4周。

［功效］健脾益气,滋阴益肾。

［应用］适用于消渴脾肾两虚而见尿多、乏力等症。

下 消

1. 肾阴亏虚

【证候】尿频量多,混浊如脂膏,或尿甜,腰膝酸软,乏力,头晕耳鸣,口干唇燥,皮肤干燥、瘙痒,舌红少苔,脉沉细数。

【治法】滋阴固肾。

【食疗方】

(1)地黄粥(《饮撰服食笺》)

［组成］生地黄500g,白蜜120g,粳米100g。

［制法］将生地黄、白蜜同熬成膏,并将粳米100g煮制成粥,将熟时加入2匙熬制好的地黄膏和少许酥油即可。

［用法］每日2次服食。

［功效］滋补肾阴,生津润燥。

［应用］适用于肾阴亏虚之消渴而见口干唇燥、腰膝酸软等症。

(2)救活丸(《普济方》)

［组成］黑豆、天花粉各等份。

［制法］将黑豆炒香,研为细末,天花粉研末,混匀后面糊为丸。

［用法］每次6~9g,每日2~3次。用黑豆100粒煎汤送服。

［功效］滋阴补肾,清热排脓。

［应用］适用于肾虚疮渴。

2. 阴阳两虚

【证候】小便频数,混浊如膏,甚至饮一溲一,面容憔悴,耳轮干枯,腰膝酸软,四肢欠温,畏寒肢冷,男子阳痿,女子月经不调,舌淡苔白而干,脉沉细弱。

【治法】滋阴温阳,补肾固摄。

【食疗方】

(1)滋膵饮(《医学衷中参西录》)

［组成］生地黄、山药各30g,黄芪、山萸肉各15g,猪胰子10g。

［制法］将黄芪、山药、生地、山茱萸水煎取汁,后入猪胰子煮熟,调盐少许即成。

［用法］每日2次,食肉饮汤。

［功效］滋阴补阳。

［应用］适用于阴阳两虚所致之口渴、多尿、形体日渐消瘦等症。

(2)海参粥(《老老恒言》)

［组成］海参30g,粳米100g,姜、葱、盐适量。

［制法］先将海参泡发,剖洗干净,入沸水焯一下,捞出切成片。粳米洗净,加水适量,与海参片同煮为粥,待熟时放入适量姜、葱、盐调味。

［用法］每日2次。

［功效］补肾填精,助阳益阴。

［应用］适用于精血不足、阴阳两虚之消渴而见面容憔悴、耳轮干枯等症。

二十、痹证

痹证是以肌肉、筋骨、关节发生疼痛、酸楚、麻木、重着,或关节屈伸不利、僵硬、肿大、变形为主要

Note:

临床表现的病证。本病是由风、寒、湿、热诸邪闭阻经络,影响气血运行而发。因邪气杂至,有所偏盛,故临床表现亦有所不同。风邪偏胜者,以疼痛游走为主要临床表现,谓之行痹;寒邪偏胜者,以冷痛甚为主要临床表现,谓之痛痹;湿邪偏胜者,以局部重着麻木为主要临床表现,谓之着痹;热邪偏胜者,以局部红肿热痛为主要临床表现,谓之热痹。本病治法总以祛邪通络为主。西医学中的风湿性关节炎、类风湿关节炎、骨关节炎、痛风、坐骨神经痛、骨质增生、腰肌劳损等疾病均可参考本节有关内容进行饮食调护。

(一)食疗原则

1. 痹证多由风湿闭阻经络而致,故食疗宜多选祛风、除湿、通络之品,如木瓜、黄鳝、薏苡仁、蛇肉等;寒痹患者宜进补温通之品,如羊肉、狗肉等。

2. 邪阻气血,不通则痛,故痹证宜服温通活血之品,可适当饮用药酒,以助气血流通。

3. 痹证初期尽量避免服用滋腻补益之品,以免滞留邪气。

(二)辨证施膳

1. 风寒湿痹之行痹

【证候】肢体关节、肌肉疼痛酸楚,游走不定,关节屈伸不利,或初起见恶风、发热等表证。苔薄白,脉浮。

【治法】祛风通络,散寒除湿。

【食疗方】

(1)白花蛇酒(《中医饮食调补学》)

[组成]白花蛇1条,糯米1000g,酒曲适量。

[制法]将白花蛇用白酒浸醉,去皮、骨、内脏,取肉,装入干净纱布袋内。糯米洗净,蒸熟备用。将酒曲放入缸底,白花蛇放在酒曲上,再把糯米饭放在蛇上,加盖,捂紧。夏天3日、冬天7日可取酒。将白花蛇取出,晒干研末。

[用法]每日3次,服蛇末0.15~0.25g,白花蛇酒1杯(10~30ml,具体服用量需根据体质强弱和酒量适当调整),温热送服。

[功效]祛风通络,散寒除湿。

[应用]适用于风寒湿痹而见关节、肌肉疼痛酸楚、游走不定、关节屈伸不利者。

(2)威灵仙酒(《中药大辞典》)

[组成]威灵仙500g,白酒1500ml。

[制法]将威灵仙切碎,加入白酒,入锅内隔水炖0.5h,过滤后即可饮用。

[用法]每日3~4次,每次10~30ml(需根据体质强弱和酒量适当调整)。

[功效]祛风通络,除湿止痛。

[应用]适用于风寒湿痹风邪偏胜而见关节、肌肉疼痛、酸楚、麻木,关节肿大、屈伸不利者。

2. 风寒湿痹之痛痹

【证候】肢体关节疼痛,痛势较剧,痛有定处,遇寒则甚,得热则缓,关节不可屈伸,局部皮肤或有冷感,苔薄白,脉弦紧。

【治法】散寒通络,祛风除湿。

【食疗方】

双桂粥(《粥谱》)

[组成]肉桂2~3g,桂枝10g,粳米50~100g。

[制法]将肉桂、桂枝共煎2次,每次20min,合并煎液去渣。用淘洗干净的粳米煮粥,待粥煮沸时纳入二桂煎液和红糖,同煮成粥。

[用法]每日2次,早晚温服。

[功效]散寒止痛,补肾暖脾。

［应用］适用于风寒湿痹而见四肢、腰膝冷痛,兼见畏寒,或脘腹冷痛,或女子宫寒不孕、虚寒性痛经等。

3. 风寒湿痹之着痹

【证候】肢体关节、肌肉酸楚重着疼痛,手足沉重,活动不利,肌肤麻木不仁,苔白腻,脉濡缓。

【治法】除湿通络,祛风散寒。

【食疗方】

木瓜薏仁粥(《中华临床药膳食疗学》)

［组成］木瓜 10g,薏苡仁 30g,白糖一匙。

［制法］木瓜、薏苡仁洗净,倒入小锅内,加冷水一大碗,先浸泡片刻,再用小火慢炖至薏苡仁酥烂,加白糖一匙,稍炖即可。

［用法］每日服食,不拘量。

［功效］祛风利湿,舒筋止痛。

［应用］适用于风寒湿痹湿邪偏胜而见关节重着、活动不利、手足筋挛、不得屈伸者。

4. 风湿热痹

【证候】关节疼痛,活动不便,局部灼热红肿,痛不可触,得冷稍舒,常伴有发热、恶风、口渴、烦闷不安等全身症状,舌质红,苔黄或黄腻,脉滑数或浮数。

【治法】清热通络,祛风除湿。

【食疗方】

茄子根饮(《中医饮食调补学》)

［组成］茄子根 30g。

［制法］上味入锅加水煎服。

［用法］每日 1 次,连服数日。

［功效］清热,祛风,利湿。

［应用］适用于风湿热痹而见关节红肿热痛者。

二十一、郁证

郁证是以心情抑郁、情绪不宁、胸部满闷、胁肋胀痛,或易怒易哭,或咽中如有异物梗阻等为主要临床表现的一类病证。多因情志所伤,超过机体的调节能力,致使气机郁结所致。西医学中的神经衰弱、癔症、焦虑症、更年期综合征、神经官能症及反应性精神病等均可参考本节有关内容进行饮食调护。

(一) 食疗原则

1. 郁证的核心病机是气机郁结,故食疗的基本原则是理气解郁,宜多食具有行气作用的食物,如佛手、橙子、橘子、黄花菜等。

2. 郁证患者多食欲欠佳,故饮食以清淡爽口为宜,忌食油腻厚味之品,以防气机壅滞。

3. 避免食用辛辣刺激及不易消化的食物,如麻辣火锅、烟酒、烧烤和油炸食品等;急性期禁用产气类食物,如红薯、芋头等。

4. 郁证患者情绪不佳时暂不进餐,进餐时切勿动怒,避免加重或诱发病情。

(二) 辨证施膳

1. 肝气郁结

【证候】精神抑郁,情绪不宁,喜太息,胸闷胁痛,痛无定处,脘闷嗳气,食欲不振,苔薄白,脉弦。

【治法】疏肝理气解郁。

【食疗方】

(1)玫瑰花茶(《本草纲目拾遗》)

［组成］干玫瑰花 6~10g。

［制法］上味放茶盅内,冲入沸水,加盖焗片刻。

［用法］适量代茶饮。

［功效］疏肝解郁,理气止痛。

［应用］适用于肝气郁结而见胸闷胁痛、精神抑郁等症。

(2)葱煮柚皮(《四季补品精选》)

［组成］新鲜柚皮1个,葱少许。

［制法］把柚皮放炭火上将柚皮外层黄棕色表层烧焦刮去,然后放入清水中浸泡一天,使其苦味析出,然后切块加水煮,将熟时以葱两根切碎加入,用油、盐调味。

［用法］佐餐服之。

［功效］疏肝解郁,下气化痰。

［应用］适用于肝气郁结而见胁痛、胸闷、食欲不振等症。

2．痰气郁结

【证候】精神抑郁,咽中不适,如有异物梗阻感,咳之不出,咽之不下,胸中窒闷,胁肋胀满,苔白腻,脉弦滑。

【治法】化痰理气解郁。

【食疗方】

(1)橘皮半夏粥(《中华临床药膳食疗学》)

［组成］橘皮6g,半夏10g,白米100g。

［制法］橘皮、半夏水煎30min,去渣留汁备用;白米洗净熬粥,将熟时把备用药汁倒入粥中搅匀,再煮片刻即可。

［用法］每日2次,早晚温服。

［功效］理气解郁,燥湿化痰。

［应用］适用于气郁痰滞而见咽中如有物阻、胸胁痞闷等症。

(2)橘红茶(《百病饮食自疗》)

［组成］橘红10g,白茯苓15g,生姜5片。

［制法］上药同煎20min,去渣取汁。

［用法］代茶饮。

［功效］理气化痰,健脾祛湿。

［应用］适用于气滞痰郁而见咽中如有物阻、胸脘痞闷、食欲欠佳等症。

3．心神失养

【证候】精神恍惚,心神不宁,多疑易惊,悲忧善哭,喜怒无常,或手舞足蹈,舌质淡,脉弦细。

【治法】甘润缓急,养心安神。

【食疗方】

甘麦大枣汤(《金匮要略》)

［组成］小麦50g,大枣10g,甘草15g。

［制法］先加水600ml,煎煮甘草15min,去渣取汁,后入小麦及大枣,煮为粥。

［用法］每日2次,空腹食。

［功效］养心安神。

［应用］适用于心神失养所致的精神恍惚、心神不宁等症。

4．心脾两虚

【证候】多思善虑,心悸胆怯,少寐健忘,面色无华,头晕神疲,食欲不振,舌质淡,脉细弱。

【治法】健脾养心,益气补血。

【食疗方】

桂圆莲子粥(《实用中医营养学》)

[组成] 桂圆 30g,莲子 30g,红枣 10 枚,糯米 60g,白糖适量。

[制法] 先将莲子去皮心,红枣去核,加水 700ml,与桂圆、糯米煮粥,粥熟加入白糖即成。

[用法] 每日 2 次,早晚温服。

[功效] 健脾养心、益气补血。

[应用] 适用于心脾两虚所致的心悸胆怯、头晕神疲、食欲不振等症。

5. 心肾阴虚

【证候】情绪不宁,心悸健忘,失眠多梦,五心烦热,潮热盗汗,口燥咽干,舌红少津,脉细数。

【治法】滋养心肾。

【食疗方】

莲子百合煲猪肉(《饮食疗法》)

[组成] 莲子 30g,百合 30g,瘦猪肉 250g。

[制法] 将莲子、百合、瘦猪肉入锅,加水 700ml,煮沸后用文火煲熟,调味即可。

[用法] 佐餐食用。

[功效] 滋养心肾,固摄精气,清心安神。

[应用] 适用于心肾阴虚所致之郁证而见情绪不宁、五心烦热等症。

二十二、血证

多种原因致使血液不循常道,或上溢于口鼻诸窍,或下泄于前后二阴,或渗出肌肤所形成的病患,统称为血证。西医学中的各种急慢性疾病引起的出血,包括血液系统的原发性血小板减少性紫癜和过敏性紫癜,以及其他系统疾病有出血症状者,均可参考本节有关内容进行饮食调护。

(一) 食疗原则

1. 血证的发病多以热迫血溢、气虚失摄为主要原因,故治疗多以清热和益气为基本原则。治疗中要辨清发病原因和出血部位,选择相应的清热、益气食物。

2. 本病宜食用有养血止血之功的食品,如花生、红枣、桂圆、核桃仁、扁豆、茄子等。

3. 忌食辛辣动火之品,以免加重出血,如酒类、辣椒等。

(二) 辨证施膳

咯　　血

咯血为肺络受伤,血经气道咳嗽而出的病证。

1. 燥热伤肺

【证候】喉痒咳嗽,痰中带血,血色鲜红,鼻燥口干,或有身热,舌红少津,苔薄黄,脉数。

【治法】清热润肺,宁络止血。

【食疗方】

蚕豆花茶(《中国食疗大全》)

[组成] 蚕豆花 10g(鲜者加倍)。

[制法] 上味放茶盅内,冲入沸水,加盖焖片刻,可加冰糖适量。

[用法] 代茶饮。

[功效] 清热凉血,宁络止血。

[应用] 适用于燥热伤肺所致之咯血、血色鲜红等症。

2. 阴虚肺热

【证候】咳嗽痰少,痰中带血或反复咯血,血色鲜红,面热心烦,口干咽燥,潮热盗汗,舌红少苔,脉细数。

【治法】滋阴润肺,降火止血。

【食疗方】

(1)百合粥(《本草纲目》)

［组成］干百合 30g(鲜者加倍),粳米 100g。

［制法］干百合研粉,和粳米煮粥,加冰糖适量。

［用法］每日 2 次,早晚温服。

［功效］清热润肺,宁络止血。

［应用］适用于阴虚肺热而见痰中带血者。

(2)白及肺(《喉科心法》)

［组成］猪肺 250g,白及 30g。

［制法］将猪肺挑去筋膜,洗净,与白及同入锅内,稍加盐调味。

［用法］食肉饮汤,每日 2 次,佐餐食用。

［功效］补肺止血。

［应用］适用于阴虚肺热而见痰中带血,甚或反复咯血者。

吐 血

吐血即血从口而出,其血多来源于上消化道。

1. 胃中积热

【证候】脘腹胀闷,或灼热作痛,吐血色红或紫黯,常夹有黏液或食物残渣,口臭,便秘,大便色黑,舌红,苔黄,脉滑数。

【治法】清胃泻火,凉血止血。

【食疗方】

血余藕片饮(《中药大辞典》)

［组成］血余炭 75g,干藕片 150g。

［制法］将血余炭、干藕片加水适量,煎煮 2 次,每次约 1h,将两次煎液合并过滤,文火浓缩至 100ml。

［用法］每次服 10ml,每日 2 次。重症可加量,必要时每 4h 服 1 次,直至出血停止。

［功效］清胃泻火,凉血止血。

［应用］适用于胃热所致之吐血证。

2. 气虚血溢

【证候】吐血缠绵不止,时轻时重,血色暗淡,神疲乏力,心悸气短,面色苍白,舌质淡,脉细弱。

【治法】益气摄血,健脾养心。

【食疗方】

鲫鱼当归散(《本草纲目》)

［组成］鲫鱼 1 尾,当归身 10g,血竭、乳香各 3g,黄酒适量。

［制法］鲫鱼去内脏、留鳞,当归、血竭、乳香纳于鱼腹,用黄泥包裹鱼身,放入柴火中烧至干黄,去泥研粉即成。

［用法］每日 2 次,每次服 3g,温黄酒送服。

［功效］益气摄血,补血活血。

［应用］适用于气虚不能摄血而见出血,或瘀血阻脉、血不归经而见出血、疼痛等症。

便 血

1. 肠道湿热

【证候】便血色红,大便不畅或稀溏,或有腹痛,口苦,舌质红,苔黄腻,脉濡数。

【治法】清化热湿,凉血止血。

【食疗方】

槐叶茶(《食医心镜》)

[组成] 嫩槐叶 15g(鲜品加倍)。

[制法] 嫩槐叶开水煮熟,晒干,适量沸水冲泡。

[用法] 代茶饮。

[功效] 泻火清肠,凉血止血。

[应用] 适用于肠道湿热之便血而见血色鲜红者。

2. 脾胃虚寒

【证候】便血紫黯,甚则黑色,腹部隐痛,喜热饮,面色不华,神倦懒言,便溏,舌质淡,脉细。

【治法】健脾温中,养血止血。

【食疗方】

大枣阿胶粥(《寿世青编》)

[组成] 阿胶 15g,大枣 10 枚,糯米 100g。

[制法] 大枣去核,与糯米煮粥,待熟时加入捣碎的阿胶,搅拌烊化即成。

[用法] 每日 2 次,早晚温服。

[功效] 养血止血,补中益气。

[应用] 适用于脾胃虚寒所致之便血、崩漏等症。感受外邪或体内有热时不宜服用。

尿　血

尿血为小便中混有血液,甚或伴有血块的病证。

1. 下焦热盛

【证候】小便黄赤灼热,尿血鲜红,心烦口渴,面赤口疮,夜寐不安,舌质红,脉数。

【治法】清热泻火,凉血止血。

【食疗方】

灯心草柿饼汤(《本草纲目》)

[组成] 灯心草 6g,柿饼 2 个。

[制法] 灯心草和柿饼加水 300ml 煎煮,煎剩 100ml 时,加白砂糖适量,温服,柿饼也可食。

[用法] 每日 2 次,早晚温服。

[功效] 清热利尿,凉血止血。

[应用] 适用于下焦热盛而见尿血,伴有尿道灼痛、心烦少寐者。

2. 气血亏虚

【证候】久病尿血,血色淡红,食少,体倦乏力,气短声低,面色不华,舌淡,脉弱。

【治法】益气摄血。

【食疗方】

花生衣红枣汁(《家庭食疗手册》)

[组成] 花生 60g,干红枣 30g,红糖适量。

[制法] 花生米在温水中浸泡 0.5h,取皮。干红枣洗净后温水泡发,与花生衣一同放入锅内,倒入泡花生米的水,再酌加清水,小火煎 0.5h 后捞出花生衣,加入红糖调味即成。

[用法] 每日 3 次,饮汁吃枣。

[功效] 益气摄血。

[应用] 适用于气血亏虚、气不摄血所致之尿血及其他各种出血证。

紫　斑

紫斑为血液溢出肌肤之间,皮肤出现青紫斑点或斑块的病证。

1. 血热妄行

【证候】皮肤出现青紫斑点或斑块,或伴有鼻衄、齿衄、便血、尿血,或有发热,口渴,便秘,舌红,苔黄,脉弦数。

【治法】清热解毒,凉血止血。

【食疗方】

藕柏饮(《中医食疗学》)

[组成]生藕节 500g,侧柏叶 100g。

[制法]将生藕节和侧柏叶共捣烂如泥,绞榨取汁,用温开水兑服。

[用法]代茶饮。

[功效]消瘀化斑。

[应用]适用于血热妄行所致之紫斑,或其他各种出血证。

2. 阴虚火旺

【证候】皮肤出现青紫斑点或斑块,时发时止,常伴鼻衄、齿衄或月经过多,颧红,心烦口渴,手足心热,或有潮热,盗汗,舌红少苔,脉细数。

【治法】滋阴降火,宁络止血。

【食疗方】

旱莲草粳米粥(《中华养生药膳大全》)

[组成]旱莲草 10g,白茅根 15g,粳米 60g。

[制法]将旱莲草、白茅根水煎取汁,放入碗中沉淀,备用。再将粳米淘洗干净放入锅中,倒入药汁上清液,再加适量清水,置武火上煮沸,改用文火煮至粥成即可。

[用法]每日 2 次,早晚温服。

[功效]凉血止血,滋阴益肾。

[应用]适用于阴虚血热所致之各种出血证,如紫斑、尿血、便血和崩漏等。

3. 气不摄血

【证候】反复发生肌衄,久病不愈,神疲乏力,头晕目眩,面色苍白或萎黄,纳差,舌质淡,脉细弱。

【治法】补气摄血。

【食疗方】

三七蒸蛋(《同寿录》)

[组成]三七末 3g,藕汁 50ml,鸡蛋 1 枚。

[制法]将蛋打开,与三七末、藕汁混匀,隔水蒸熟即可。

[用法]每日 1~2 次,佐餐食用。

[功效]补气摄血,止血化瘀。

[应用]适用于气血不足之失血而兼瘀滞之症。

二十三、肥胖

肥胖是由于饮食不节、久坐少动等多种原因导致体内膏脂堆积过多,体重超过正常范围,并伴有头晕乏力、神疲懒言、少动气短等症状的一种疾病。肥胖的发生与过食肥甘、先天禀赋、气虚、痰湿、七情及地理环境等因素有关。西医学中的单纯性肥胖病、某些继发性肥胖病(如继发于下丘脑和垂体病、胰岛病及甲状腺功能减退等肥胖病),均可参考本节有关内容进行饮食调护。

(一)食疗原则

1. 祛湿化痰为肥胖的基本食疗原则,应贯穿于本病治疗的全过程。

2. 控制饮食总热量,严格控制脂肪的摄入量,限制碳水化合物的摄入。

3. 养成良好的饮食习惯,一日三餐定时定量,进食时应细嚼慢咽。晚餐宜少食,忌零食及夜宵。

Note:

4. 宜多吃蔬菜、水果、纤维素含量高的食物、醋及酸味食物,如黄瓜、冬瓜、山楂、番茄、魔芋等。

5. 宜进食低盐膳食,尽量少饮酒。

(二)辨证施膳

1. 脾胃湿热

【证候】形体肥胖,多食易饥,脘腹胀满,心烦头昏,口干口苦,胃脘灼热,嘈杂,大便不爽,舌红苔黄腻,脉滑数。

【治法】清热祛湿。

【食疗方】

(1)竹叶粥(《普济方》)

[组成]淡竹叶 30g,石膏 15g,粳米 100g,砂糖 30g。

[制法]先将石膏捣碎,与竹叶一起用水煎煮,去渣取汁约 1 000ml,入粳米煮成粥,放砂糖调味。

[用法]空腹食用,每日 1 次。

[功效]清热祛湿。

[应用]适用于脾胃湿热而见形体肥胖、多食易饥、心烦等症。

(2)薏米赤豆粥(《中华临床药膳食疗学》)

[组成]薏苡仁 50g,赤小豆 50g,泽泻 10g。

[制法]泽泻先煎取汁,与赤小豆、薏苡仁同煮为粥。

[用法]每日 2 次,早晚温服。

[功效]健脾利湿,消肿减肥。

[应用]适用于脾胃湿热所致之形体肥胖、口渴多饮、大便不爽等症。

2. 痰湿内盛

【证候】形盛体胖,身体重着,肢体困倦,胸脘痞闷,可伴头晕,口干而不欲饮,嗜食肥甘醇酒,神疲嗜卧,舌胖大,苔白腻或白滑,脉滑或濡缓。

【治法】化痰祛湿,理气消脂。

【食疗方】

(1)荷叶减肥茶(《华夏药膳保健顾问》)

[组成]荷叶 60g,生山楂 10g,生薏苡仁 10g,橘皮 5g。

[制法]以上诸药晒干,研为细末,混合均匀,沸水冲泡 30min 即可。

[用法]代茶饮,一日一剂。

[功效]健脾除湿,理气化痰。

[应用]适用于脾虚湿盛所致之肥胖、高脂血症,伴见胸脘痞闷、体倦急动、苔白厚腻等症。

(2)茼蒿炒萝卜(《中华临床药膳食疗学》)

[组成]白萝卜 200g,茼蒿 100g,菜油 100g,花椒、盐适量。

[制法]白萝卜洗净切条,茼蒿洗净切段。先将油入锅烧热,放入花椒,待花椒炸黑后捞出,加入白萝卜条,煸炒至七成熟,加入茼蒿及适量的味精和盐,熟透后淋上淀粉汁,汤汁明亮后,再加点香油出锅即可。

[用法]佐餐食用。

[功效]理气宽中,化痰消积。

[应用]适用于痰湿内盛之肥胖,伴见胸脘痞闷、头晕,甚或咳痰者。

3. 脾虚不运

【证候】形体臃肿,困倦无力,脘腹胀满,或有四肢轻度浮肿,晨轻暮重,劳累后明显,饮食如常或偏少,小便不利,便溏或便秘,舌淡胖,边有齿痕,苔薄白,脉濡细或缓。

【治法】健脾利湿。

【食疗方】

(1)茯苓赤豆粥(《中华养生药膳大典》)

[组成]茯苓 30g,赤小豆 100g,小米 50g。

[制法]将茯苓研为细末,赤小豆用水浸泡 10h 以上,再将以上 3 味加水适量,共煮成粥。

[用法]每日早晨空腹温食 1 次。

[功效]健脾利湿。

[应用]适用于脾虚不运所致之肥胖,伴有饮食偏少、小便不利、浮肿和便溏等症。

(2)党参鸡丝冬瓜汤(《中华临床药膳食疗学》)

[组成]鸡脯肉 200g,冬瓜 200g,党参 3g。

[制法]将鸡肉洗净切丝,冬瓜洗净切片。先将鸡丝与党参放入砂锅,加水适量,小火炖至八成熟,入冬瓜片,加适量盐、黄酒、味精调味,至冬瓜熟透即可。

[用法]每日 2 次,吃肉喝汤。

[功效]健脾益气,利水祛湿。

[应用]适用于脾虚不运所致之肥胖,伴有困倦乏力、食少等症。

4. 脾肾阳虚

【证候】形体肥胖,神疲嗜卧,少气懒言,动则喘息,畏寒肢冷,腹胀便溏,或五更泄泻,小便清长,或昼少夜多,舌淡胖,苔薄白,脉沉细。

【治法】温补脾肾,化气利水。

【食疗方】

(1)鲤鱼汤(《中国药膳辨证治疗学》)

[组成]鲜鲤鱼 1 000g,荜茇 5g,川椒 15g,生姜、香菜、料酒、葱、味精、醋适量。

[制法]将鲤鱼去鳞及内脏,洗净切成小块,姜、葱洗净备用。荜茇、鲤鱼、葱、姜放入锅内,加水适量,火烧沸,再用文火炖约 40min,加入适量香菜、料酒、味精、醋即可。

[用法]吃鱼肉喝汤,佐餐食用。

[功效]温阳利水祛湿。

[应用]适用于脾肾阳虚之肥胖,伴见小便清长、大便溏泄、喜温恶寒等症。

(2)麻辣羊肉炒葱头(《中华临床药膳食疗学》)

[组成]瘦羊肉 200g,葱头 100g,生姜 10g,食用油 50g,川椒、辣椒各适量,食盐、料酒、味精、醋各少许。

[制法]羊肉洗净切丝,姜切丝,葱切片备用。食用油倒入炒锅中烧热,放入川椒、辣椒,炸焦后捞出,再在锅内放入羊肉丝、姜丝、葱头煸炒,加入盐、味精、料酒、醋等调味,熟透后收汁即成。

[用法]佐餐食用。

[功效]温阳化湿,利水减肥。

[应用]适用于阳虚水停所致之肥胖,伴见畏寒肢冷、怠动嗜卧、小便清长、大便溏泄等症。

二十四、自汗、盗汗

自汗、盗汗是指由于阴阳失调、腠理不固而致汗液外泄失常的病证。其中,不因天气炎热、运动或劳累等外在因素的影响,白昼时汗出,动辄益甚者,称为自汗;寐中汗出,醒来自止者,称为盗汗,亦称为寝汗。西医学中的多种慢性或消耗性疾病,如甲状腺功能亢进、自主神经功能紊乱、风湿热、结核病等所致的自汗、盗汗,可参考本节有关内容进行饮食调护。

(一) 食疗原则

1. 虚证治以益气、养阴、调和营卫;实证当清热和营;虚实夹杂者则根据虚实的主次而适当兼顾。

2. 宜食具有止汗作用的食材,如牡蛎、浮小麦、青梅等。

（二）辨证施膳

1. 肺卫不固证

【证候】汗出恶风，稍劳汗出尤甚，或表现半身、某一局部出汗，易于感冒，体倦乏力，面色㿠白少华，苔薄白，脉细弱。

【治法】益卫固表。

【食疗方】

（1）浮小麦饮（《卫生宝鉴》）

［组成］浮小麦 30~60g，大枣 10g。

［制法］浮小麦、大枣洗净，加水适量煎煮，去渣留汁 100ml 左右。饮用时可加糖少许调味。也可用炒浮小麦研细末，每次 10~20g，用大枣煎汁或米汤冲服。

［用法］代茶频饮。

［功效］固表止汗。

［应用］适用于肺卫不固所致之自汗、盗汗，伴有心烦甚或心悸者。

（2）黄芪蒸鸡（《随园食单》）

［组成］嫩母鸡 1 只（约 1 000g），黄芪 30g，姜葱油盐等佐料适量。

［制法］母鸡切块，黄芪、姜葱等佐料用棉纱布包紧，置砂锅中，加入适量水、盐等。上笼蒸 1~2h，调味后食用。

［功效］益气养血，固表止汗。

［用法］佐餐食用。

［应用］适用于气虚卫表不固所致之自汗、盗汗，伴有体倦乏力、易感等症者。

2. 阴虚火旺证

【证候】夜寐盗汗或自汗，手足心热，甚或五心烦热，或午后潮热，颧红，口渴，舌红少苔，脉细数。

【治法】滋阴降火。

【食疗方】

麦冬粥（《食鉴本草》）

［组成］麦冬 20g，粳米 100g。

［制法］将麦冬洗净泡胀，入砂锅内加水煎煮 20min，去渣取汁，粳米洗净倒入锅内，加入药汁，再加入适量清水，煮至米烂粥成即可。

［用法］佐餐食用。

［功效］滋阴清热。

［应用］适用于阴虚有热所致之自汗、盗汗，伴有手足心热、口渴、潮热等症。

二十五、虚劳

虚劳是以脏腑功能虚衰、气血阴阳亏损为主要病机，以五脏虚证为主要临床表现的多种慢性虚弱证候的总称，以身体羸瘦，食少，心悸气短，自汗盗汗，面容憔悴，或五心烦热，或畏寒肢冷，脉虚无力为主要临床特征。西医学中的多种慢性消耗性和功能衰退性疾病，如内分泌功能紊乱、造血功能障碍、代谢紊乱、营养缺乏、恶性肿瘤后期、自身免疫功能低下以及各系统器官功能衰退等，均可参考本节有关内容进行饮食调护。

（一）食疗原则

1. 虚劳以补益为基本食疗原则。根据气血阴阳亏虚及病损脏腑不同，宜选用具有益气、养血、滋阴、温阳功效的食材，并结合病位的不同，选择有针对性的食疗方。

2. 饮食宜清淡、富有营养，但不宜过于滋腻或温燥，忌油腻黏滞、辛辣燥热之品。应少食多餐。

(二) 辨证施膳

1. 肺肾气虚

【证候】呼吸浅短难续,呼多吸少,动则尤甚,神疲乏力,腰膝酸软,小便频数而清,白带清稀,面白神疲,声低气怯,畏风自汗,易于感冒,舌质淡,脉沉弱。

【治法】补肺益肾,培元纳气。

【食疗方】

(1)羊肺羊肉汤(《食医心鉴》)

[组成]羊肉 200g,羊肺 150g,食盐、味精适量。

[制法]将羊肺、羊肉洗净切块,水适量,煮汤。加食盐、味精调味服食。

[用法]每日 1~2 次,佐餐食用。

[功效]补中益气,温肾壮阳。

[应用]适用于肺肾气虚之虚劳而见气短乏力、畏寒肢冷、小便频数等症。

(2)虫草老鸭汤(《饮食疗法》)

[组成]雄鸭 1 只,冬虫夏草 15g,食盐、味精适量。

[制法]雄鸭去毛和内脏,将冬虫夏草放入鸭腹内,加水适量,放锅内隔水炖熟,调味服食。

[用法]每日 1~2 次,佐餐食用。

[功效]补虚损,益精气。

[应用]适用于肺肾气虚之虚劳而见久咳虚喘、气短乏力、身体羸弱、阳痿、自汗、畏寒肢冷等症。有表邪者忌用,阴虚阳亢者慎用。

2. 心脾两虚

【证候】心悸气短,劳则尤甚,心烦少寐,健忘,食少,倦怠乏力,大便溏薄,面色萎黄,舌淡苔薄,脉细弱。

【治法】健脾养心,益气补血。

【食疗方】

(1)当归羊肉羹(《济生方》)

[组成]当归 25g,黄芪 25g,党参 25g,羊肉 500g,葱、姜、黄酒、味精、食盐适量。

[制法]当归、黄芪、党参用纱布包,同洗净的羊肉一同放入锅内,再加生姜、食盐、料酒和适量的水,先将锅置武火上烧沸,后用文火煨炖至羊肉烂熟,再加入葱、味精调味即成。

[用法]佐餐食用,早晚各食 1 次。

[功效]益气养血,温阳补虚。

[应用]适用于心脾气血亏虚之虚劳而见心悸气短、食少乏力、面色萎黄、脘腹冷痛、女子血虚宫寒等。

(2)参枣米饭(《醒园录》)

[组成]党参 15g,糯米 250g,大枣 30g,白糖 50g。

[制法]先将党参、大枣煎取药汁备用。再将糯米淘洗干净,放入锅中加水适量煮熟。将煮好的大枣放于碗底,后将糯米饭装碗压实后扣于盘中。加白糖于药汁内,煎成浓汁,浇在枣饭上即成。

[用法]作主食,空腹食用。

[功效]补中益气,养血安神。

[应用]适用于心脾气血两虚之虚劳而见倦怠乏力、食少便溏、面色萎黄、头晕、心悸、失眠等症。

3. 肝血虚

【证候】头晕目眩,胁痛,肢体麻木,筋脉拘急,或筋惕肉瞤,妇女月经不调,甚至闭经,面色不华,唇爪色淡,舌淡脉细。

【治法】养血补肝。

【食疗方】

(1)归参炖母鸡(《乾坤生意》)

[组成] 当归 15g,党参 15g,母鸡 1 只,葱、生姜、料酒、食盐适量。

[制法] 母鸡宰杀后去毛和内脏,洗净,将当归、党参放入鸡腹内,置砂锅中,加入葱、生姜、料酒、食盐、清水各适量,置武火上烧沸,改文火煨炖至鸡肉熟软。

[用法] 佐餐食用。

[功效] 补血,益气,调经。

[应用] 适用于肝血虚之虚劳而见头晕目眩、肢体麻木、月经不调、面色不华、唇爪色淡等症。

(2)菠菜猪肝汤(《中医饮食疗法》)

[组成] 菠菜 30g,猪肝 100g,生姜、葱白、熟猪油、食盐、豆粉各适量。

[制法] 菠菜洗净,在沸水中烫片刻去掉涩味,切段。鲜猪肝切成薄片,与食盐、水、豆粉拌匀;清汤(肉汤、鸡汤均可)烧沸,加入生姜丝、葱白、猪油等,煮沸数分钟后再放入备用的猪肝片和菠菜,煮熟即可。

[用法] 佐餐食用。

[功效] 补养肝血。

[应用] 适用于肝血虚之虚劳而见面色萎黄、目视不明、头晕等症。脾胃虚寒泄泻及肾结石患者不宜多食。

4. 肺阴虚

【证候】干咳咽燥,甚或失音,咯血,五心烦热,潮热盗汗,面色潮红,舌红少津,脉细数。

【治法】养阴润肺。

【食疗方】

(1)川贝梨子猪肺汤(《饮食疗法》)

[组成] 川贝 10g,雪梨 2 个,猪肺 250g,冰糖少许。

[制法] 雪梨去外皮切块,猪肺切成片状,挤去泡沫、洗净,与川贝一并放入砂锅内,加冰糖少许,清水适量,武火煮沸后,文火熬煮 3h 即成。

[用法] 佐餐食用。

[功效] 滋阴润燥,化痰止咳。

[应用] 适用于肺阴虚之虚劳而见干咳少痰,或痰少而黏、口咽干燥等症。

(2)玉竹沙参焖老鸭(《饮食疗法》)

[组成] 玉竹 50g,沙参 50g,老鸭 1 只,葱、生姜、料酒、食盐各适量。

[制法] 老鸭宰杀去毛杂和内脏,洗净,与玉竹、沙参同置砂锅(或瓷锅)内,加入葱、姜、料酒和食盐,再倒入适量水,置于武火上烧沸,再用文火焖煮至鸭肉熟烂即可。

[用法] 佐餐食用,食肉饮汤。

[功效] 补肺阴,润肺燥,止喘嗽。

[应用] 适用于肺阴虚之虚劳。肺寒痰湿咳嗽见舌苔厚腻或脾虚腹胀便溏者忌用。

5. 肝肾阴虚

【证候】头痛,眩晕耳鸣,目干畏光,视物不明,急躁易怒,或肢体麻木,腰酸遗精,潮红,舌红少苔,脉细数。

【治法】滋补肝肾,养阴清热。

【食疗方】

何首乌爆鸡(《中老年保健药膳》)

[组成] 何首乌 30g,母鸡 1 只,精盐、生姜、黄酒各适量。

[制法] 何首乌研成细末备用。母鸡宰杀后去毛及内脏,洗净,何首乌粉用白布包裹后纳入鸡腹

内,放锅中,加入生姜、料酒,加适量水炖熟。取出鸡腹内的何首乌袋,加精盐调味即成。

［用法］佐餐食用。

［功效］补肝养血,滋肾益精。

［应用］适用于肝肾阴虚之虚劳而见眩晕耳鸣、腰膝酸软、须发早白等症。

（林海燕　孙有智）

第二节　外科病的食疗

一、瘿病

瘿病是由气滞、痰凝、血瘀壅结颈前所引起的以颈前喉结两旁结块肿大为主要临床特征的一类疾病。典型症状包括汗多、心悸、多食、消瘦、畏热、手指震颤、急躁易怒和眼球外突等。瘿病的发生与体质因素、情志失调、饮食及水土失宜有关。病位在颈前,与肝、肾、心、胃等脏腑关系密切。病初实证多见,日久则气损津伤而渐见气阴两虚。西医学中的单纯性甲状腺肿大、甲状腺功能亢进、甲状腺肿瘤、慢性淋巴细胞性甲状腺炎等均可参考本节有关内容进行饮食调护。

（一）食疗原则

1. 理气化痰、活血散结为基本食疗原则。宜多食具有行气、化痰作用的食材,如橘子、黄花菜等。

2. 饮食应清淡、富有营养,要保证高热量、高蛋白、富含维生素饮食的摄入,辛辣温热之品少食或忌食。

3. 甲亢活动期忌食含碘量高的食物,如海带、紫菜、海藻等,稳定期方可食用含碘高的食物。

（二）辨证施膳

1. 气郁痰阻证

【证候】颈前喉结两旁结块肿大,质软不痛,颈部觉胀,喉部有滞塞感,胸闷,喜太息,或兼胸胁窜痛,病情的波动常与情志因素有关,苔薄白,脉弦。

【治法】理气舒郁,化痰消瘿。

【食疗方】

(1)橘皮粥(《保健药膳》)

［组成］橘皮20g(鲜橘皮30g),粳米100g。

［制法］先将橘皮水煎取汁,然后加入粳米煮熟。或将橘皮晒干研为细末,每次用3~5g调入已煮沸的稀粥中,再同煮为粥。

［用法］每日2次,早晚温服。

［功效］理气解郁,消积导滞。

［应用］适用于气机郁滞之瘿病。阴津亏损和内有实热者不宜食用。

(2)昆布海藻煮黄豆(《本草纲目》)

［组成］昆布30g,海藻30g,黄豆100g。

［制法］黄豆洗净,放入锅内,加清水适量,文火煮至半熟。再将洗净、切碎的昆布、海藻与黄豆同煮至黄豆烂熟,调入油、盐、味精后即成。

［用法］佐餐食用。

［功效］消痰软坚,利水消肿。

［应用］适用于痰浊壅滞之瘿病。

2. 痰结血瘀证

【证候】颈前喉结两旁结块肿大,按之较硬或有结节,肿块经久未消,胸闷,纳差,舌质暗或紫,苔薄白或白腻,脉弦或涩。

【治法】理气活血,化痰消瘿。

【食疗方】

月季花汤(《本草纲目》)

［组成］月季花 15g,冰糖 30g。

［制法］将月季花洗净,加水煎汤,调入冰糖。

［用法］代茶频饮。

［功效］活血化瘀消肿。

［应用］适用于痰结血瘀之瘿病。

知 识 拓 展

碘 与 瘿 病

碘缺乏是导致某些甲状腺疾病如单纯性甲状腺肿的重要原因,因此运用碘剂补碘是治疗和预防碘缺乏所致甲状腺疾病的常用治法。中医很早就有运用含碘丰富的药物(如海藻)治疗瘿病的记载,在我国最早的药学专著《神农本草经》中就有海藻"主瘿瘤气,颈下核"的记载,晋代葛洪的《肘后备急方》中载有"海藻酒疗颈下卒结囊,渐大欲成瘿",南北朝的《僧深集方》首次出现动物甲状腺(鹿靥)治疗瘿病的记载,唐朝的《外台秘要》收载治疗瘿病的处方 36 首,以选用含碘丰富的药物海藻、昆布、鹿靥和羊靥的方剂为多。

二、乳癖

乳癖是以乳房出现肿块,且肿块、疼痛与月经周期相关为主要表现的一种病证,是乳腺组织的既非炎症也非肿瘤的良性增生性疾病。中医学认为,本病多因郁闷忧思,致肝气郁结,气滞痰结于乳络,演变为核;或因肝肾俱虚,肝虚血燥,加之脾土运化失职,气郁痰滞而成。西医学中的乳腺组织的良性增生性疾病,如乳腺小叶增生、乳房囊性增生、乳房纤维瘤等,可参考本节有关内容进行饮食调护。

(一) 食疗原则

1. 以行气化痰和调补冲任为食疗原则,宜多食具有行气、化痰、散结、补益肝肾功效的食材。

2. 宜多食蔬菜、水果和粗粮,忌食燥热、辛辣刺激食物,少食油炸食品、动物脂肪和甜食。

3. 禁止滥用避孕药及含雌激素的药品或美容用品,少食含雌激素的食物,或用雌激素喂养的鸡肉、虾肉、牛肉及其肉制品。

(二) 辨证施膳

1. 肝郁痰凝证

【证候】乳房肿块质韧不坚,胀痛或刺痛,肿块月经前加重,经后缓减,随喜怒消长,伴有胸闷胁胀,善郁易怒,失眠多梦,心烦口苦,苔薄黄,脉弦滑。

【治法】疏肝解郁,化痰散结。

【食疗方】

(1)暗香汤(《饮撰服食谱》)

［组成］梅花 30g,炒盐 30g,蜂蜜适量。

［制法］当梅花将开时,摘取半开花头,连花蒂一起放入瓶内,撒上盐(注意不可用手触摸),密封瓶口,放置阴凉干燥处,至第二年春天或夏天方可启开瓷瓶备用。

［用法］每次取花 2~3 朵加蜜少许,用开水冲泡,待花开香溢,即可频饮。

［功效］疏肝和胃。

［应用］适用于乳癖属肝胃不和证,症见喜叹息、嗳气、嘈杂吞酸、情绪抑郁,或烦躁易怒、食纳减

Note:

少；亦可应用于妇女更年期综合征、抑郁症等辅助治疗。

（2）玫瑰花茶（《本草纲目拾遗》）

见郁证之肝气郁结证。

2. 冲任失调证

【证候】乳房肿块，经前加重，经后缓减，伴有腰膝酸软，神疲倦怠，月经失调，量少色淡，舌淡苔白，脉沉细。

【治法】补益肝肾，益气养血。

【食疗方】

杞地鳖甲汤（《食疗本草学》）

［组成］甲鱼 1 只，枸杞子、山药各 30g，女贞子、熟地黄各 15g。

［制法］甲鱼连同诸药一同放入锅内，加水炖至甲鱼熟透，去药渣即可。

［用法］食肉饮汤。

［功效］滋阴养血，软坚散结。

［应用］适用于冲任失调之乳癖，症见腰膝酸软、神疲倦怠、月经量少等。

三、湿疹

湿疹是一种过敏性炎症性皮肤病，又称湿疮。其特点是皮损对称分布，多形损害，瘙痒剧烈，倾向湿润，反复发作，易成慢性等。中医学认为其发病原因是禀赋不足、风湿热邪郁于肌肤所致。湿疹与饮食密切相关，不当饮食易加剧病情，故此类患者除加强锻炼以增强体质外，很重要的一点就是平常要调理好饮食，以防止病情反复发作。

（一）食疗原则

1. 饮食宜清淡易消化，宜多食瘦猪肉、新鲜水果和蔬菜。

2. 宜多饮开水、绿茶等，有利于清热利湿、排出过敏原。

3. 忌食辛辣、温燥和刺激性食品，如牛肉、羊肉、炒货等，因此类食品易动风生热、聚湿生痰而引起过敏，导致病情加重。

4. 忌食鱼腥发物如鱼、虾等，因此类高蛋白食物易内生痰湿而发病。

5. 忌服刺激性饮料如酒、浓茶、咖啡等，因此类饮料可刺激大脑皮质，引起高度兴奋，可加重病情。

（二）辨证施膳

1. 湿热浸淫证

【证候】发病迅速，皮损潮红、灼热，丘疱疹密集，瘙痒剧烈，抓破则脂水淋漓，伴胸闷纳呆，身热不扬，心烦口渴，尿赤便干，舌红苔黄腻，脉滑数。

【治法】清热利湿，解毒止痒。

【食疗方】

（1）茵陈粥（《粥谱》）

［组成］茵陈 30~50g，粳米 100g，冰糖或食盐适量。

［制法］茵陈洗净入锅中，加水 200ml，煎至 100ml 去渣；入粳米，再加水 600ml，煮至粥成，加冰糖或食盐调味均可。

［用法］每日 2 次，早晚温服。

［功效］清热除湿。

［应用］适用于湿疹属湿热浸淫证，症见湿疹瘙痒、倾向湿润、抓破流黄水者。也可用于黄疸之阳黄热重于湿者。

（2）葛根绿豆粥（《中国药膳辨证治疗学》）

［组成］葛根粉 10g，绿豆 50g，盐或糖适量。

Note:

[制法] 葛根粉以少量冷水调匀备用。绿豆水煮,待微烂时,取其沸汤冲泡调匀的葛根粉呈半透明状,加入食盐或糖调味即成。

[用法] 每日2次,早晚温服。

[功效] 清热除湿。

[应用] 适用于湿疹属胃肠湿热,伴见心烦口渴、尿赤便干等症。

2. 血虚风燥证

【证候】病程久,反复发作,皮损色暗或色素沉着,或皮肤粗糙肥厚,剧痒难忍,遇热或肥皂水后瘙痒加重,伴有口干不欲饮,纳差,腹胀,舌淡,苔白,脉弦细。

【治法】养血润肤,祛风止痒。

【食疗方】

(1)芝麻枣糕(《太平圣惠方》)

[组成] 黑芝麻500g,大枣500g,白糖适量。

[制法] 将黑芝麻以文火炒香研末,备用。大枣去核切碎,加水煎煮,先以旺火,后以小火浓缩,至稠黏如膏,加入黑芝麻末、白糖至膏内混匀,文火加热至沸,停火,待冷装瓶备用。

[用法] 每日2次,每次1汤匙,温开水冲服。

[功效] 补血润肤,乌发美颜,润燥止痒。

[应用] 适用于血虚生风所致之湿疹及其他皮肤疾病,症见皮肤瘙痒、干燥等症。也可作为健康人群的保健食品。脾虚腹泻者禁食。

(2)三黑汤(《中医食疗学》)

[组成] 黑芝麻9g,黑枣9g,黑豆30g,红糖少许。

[制法] 前三种食物洗净,放入锅内,加水适量,煮沸后改用文火炖至黑豆烂熟,加红糖调味即可。

[用法] 每日1剂,可常服。

[功效] 养血活血,祛风止痒。

[应用] 适用于湿疹属气血亏虚者。

第三节 妇科病的食疗

一、不孕症

不孕症是指女子婚后,配偶生殖功能正常,未采用避孕措施,同居1年以上而未能受孕者。主要分为原发性不孕和继发性不孕。原发性不孕为从未受孕,古称"全不产"。继发性不孕为曾有过孕育或流产史,古称"断续"。

(一) 食疗原则

1. 以补肾、化痰、疏肝和祛瘀为食疗原则,当辨证施食。肾虚者宜食鹿肉、鸽肉、黑芝麻、核桃仁、黑豆等具有补益肾精作用的食物;痰湿者宜食薏苡仁、陈皮等具有祛湿作用的食物;肝郁者宜食柑橘、玫瑰花等具有疏肝理气作用的食物;血瘀者宜食山楂、月季花等具有活血化瘀作用的食物。

2. 忌辛辣刺激、生冷、油腻的食物。

3. 过多食用胡萝卜可能抑制女性排卵,故备孕期不过多食用胡萝卜。

(二) 辨证施膳

1. 肾阳不足证

【证候】婚久不孕,月经延后,量少色淡,甚或闭经,白带量多,色白质稀,腰膝酸冷,小腹冷感,性欲减退,神疲乏力,小便清长,夜尿频多,舌淡苔白,脉沉细或沉迟。

【治法】补肾益精,壮阳暖宫。

【食疗方】

(1)苁蓉羊肉粥(《药性论》)

［组成］肉苁蓉 30g,精羊肉 250g,粳米 100g,葱白、生姜、食盐各适量。

［制法］肉苁蓉水煎取汁,羊肉洗净切细,粳米淘净,与羊肉、生姜丝同入药汁共煮,至米烂粥成,加入食盐、葱白调味即可。

［用法］佐餐食用。

［功效］温肾补虚,壮阳暖宫。

［应用］适用于肾阳亏虚之不孕,症见腰膝酸冷、小腹冷感、性欲减退、大便秘结等。大便溏薄、性功能亢进者不宜服用。

(2)芎艾菟丝子炖鹌鹑(《中医食疗学》)

［组成］川芎 10g,艾叶 15g,菟丝子 15g,鹌鹑 2 只,盐、鸡精少许。

［制法］川芎、艾叶、菟丝子放入锅内,加入清水 600ml,煎煮 20min 后滤取药汁待用。鹌鹑宰杀后去毛及内脏,洗净,放碗中加入药汁,放锅内隔水炖熟,加盐、鸡精调味即可。

［用法］佐餐食用,食肉喝汤。

［功效］补肾暖宫,调理冲任。

［应用］适用于肾阳亏虚之不孕,症见腰膝酸冷、小腹冷感、性欲减退、月经延后或闭经等。

2. 肝气郁结证

【证候】婚久不孕,月经先后无定期,量时多时少,行而不畅,经前小腹、乳房胀痛,胸胁不舒,情志抑郁,烦躁易怒,舌质正常或暗红,苔薄白,脉弦。

【治法】疏肝解郁,养血调经。

【食疗方】

陈皮香附茶(《中医食疗学》)

［组成］陈皮、香附各 10g,花茶 3g。

［制法］陈皮和香附水煎取汁,再用药汁冲泡花茶。

［用法］代茶频饮。

［功效］疏肝理脾,活血调经。

［应用］适用于肝气郁结之不孕,症见月经不调、胸胁不舒、脘痞食少、情志抑郁或烦躁不安、乳房胀痛等。

3. 瘀阻胞宫证

【证候】婚久不孕,月经延后不畅,色紫黑,夹有血块,甚或闭经,头晕心悸,舌紫暗,脉弦涩。

【治法】行瘀通络。

【食疗方】

坤草童鸡(《华夏药膳保健顾问》)

［组成］益母草 15g,童子鸡 500g,冬菇 15g,火腿 5g,香菜 2g,鲜月季花 10 瓣,黄酒 30ml,白糖 10g,盐 5g,味精 1g,香油 3g。

［制法］益母草洗净置碗内,加黄酒、白糖上笼蒸 1h 后取出,纱布过滤,留汁备用。童子鸡宰杀去毛洗净,除内脏、头爪,入沸水烫透,捞出后放入砂锅内,加鲜汤、冬菇、火腿、黄酒、葱、姜大火煮开,加入盐,小火煨至熟烂。拣去葱、姜,加味精、益母草汁、香油、香菜、鲜月季花瓣即可。

［用法］食肉喝汤,随量食用。

［功效］活血化瘀,调经止痛。

［应用］适用于瘀阻胞宫之不孕,也可用于月经后期、闭经、痛经、产后瘀血腹痛等。

Note:

二、痛经

妇女经期或经行前后出现周期性小腹疼痛或其他不适,或痛引腰骶,甚至剧痛昏厥者,称为痛经。一般分为原发性痛经和继发性痛经。原发性痛经多指生殖器官无明显异常者,故又称功能性痛经。继发性痛经多由生殖器官的器质性病变所致,如子宫内膜异位症、急慢性盆腔炎、生殖器官肿瘤等。以上两种痛经可参考本节有关内容进行饮食调护。

(一)食疗原则

1. 痛经多因气血运行不畅所致,故宜食有利于气血运行的温热性食物,如红糖、韭菜等;不宜食用生冷或凉性食物,包括冷饮、田螺、蚌肉等,因生冷可能刺激子宫、输卵管收缩,从而诱发或加重痛经。

2. 月经前几日内饮食以清淡、易消化为主,不宜过饱,可少食多餐,可多食香蕉、芹菜、番薯等富含膳食纤维的食物,以保持大便通畅,防治便秘,因便秘会引起盆腔和下半身充血,诱发痛经和加重痛感。

3. 月经期应避免食用酒、咖啡、浓茶及辛辣刺激性食物。该类食物能使人神经兴奋,可能导致经期不适。

(二)辨证施膳

1. 气滞血瘀证

【证候】经前或经期小腹胀痛,拒按,经行不畅,色紫暗,夹有血块,血块排出后痛减,多伴有经前乳房胀痛,烦躁易怒,舌质紫暗或有瘀点,脉弦或涩。

【治法】理气行滞,化瘀止痛。

【食疗方】

(1)金橘山楂饮(《中医食疗学》)

[组成]金橘 10g,山楂 30g,红糖适量。

[制法]金橘、山楂放入砂锅,加水适量煎煮取汁,再加入红糖调味即成。

[用法]经前 3~5 日代茶频饮。

[功效]行气活血,化瘀止痛。

[应用]适用于气滞血瘀之痛经,症见小腹胀痛、月经紫暗有块、胃脘痞满、食欲不振等。

(2)佛手元胡山楂汤(《食疗药膳》)

[组成]佛手、元胡各 6g,山楂 10g。

[制法]共入锅中,水煎取汁。

[用法]经前 3~5 日代茶频饮。

[功效]疏肝理气,活血止痛。

[应用]适用于气滞血瘀之痛经,症见小腹胀痛、胸胁乳房胀痛、月经紫暗有块、心烦易怒等。

2. 寒凝血瘀证

【证候】经前或经期小腹冷痛,拒按,甚者痛如刀绞,遇冷则剧,得热则减,月经量少,色紫暗,或夹有血块,恶寒肢冷,舌淡苔白,脉沉紧。

【治法】温经散寒,活血止痛。

【食疗方】

(1)艾叶生姜煮蛋(《饮食疗法》)

[组成]艾叶 10g,老生姜 15g,鸡蛋 2 个,红糖适量。

[制法]姜用湿纸包裹 3 层,把水挤干,放入热炭灰中煨 10min,取出洗净切片备用。将艾叶、鸡蛋洗净,与姜片一同放入锅内,加水适量,文火煮至蛋熟后去壳取蛋,再放入药汁内煮 10min,加入红糖溶化,饮汁食蛋。

［用法］经前 3~5 日佐餐食用。

［功效］温经通脉,散寒止痛。

［应用］适用于下焦虚寒所致之痛经或月经延后,症见小腹冷痛、月经量少、色紫暗或夹有血块等。

(2)山楂桂皮红糖饮(《中医食疗学》)

［组成］山楂肉 15g,桂皮 5g,红糖 30g。

［制法］山楂肉、桂皮放入砂锅内,加适量水煎煮取汁,加入红糖调味即成。

［用法］经前 3~5 日代茶频饮。

［功效］温经散寒,活血止痛。

［应用］适用于寒凝血瘀所致之痛经,症见小腹冷痛、经色紫暗或夹有血块、恶寒肢冷等。

3. 气血亏虚证

【证候】经期或经后小腹隐痛,小腹或腰部有空坠感,喜揉按,月经量少,色淡质稀,面色无华,神疲乏力,纳少便溏,舌淡苔白,脉细弱。

【治法】益气补血,活血止痛。

【食疗方】

(1)当归生姜羊肉汤(《金匮要略》)

［组成］当归 20g,生姜 30g,羊肉 500g,食盐、黄酒、葱、胡椒粉各适量。

［制法］羊肉洗净切小块,余后沥干备用。生姜切薄片,下锅内略炒片刻,再倒入羊肉微炒后铲起,与当归一起放入砂锅内,加水适量,武火煮沸后改用文火炖至羊肉烂熟,再加盐、葱、胡椒粉调味即成。

［用法］食肉喝汤,佐餐食用。

［功效］温中补血,散寒止痛。

［应用］适用于血虚寒凝所致之痛经,症见小腹冷痛、月经量少、恶寒肢冷、面色无华等。

(2)黄芪当归鸡肉煲(《中医食疗学》)

［组成］黄芪 25g,当归 12g,鸡肉 250g,生姜 5g,食盐少许。

［制法］鸡肉洗净切块,与黄芪、当归、生姜一起放入砂锅内,加水适量,先用武火煮沸后再用文火炖至鸡肉熟烂,加盐调味即成。

［用法］吃肉喝汤,佐餐食用。

［功效］益气补血,调经止痛。

［应用］适用于气血亏虚所致之痛经或月经不调,症见小腹隐隐作痛、月经量少、面色无华、神疲乏力等。

4. 湿热蕴结证

【证候】经前或经期小腹胀痛,拒按,有灼热感,或痛连腰骶,经色深红、质稠或夹较多黏液,素常带下量多,色黄质稠,或有低热,小便短赤,大便不爽,舌红苔黄腻,脉滑数。

【治法】清热利湿,化瘀止痛。

【食疗方】

赤小豆桃仁羹(《中医食疗学》)

［组成］赤小豆 100g,桃仁 25g,红糖 30g。

［制法］将桃仁、赤小豆洗净,入锅中,加适量水,用小火煮至赤小豆、桃仁熟烂,加入红糖,待糖溶化即成。

［用法］经前 7 日代茶频饮。

［功效］清热除湿,活血止痛。

［应用］适用于湿热瘀阻所致之痛经,症见小腹胀痛或灼痛、月经量多、色红质稠等。

Note:

三、产后缺乳

产后缺乳是指产妇在哺乳期内乳汁甚少或全无,亦称"乳汁不行""乳汁不足"。多由脾胃虚弱,产后出血过多,产后情志抑郁导致。但若由乳腺发育欠佳所致,则疗效较差。

（一）食疗原则

1. 缺乳多由气血亏虚和肝郁气滞所致。气血虚弱者应补气养血,宜多食具有滋补、易消化和能催乳的食物,如鸡肉、猪蹄、鲫鱼等。肝郁气滞者除情绪开导外,应多食具有疏肝理气作用的食物,如橘子、柚子、橙子、芦柑、玫瑰花等。

2. 汤水一定要充足,以保证产妇对水分的需要,可多喝鲫鱼汤、肉汤、骨头汤及各种粥类。

3. 忌食有回乳作用的食物,如麦芽、山楂、韭菜、芹菜、人参、茴香、花椒等。

4. 不宜过食辛辣温燥的食物,以免耗伤气血。

5. 乳络不通导致乳汁排出不畅者,宜先通络,再催乳。

（二）辨证施膳

1. 气血虚弱证

【证候】产后乳汁清稀量少,乳房柔软无胀感,乏力食少,面色无华,或有心悸、头晕,舌淡苔薄,脉虚细。

【治法】补气,养血,通乳。

【食疗方】

猪蹄通草汤（《中医食疗学》）

［组成］猪蹄 2 只,通草 15g,食盐少许。

［制法］猪蹄洗净,与通草共入砂锅内,加适量水,武火煮沸后再用文火炖至猪蹄熟烂,加盐调味即成。

［用法］佐餐服用,食肉喝汤。

［功效］补血下乳。

［应用］适用于气血虚弱所致之乳汁清稀量少。

2. 肝郁气滞证

【证候】产后乳汁不行或乳房结块,胸胁胀闷,情志抑郁,食欲减退,舌苔薄,脉弦。

【治法】疏肝解郁,通络下乳。

【食疗方】

鲜拌莴苣（《中医食疗学》）

［组成］鲜莴苣 250g,食盐、黄酒适量。

［制法］将莴苣洗净、去皮,切成丝,以食盐、黄酒调拌即成。

［用法］佐餐食用。

［功效］健脾消积,通经下乳。

［应用］适用于肝郁气滞所致之乳汁不通,症见乳房胀痛,甚或结块、硬痛等。

第四节　儿科病的食疗

一、水痘

水痘是由水痘时邪(水痘 - 带状疱疹病毒)引起的一种急性出疹性传染病,临床以发热、皮肤黏膜分批出现瘙痒性皮疹,丘疹、疱疹、结痂同时存在为主要特征。任何年龄均可发病,以 6~9 岁儿童最多见。一年四季均可发生,多发于冬春两季。西医学亦称本病为水痘。

Note:

（一）食疗原则

1. 以清热解毒化湿为基本食疗原则,故宜多食具有清热除湿作用的食物,如绿豆、冬瓜、薏苡仁等;不宜食用辛辣温燥的食物,如辣椒、胡椒、生姜等。

2. 饮食应以清淡、易消化、营养丰富的食物为主,如米粥、牛奶、鸡蛋、水果、蔬菜等;忌食生冷、油腻食物。

3. 宜多喝水,以促进新陈代谢,有利于病毒的排出。

4. 忌食发物,如鱼、虾、螃蟹、牛羊肉等。

（二）辨证施膳

1. 邪伤肺卫证

【证候】发热恶寒,或无发热,鼻塞流涕,喷嚏,咳嗽,1~2 日后出现皮疹,初为斑疹,继而丘疹、疱疹,皮疹分布稀疏,疹色红润,疱浆清亮,此起彼伏,伴有痒感,苔薄,脉浮数。

【治法】疏风清热,利湿解毒。

【食疗方】

(1)薄荷糖(《简便单方》)

［组成］薄荷 30g,白砂糖 500g。

［制法］白砂糖放入锅中,加水少许,以小火煎煮至较稠厚时,入薄荷细粉,调匀,再继续煎熬至用铲挑起即成丝状而不粘手时停火。将糖倒在表面涂过食用油的大盘中,待稍冷时,将糖分割成条,再分割成每块 5g 即可。

［用法］每日 4~6 次,每次 1 块,含服。

［功效］疏解风热。

［应用］适用于水痘属风热犯表之证,症见发热恶寒、咽喉不利等。

(2)银花饮(《验方新编》)

［组成］银花 15g,山楂 10g,蜂蜜 250g。

［制法］银花、山楂放入锅内,加水适量,置武火上烧沸,3min 后取药液一次,再加水煎煮一次,将两次药液合并,放入蜂蜜,搅拌均匀即成。

［用法］代茶频饮。

［功效］辛凉解表,清热解毒。

［应用］适用于水痘属热袭肺卫之证,症见发热、疹色红润、舌尖或舌边红、脉浮数。

2. 邪炽气营证

【证候】壮热不退,烦躁不安,口渴引饮,面红,皮疹分布稠密,疹色紫暗,疱浆浑浊,甚至可见出血性皮疹、紫癜,可呈离心性分布,大便干结,小便短赤,舌红或绛,苔黄燥,脉数有力。

【治法】清气凉营,解毒化湿。

【食疗方】

(1)甘蔗白藕汁(《中华药膳大宝典》)

［组成］甘蔗 100g,白藕 100g。

［制法］洗净甘蔗,去皮,切碎榨汁。洗净莲藕,去节、切碎、绞汁。每次取甘蔗汁、莲藕汁各一半饮用。

［用法］每日 3 次,连服 3 日。

［功效］清热利湿,凉血生津。

［应用］适用于水痘属邪热炽盛、耗伤阴津之证,症见发热、口渴明显、大便干结、舌红少津等。

(2)公英地丁绿豆汤(《中国食疗方全录》)

［组成］蒲公英 15g,紫花地丁 15g,绿豆 60g。

［制法］蒲公英、紫花地丁一同放入砂锅内,加适量水煎煮 30min,去渣取汁。再将药汁放入锅

内,加水适量,入绿豆,熬至绿豆熟烂即成。

　　[用法] 每日 2 次,温热服食。

　　[功效] 清热利湿,凉血解毒。

　　[应用] 适用于水痘属热毒壅盛之证,症见皮疹色红、小便短赤、脉数有力等。

知 识 拓 展

中医种痘与现代疫苗

　　水痘是由水痘 - 带状疱疹病毒初次感染引起的急性传染病,而接种水痘疫苗不仅能预防水痘,还能预防因水痘 - 带状疱疹病毒引起的并发症。疫苗的发明与中医人痘接种术的出现密切相关。明朝时中医已经发明了多种人痘接种术预防天花,清朝时康熙皇帝大力推广人痘接种,乾隆中期以后人痘接种已经形成了一套相对完善的技术体系。到了清中后期,有经验的痘师接种成功率高、安全性强。后来中国种痘技术经土耳其传入英国,英国人琴纳基于中国的种痘技术创出的牛痘接种术,被公认为是世界上最早的现代免疫接种。

二、厌食

　　厌食是指小儿较长时期厌恶进食、食量减少甚至拒食为特征的一种常见病证。本病多由喂养不当,导致脾胃失和,受纳运化失健所致。西医学中的神经性厌食、厌食症以此为主要表现者,可参考本节有关内容进行饮食调护。

　　(一) 食疗原则

　　1. 以健脾开胃为食疗原则,饮食应清淡、易消化,宜多食具有健脾开胃作用的食物,如山药、山楂、白萝卜、薏苡仁等;少吃肥甘厚腻、生冷干硬等不易消化的食物。

　　2. 饮食要定时定量,纠正饭前零食、偏食等不良饮食习惯。脾胃虚弱者可少食多餐。

　　3. 食谱应尽量丰富,食物不要过于精细,鼓励小儿多吃蔬菜和粗粮,多食含锌丰富的食物,如牡蛎、核桃、焦小麦芽等。

　　(二) 辨证施膳

1. 脾失健运证

　　【证候】食欲不振,厌恶进食,食而乏味,食量减少,或伴胸脘痞闷,嗳气犯恶,大便不调,偶尔多食后则脘腹饱胀,形体偏瘦,精神正常,舌淡红,苔薄白,脉尚有力。

　　【治法】和脾助运。

　　【食疗方】

　　(1) 益脾饼(《医学衷中参西录》)

　　[组成] 白术 30g,红枣 250g,鸡内金 15g,干姜 6g,面粉 500g,食盐适量。

　　[制法] 白术、干姜放入纱布袋内、封口,加水 100ml,与红枣同煮,先武火煮沸,后改文火慢炖 1h,除去药袋,剔除红枣核,将枣肉捣成泥。鸡内金研粉,与面粉混匀,入枣泥、少许食盐,和成面团,分成面剂子若干,制成薄饼。平底锅涂少许素油,放入面饼烙熟即可。

　　[用法] 空腹食用。

　　[功效] 健脾益气,温中散寒,开胃消食。

　　[应用] 适用于寒湿困脾之厌食证,症见食欲不振、食量减少、大便溏薄、甚或泄泻、完谷不化等。

　　(2) 白术猪肚粥(《圣济总录》)

　　[组成] 白术 30g,槟榔 10g,生姜 10g,猪肚 1 副,粳米 100g,葱白 3 段(切细丝),食盐适量。

　　[制法] 白术、槟榔、生姜装入纱布袋内、封口,猪肚洗净,将药袋装入猪肚中缝口,加适量水煮熟

猪肚,取其汤汁。用猪肚汤汁煮米粥,临起锅前放入葱白丝及食盐调味。

［用法］空腹食用。

［功效］健脾消食,理气导滞。

［应用］适用于厌食属脾胃虚弱证,症见食欲不振、倦怠少气、脘腹胀满、嗳气不舒、大便溏泄等。

2. 脾胃气虚证

【证候】不思进食,食而不化,大便偏稀、夹不消化食物,面色萎黄,形体偏瘦,精神较差,肢倦乏力,舌质淡,苔薄白,脉缓无力。

【治法】健脾益气。

【食疗方】

(1)红枣益脾糕(《中国药膳学》)

［组成］红枣 30g,白术、鸡内金粉各 10g,干姜 1g,白糖 300g,面粉 500g,发面 100g,食用碱适量。

［制法］白术、干姜用纱布包成药包扎紧入锅,下红枣,加水适量,武火煮沸后改文火煮 20min 后取汁。枣肉搅拌成枣泥待用。白糖加入药汁与鸡内金粉、发面一起揉成面团,可加碱水适量,再将枣泥倒入,做成糕坯,上屉蒸 15~20min。也可加盐适量,用菜油文火烙成咸饼。

［用法］每日 1 次,佐餐食用。

［功效］健脾益气,开胃消食。

［应用］适用于厌食属脾胃气虚证,症见食欲不振、倦怠乏力等。

(2)苹果山药散(《食疗本草学》)

［组成］苹果干 50g,山药 30g,白糖适量。

［制法］苹果干、山药共研为细末。

［用法］每次 15g,加白糖适量,温开水送服。

［功效］健脾养胃,消食止泻。

［应用］适用于厌食属脾胃虚弱证,症见食欲不振、泄泻或久泻不止、神疲倦怠等。患感冒、大便燥结者及肠胃积滞者不宜食用。

3. 胃阴不足证

【证候】口干多饮而不思进食,形体消瘦,皮肤干燥,缺乏润泽,大便干结或数日一行,舌质红,苔少或花剥,脉细。

【治法】养胃育阴。

【食疗方】

(1)番茄饮(《中医食疗学》)

［组成］番茄数个。

［制法］去皮绞汁。

［用法］每日 3 次,每次 100ml。

［功效］生津止渴,健胃消食。

［应用］适用于厌食属胃阴不足证,症见口渴多饮而不欲食、便干等。

(2)糖渍柠檬(《本草纲目拾遗》)

［组成］鲜柠檬 500g,白糖 200g。

［制法］柠檬去皮、核,切块,放在锅中,白糖约 175g 放入锅中,腌渍 1 天。待柠檬果肉被糖浸透后,用小火加热,将锅中汁液煨熬耗干,停火,待冷却后再拌入剩余的白糖,装瓶备用。

［用法］每日服用约半个柠檬的量,连服 7 日。

［功效］养胃育阴。

［应用］适用于厌食属胃阴不足证,症见食欲不振、口干口渴、恶心呕吐等。

Note:

三、食积

小儿食积是指小儿内伤乳食,停滞中焦,乳食不化,气滞不行而形成的胃肠道疾病,以不思乳食、食而不化、腹部胀满、大便不调等为特征。主要由乳食内积、脾胃受伤所致。西医学中的慢性消化功能紊乱可参考本节有关内容进行饮食调护。

(一) 食疗原则

1. 以健脾和胃、消食导滞为食疗原则。乳食内积者,宜消乳化食,导滞和中,可食用曲末粥、山楂粥等;脾虚夹积者,宜健脾消积,可食用肉豆蔻粥、山药粥等。

2. 乳食提倡"乳贵有时,食贵有节",须定质、定时、定量喂养。发病期间应适当控制饮食。脾胃虚弱者可少食多餐。

3. 饮食应清淡、易消化。不宜过食生冷干硬、肥甘厚味之品,以免损伤脾胃,导致运化失职,食积不化。

4. 添加辅食应结合年龄循序渐进,不宜过早,或滋补太过,或偏食,以免养成厌食、挑食等不良饮食习惯,导致脾失健运。

(二) 辨证施膳

1. 乳食内积证

【证候】面黄肌瘦,烦躁多啼,夜卧不安,食欲不振,或呕吐酸馊乳食,腹胀,或时有疼痛,小便短黄,或如米泔,大便酸臭或溏薄,或兼低热,舌红苔腻,脉滑数,小儿示指络脉紫滞。

【治法】消乳化食,导滞和中。

【食疗方】

(1) 山楂汤(《简便单方》)

[组成] 山楂 50g,冰糖适量。

[制法] 山楂冲洗干净,去核切片,放入锅中,加清水煮约 20min,调以冰糖进食。

[用法] 每日 1~2 次服用。

[功效] 消食化积,健运脾胃。

[应用] 适用于小儿食积不化、不思饮食、脘腹胀痛等。

(2) 莱菔子粥(《老老恒言》)

[组成] 莱菔子 15g,粳米 100g。

[制法] 莱菔子炒熟,研成细粉,备用。粳米洗净,放砂锅内,再入莱菔子粉,加适量水,用武火煮沸改文火熬成粥即可。

[用法] 早晚温热服用,每日 1 剂,连服 3~5 日。

[功效] 消食除胀。

[应用] 适用于小儿脾胃运化失司、食积气滞者。莱菔子有耗气之弊,不可久服,不宜与人参同用。

2. 脾虚夹积证

【证候】面色萎黄,困倦无力,夜卧不安,不思乳食,食则腹胀,腹满喜按,呕吐酸馊乳食,大便溏薄,或酸臭,唇舌色淡,苔白腻,脉沉细滑,小儿示指络脉青淡。

【治法】健脾助运,消食化积

【食疗方】

(1) 荸荠猪肚羹(《本草经疏》)

[组成] 荸荠 250g,猪肚 1 副,黄酒、生姜各适量。

[制法] 猪肚洗净,然后将去皮、洗净的荸荠放入猪肚内,以针线缝合。猪肚入砂锅中,加清水、黄酒、生姜,武火烧沸后转用文火,煮至半熟时在猪肚上刺数孔,再继续用文火煮至烂熟即成。本品加工

时不宜用盐。

　　［用法］每日 2 次服用。

　　［功效］消痞积,健脾胃。

　　［应用］适用于痞积、腹满胀大、食不消化,对于痰湿痞结于中焦而致脾胃虚弱者尤为适宜。

　　(2)期颐饼(《医学衷中参西录》)

　　［组成］芡实 60g,鸡内金 15g,面粉、白砂糖各适量。

　　［制法］芡实、鸡内金研细,过筛备用。鸡内金放入盆中,加沸水浸烫,待凉后再入芡实、白砂糖、面粉,和面作极薄小饼,烙成焦黄色进食。

　　［用法］每日 2 次服用。

　　［功效］补脾固肾,运脾消食。

　　［应用］适用于脾虚食积、消化不良,对小儿体虚食积尤为适宜。外感未愈、尿赤便秘及阴虚火旺者不宜食用。

　　(3)糯米内金粥(《食疗本草》)

　　［组成］鸡内金 15g,山药 45g,糯米 50g。

　　［制法］山药、糯米洗净备用。鸡内金洗净,放砂锅内,加适量水,先武火煮沸后文火煮 1h,入山药、糯米继续煮至烂熟即可。

　　［用法］每日 2 次服用。

　　［功效］健脾消食。

　　［应用］适用于脾胃虚弱所致之食积不化、倦怠乏力、脘腹胀满等。

四、疳证

　　疳证是由喂养不当或多种疾病影响,导致脾胃受损,气液耗伤,不能濡养脏腑、经脉、筋骨、肌肤而形成的一种慢性消耗性疾病。临床以形体消瘦、面黄发枯、精神萎靡或烦躁、饮食异常、大便不调为特征。本病起病缓慢,病程较长,迁延难愈,严重影响小儿生长发育,甚至导致阴竭阳脱、卒然而亡,故前人视为恶候,列为儿科四大要证之一。西医学中的蛋白质 - 能量营养不良、维生素营养障碍、微量元素缺乏等疾病可参考本节有关内容进行饮食调护。

　　(一) 食疗原则

　　1. 以理脾消疳为食疗原则,但应根据疳气、疳积、干疳的不同阶段,采用不同的食疗方。

　　2. 蛋白质和热量的摄入必须达到生理需要量,才能维持体内的正氮平衡,使小儿健康成长。一般动物蛋白质,如乳类、蛋类、肉类所含各种必需氨基酸比较丰富,宜保证一定的摄入量。

　　3. 对因喂哺不足而营养不良的小儿,应调整饮食,经常服食牛乳、鸡蛋粥,也可加果汁、菜汁、蛋泥、鱼泥、豆制品等,从半流质逐渐过渡到普通饮食。

　　(二) 辨证施膳

　　1. 疳气证

　　【证候】形体略瘦,或体重不增,面色萎黄少华,毛发稀疏,不思饮食,腹胀,精神欠佳,性急易怒,大便或干或稀,舌质略淡,苔薄或微腻,脉细有力,指纹淡。

　　【治法】和脾健运。

　　【食疗方】

　　(1)曲米粥(《多能鄙事》)

　　［组成］神曲 15g,粳米 50g。

　　［制法］神曲研为细末,水煎取汁,加粳米煮为稀粥。

　　［用法］温服,每日 2 次,连续 3~5 日。

　　［功效］消食化积,健脾和胃。

［应用］适用于疳积饮食不消、积滞不化。无食滞者不宜食用。孕妇不宜食用。

(2) 萝卜瘦肉饼(《清宫食谱》)

［组成］白萝卜、面粉各 250g,瘦猪肉 100g,生姜、葱白、精盐、菜油各适量。

［制法］萝卜、瘦猪肉切碎,加入姜、葱、菜油和食盐等调味品适量,剁细做成馅,与面粉做成馅饼,烙熟。

［用法］佐餐食用。

［功效］健胃消食,理气化痰。

［应用］适用于疳积属食积气滞证,症见不思饮食、脘腹胀满等。

2. 疳积证

【证候】形体明显消瘦,面色萎黄少华或面白无华,肚腹膨胀,甚则青筋暴露,毛发稀黄如结穗,精神不振或烦躁,夜卧不宁,或见揉眉挖鼻,吮指磨牙,动作异常,食欲不振,或多吃多便,或嗜食异物,舌质淡,苔白腻,脉沉细而滑,指纹紫滞。

【治法】消积理脾

【食疗方】

(1) 槟榔粥(《本草纲目》)

［组成］槟榔 10g,大米 100g。

［制法］将槟榔择净,加清水适量浸泡 5~10min,水煎取汁,加大米煮为稀粥。

［用法］每日 1 次,连续 2~3 日。

［功效］下气,消积,杀虫。

［应用］适用于疳积属食积气滞证,症见食欲不振、脘腹胀满等。

(2) 白术猪肚粥(《圣济总录》)

见厌食之脾失健运证。

3. 干疳证

【证候】形体极度消瘦,面呈老人貌,皮肤干瘪起皱,大肉已脱,皮包骨头,精神萎靡,啼哭无力,毛发干枯,腹凹如舟,不思饮食,大便稀溏或便秘,时有低热,口唇干燥,舌淡嫩或红,苔花剥或无苔,脉沉细弱,指纹色淡隐伏。甚则全身出现紫斑,发生突然暴脱。

【治法】补益气血。

【食疗方】

(1) 海参粥(《老老恒言》)

［组成］海参 30g,粳米 100g,姜、葱、盐各适量。

［制法］将海参浸透发好,剖洗干净,入沸水焯一下,捞出切成片。粳米洗净,加清水适量,与海参片同煮为粥,待熟时放入适量姜、葱、盐调味即成。

［用法］每日 2 次,早晚温服。

［功效］补肾益精,养血润燥。

［应用］适用于精血虚损,症见身体虚弱、消瘦乏力、小便频数、大便干结者。

(2) 参枣米饭(《醒园录》)

见虚劳之心脾气血虚证。

五、遗尿

遗尿是指超过 5 周岁的小儿睡中小便频繁自遗、醒后方觉的一种病证。但学龄期因白天嬉戏过度,夜晚熟睡不醒,偶有睡中遗尿者,则不属病态。该病的发病与元气不足,肺、脾、肾功能失调有关。男孩发病率是女孩的 2 倍,且有明显的家族遗传倾向。遗尿可分为原发性遗尿和继发性遗尿。

（一）食疗原则

1. 以温补下元、固涩膀胱为食疗原则。宜多食具有温补肾阳作用的食物,如羊肉、牛肉、黑豆、核桃等;或固精缩尿作用的食物,如山药、芡实、莲子等。

2. 控制晚餐及睡前饮水量,晚餐应吃干食,不吃粥、汤、奶等食品,晚餐后尽量少饮水。

3. 不宜进食过于寒凉的食物,如冷饮、生冷瓜果、凉拌食品,以免寒凉损伤脾肾阳气。

4. 尽量不吃具有利尿和兴奋大脑皮质作用的食物,如茶、咖啡、西瓜、稀饭等。

（二）辨证施膳

1. 下元虚寒证

【证候】夜间遗尿,多则一夜数次,尿量多,小便清长,面色苍白,神疲倦怠,畏寒肢冷,腰膝酸软,智力较差,舌质淡,苔白滑,脉沉无力。

【治法】温补肾阳,培元固脬。

【食疗方】

(1)金樱子炖猪小肚(《泉州本草》)

［组成］金樱子 15g,猪小肚 1 个,食盐、味精各适量。

［制法］猪小肚去肥脂,切开,用盐、生粉拌擦,用水冲洗干净,放入锅内用开水煮 15min,捞出后在冷水中冲洗干净,备用。金樱子去掉外刺和内瓤,和猪小肚一起放入砂锅内,加清水适量,武火煮沸后文火炖 3h,再加适量食盐、味精调味即成。

［用法］食肉喝汤,佐餐食用。

［功效］补肾益精,固精缩尿。

［应用］适用于肾阳虚之遗尿,症见频繁遗尿、腰膝酸软、神疲乏力等。

(2)枸杞羊肾粥(《饮膳正要》)

［组成］鲜枸杞叶 125g(或枸杞子 15g),羊肉 30g,羊肾 1 个,粳米 60g,葱白 2 茎,食盐适量。

［制法］新鲜羊肾剖开,去内筋膜,洗净切碎。羊肉洗净切碎。枸杞叶水煎取汁,然后同羊肾、羊肉、粳米、葱白一起煮粥。待粥成后入盐少许,稍煮即可。

［用法］每日 2 次,早晚温食。

［功效］温肾阳,益精血。

［应用］适用于肾阳亏虚之尿频遗尿,症见腰膝酸软、畏寒肢冷等。阴虚火旺者不宜食。

2. 肺脾气虚证

【证候】夜间遗尿,少气懒言,神疲乏力,面色少华或萎黄,食欲不振,大便溏薄,自汗,动则多汗,易感冒,舌淡或胖嫩,苔薄白,脉弱无力。

【治法】补肺健脾,益气升清。

【食疗方】

人参莲肉汤(《经验良方》)

［组成］白人参 10g,莲子 15 枚,冰糖 15g。

［制法］白人参与去心莲子放碗内,加水适量浸泡至透,再加入冰糖,置蒸锅内隔水蒸 1h。人参可连用 3 次,第 3 次可连人参一起吃完。

［用法］早、晚各进食 1 次,佐餐食用。

［功效］健脾益气,补肺固肾。

［应用］适用于体虚气弱、神疲乏力、自汗脉虚、脾虚食少、大便泄泻等。脾虚气滞或湿阻、食积所致的胸闷腹胀、食欲不振、舌苔厚腻者不宜服用;不可同时服食萝卜及茶叶;大便燥结者不宜用服。

3. 心肾失交证

【证候】梦中遗尿,寐不安宁,烦躁叫扰,白天多动少静,难以自制,或五心烦热,形体消瘦,舌红少苔,脉沉细数。

【治法】清心滋肾,安神固脬。

【食疗方】冰糖莲心(《中国食疗大全》)

[组成] 莲子250g,冰糖250g,麦冬15g。

[制法] 莲子洗净,放清水中用大火烧沸,转小火焖至莲子圆挺饱满时出锅,用清水过一下,用刀切去两头,抽出莲子心,再洗净放入锅内,加适量清水及麦冬的煎液,用大火烧沸,再用小火烧至八成酥时,放冰糖再煮20min即成。

[用法] 每日食1次,佐餐食用。

[功效] 补脾益肾,清心安神。

[应用] 适用于心肾不交之遗尿,症见夜卧不安、烦躁叫扰、手足心热等。

(林海燕 孙有智)

思 考 题

1. 刘某,女,16岁。腹泻3年,加重3天。3年来,患者每遇精神抑郁即作腹痛泄泻。3天前因期末考试紧张,出现腹泻,大便日行3-5次,便前腹痛肠鸣,觉有气攻冲,泻后痛止,食欲不振,胸胁作胀,月经或前或后,经行腹胀痛。查:体瘦,面色无华。舌淡红,苔薄白,脉弦。

(1)请做出中医诊断,并确立治法,选择合适的食疗方。

(2)花生衣在民间很多人将其作为止血良药而用于治疗各种出血病症,现代研究也证实其具有确切的止血作用。请从中医的角度,评述可否将其用于所有的出血证? 为什么?

(3)举出2首可同时用来治疗郁证、瘿病、乳癖和痛经的食疗方,并说出其能异病同治的机理所在。

2. 案例分析:李某,女,30岁,教师,于一周前剖宫产下一女婴,体重2.53kg。产后至今乳汁稀少,不足以哺养婴儿。现症:乳房松软,无胀感,乳汁量少清稀,面色少华,恶露量少,色淡质稀,伴头晕,神疲乏力,食少纳呆,二便调。舌淡,苔薄白,脉细弱。

请明确诊断,并说出辨证依据。请向患者说明饮食宜忌。试为患者推荐适宜的食疗方,并详细说明其组成及使用方法。

3. 案例分析:马某,男,6岁,小学生,夜间经常尿床,白天尿频,即使课间已经小便,仍不能等到下一个课间,经常在即将下课时尿湿裤子,因此经常被同学嘲弄,患儿心情抑郁,精神萎靡,倦怠乏力,饮食欠佳,平素较怕冷,舌淡苔白,脉虚弱无力。

请明确诊断,并说出辨证依据。请向患者说明饮食宜忌。试为患者推荐适宜的食疗方,并详细说明其组成及使用方法。

[1] 戴燕玲,刘蔚楠,庞书勤等.中医食疗对 2 型糖尿病患者血糖和生存质量影响的系统评价[J].广西中医药大学学报,2019,22(1):140-146.

[2] 胡志洁.瘿病证治的古代文献研究[D].山东中医药大学硕士论文,2010.

[3] 孟祥云,袁仁智.药膳食疗辅助治疗痛经的临床疗效观察[J].临床医学研究与实践,2016,1(1):67.

[4] 高丽芳.医养结合治疗儿童遗尿症的临床观察[J].当代医学,2020,26(27):81-83.

[5] 夏翔,施杞.中国食疗大全[M].3 版.上海:上海科学技术出版社,2011.

[6] 施洪飞,方泓.中医食疗学[M].北京:中国中医药出版社,2016.

[7] 谢梦洲,朱天民.中医药膳学[M].3 版.北京:中国中医药出版社,2016.

[8] 聂宏,蒋希成.中医食疗药膳学[M].西安:西安交通大学出版社,2017.

[9] 中国营养学会.中国居民膳食指南-2016[M].北京:人民卫生出版社,2016.

[10] 吴翠珍.医学营养学[M].北京:中国中医药出版社,2016.

[11] 徐桂华,孙桂菊.营养与食疗学[M].北京:人民卫生出版社,2020.

[12] 宋阳,齐静.中医饮食调护[M].北京:人民卫生出版社,2021.

[13] 余小萍,方祝元.中医内科学[M].3 版.北京:上海科学技术出版社,2018.

[14] 马烈光,洪净,周铮.中医养生大要[M].北京:中国中医药出版社,2012.

[15] 周永学,孙理军.中医养生大辞典[M].北京:人民卫生出版社,2013.

[16] 顾一煌,王金贵.中医养生方法技术学[M].北京:中国中医药出版社,2020.

[17] 王琦,靳琦.亚健康中医体质辨识与调理[M].北京:中国中医药出版社,2012.

[18] 于睿,姚新.中医养生与食疗[M].2 版.北京:人民卫生出版社,2017.

[19] 王琦.中医体质学[M].北京:人民卫生出版社,2009.

[20] 倪诚.中医体质养生学[M].北京:人民卫生出版社,2019.

[21] 高思华,王键.中医基础理论[M].3 版.北京:人民卫生出版社,2016.

[22] 张灿玾,徐国仟,宗全和.黄帝内经素问校释[M].北京:中国医药科技出版社,2016.

[23] 河北医学院.灵枢经校释[M].2 版.北京:人民卫生出版社,2009.

[24] 高濂.遵生八笺[M].北京:人民卫生出版社,2007.

[25] 黄元御.四圣心源[M].北京:中国中医药出版社,2009.

[26] 张仲景.伤寒论[M].北京:人民卫生出版社,2005.

[27] 王文锦.礼记译解[M].2 版.北京:中华书局,2016.

[28] 曹庭栋.老老恒言[M].北京:人民卫生出版社,2006.

[29] 陈岩.中医养生与食疗[M].北京:人民卫生出版社,2012.

[30] 王卫平,孙锟,常立文.儿科学[M].9 版.北京:人民卫生出版社,2018.

[31] 陈涤平,周时高.中医养生学导论[M].北京:人民卫生出版社,2019.